[美] 布鲁斯·D.佩里 / Bruce D.Perry
迈亚·塞拉维茨 /Maia Szalavitz
著

曾早垒 译

登天之梯

一个儿童精神科医师的诊疗笔记

原书
第3版

THE BOY WHO WAS
RAISED AS A DOG

重庆大学出版社

本书赞誉

"儿童精神科医师佩里，用细腻的笔触、扣人心弦的描写，刻画了自己在工作中所接触到的情感受损儿童和创伤儿童，向读者展示出幼年生活压力与暴力如何影响大脑发育。书中简洁生动地阐释了应激反应和大脑运转机制，同时用事实和图片加以提炼，避免了阅读的琐碎与混乱。"

——《出版商周刊》

"对于如何避免培养出反社会人格的孩子，佩里显然已略通一二。他在本书中呈现了十余个孩子的故事，都是在其数十年作为儿童精神科医师和治疗童年创伤的专家的工作经验中，所经历的故事……对于如何采取早期干预，避免有破坏倾向的儿童成长为反社会人格的成年人，他提出了鲜明的观点。"

——《书单》

"对于语言、记忆、信任和选择的运作模式，该书的讲解既可读又信息量丰富，并且最终呈现出积极乐观的态度（虽然本书也对充斥着暴力又忽视防范的社会持批评态度），正因如此，该书值得家长、教育工作者、政策制定者、法院和治疗师们的关注。强烈推荐。"

——《图书馆杂志》

"没有人比布鲁斯·D.佩里更有思想、胸怀更宽广、更慷慨。该书呈现出了作者洞察力的本质，作者在书中展现了创伤儿童所经历的人类黑暗面，并用实际行动表现出那些为创伤儿童发声的英雄主义。"

——詹姆斯·加巴里诺，《迷失的男孩：为何我们的儿子会诉诸暴力，我们该如何拯救他们》作者

"《登天之梯》是布鲁斯·D.佩里最杰出的著作……该书能让我们解锁人类这一物种最深层的秘密：为什么有的孩子能成为英雄，而有的孩子却变成了反社会的掠夺者。想要了解儿童创伤，以及由此带来的令人心碎的后果，就一定要读读这本书。"

——安德鲁·瓦赫斯，畅销书《面具市场》作者，全国儿童保护协会的创始人和国家顾问委员会成员

"该书作者是一位睿智的治疗师和科学家，全书充满同情与关爱。对儿童心理治疗感兴趣的人，都会被这本书所吸引。"

——林恩·庞顿，医学博士，《风险的罗曼史》作者

"认识布鲁斯·D.佩里的十多年来，我都非常尊重和敬佩他，因为他一直致力于帮助那些在混乱和虐待环境中长大的幼儿，太了不起了！这本书是非常重要的工具书，可以帮助我们理解儿童早期生活的关键影响因素，让我们知道如何帮助那些因为忽视而受到伤害的儿童。与弱势或问题青少年打交道的人群：不论是社工、法官、日托工作者、高中教师、父母还是政治家，都能从该书中获得非常重要的视角和观点。"

——罗伯·莱纳

"在这本令人心痛又充满深刻人文关怀的书籍里，佩里和塞拉维茨描述了受创伤儿童的生活，书中的描写及时又引人入胜……我一拿起这本书，就没法放下。"

——萨拉·布拉菲·哈迪

《母性：母性本能及其如何塑造人类物种》作者

"布鲁斯·D.佩里多年来的工作一直值得最高赞誉。该书可谓其最高成就，是科学与人性的完美结合。"

——乔尔·A.达沃利，美国职业心理学委员会，亚利桑那大学医学院医学博士，美国心理学法律协会主席布鲁斯·D. 佩里：

献给我的团队

芭芭拉、杰伊、艾米丽、麦迪、本吉、伊丽莎白、
凯蒂、玛莎、格兰特和罗比

谨以此书纪念阿里斯·狄克马·佩里（1955—1974）

迈亚·塞拉维茨：

献给我的母亲，诺拉·斯塔内尔

作者序

　　本书里的所有故事都是真实的，但为了确保匿名性和保护隐私，我们修改了身份细节。儿童的名字也都做了修改，因为他们的姓可能会让人辨明其身份。尽管做了必要的修改，但每个案例的必要元素都尽可能详细地被记录下来。例如，对话都是根据回忆、笔记、磁带或是录像来加以记录的。

　　令人感到遗憾的是，相比我们所知道的事例，这些故事不过是沧海一粟罢了。在过去的10年里，我们的"儿童创伤学院"的临床医疗组就治疗了一百例以上的儿童，他们曾目睹过自己的父母被谋杀的场面。我们也面对过成百上千的儿童，这些儿童早期在收容所里，或是在父母那儿，或是在监护人那儿遭受到非常严重的忽视。我们希望本书里所讲述到的孩子们，和那些有着相似命运的其他许多人，他们身上所体现出的力量和精神，能够从这本书的字里行间传达出来。

新版序言

2001 年春的某个下午，我坐在明尼阿波利斯 – 圣保罗国际机场，听取语音信箱里的留言。一整天我都在不停地讲话：先是在早餐会上与社区负责人交流，之后又参加了为受虐儿童工作的临床医师所举办的全天会议，最后又与接待我访问的学术界同僚开会。一天内不停地讲话 14 个小时，我最不想做的事情就是接打电话了，但语音信箱里有几十条留言等着我。我决定先回一个电话，其他的稍后再处理。

科普作家和记者迈亚·塞拉维茨，希望我能就她写的一篇报道谈谈看法。我们之前有过交流。我挺欣赏她；她充满了好奇心，准备充分，提问精当，并且，在大众媒体所允许的范围内，对我们的谈话进行了内容与背景兼备的精准报道。不像我之前遇到的大多数记者，她总是会阅读与自己所写故事相关的重要科技文献，而且愿意去了解更多。她也从不拖稿。

我不记得那天我们聊了什么，但在通话结束时，她说："你应当写本书。"

"我考虑过，但是没空。学术界的硬通货是发表研究文章和申请到项目拨款。虽然我喜欢写作，也许未来某天有时间吧，但我现在确实太忙了。"

"我可以帮忙，我们一起写。"于是我们开启了接下来关于合作出版《登天之梯》这本书的一系列对话。

我们开始写作时，还不知道正在兴起的创伤学领域会发生怎样的变化，也不知道有多少人会期望了解创伤对于心灵和大脑的影响，也没有预见到，人们很快就会对"创伤知情"护理产生巨大的兴趣。我们也没有想到，这本书会被用作社会学、神经科学、心理学、犯罪学，以及许多其他学科的本科生和研究生的教材。

虽然我们也希望本书能够产生影响，但却没有料到，有这么多曾经遭受过创伤和忽视的年轻人和成年人，给了我们犹如潮水般的反馈和回应。家长、老师、社会工作者、警察、军人、儿童福利工作者、青少年司法官员、法官、教练、精神科医师、护士、心理学家、小儿科医师，以及几乎所有与受过创伤或虐待的个人共事或生活过的人，都与我们联系，或写信告诉我们在工作中，他们是如何阅读和使用书中的观念的。

在过去的10年里，人们对发展创伤和"童年不良经历"（现在被广泛地称为"ACE"）在心理、身体甚至社会健康方面的重要性的认识，几乎是爆炸性地增长，之前只有相对较少的临床医师和研究人员群体关注，而现在则传播到了公共系统和普通公众中。不论是公共或私立体系，在教育、儿童福利、健康、心理健康、青少年司法以及更多方面，都在实施"创伤知情""创伤意识""创伤聚焦"和"童年不良经历意识"的举措。《登天之梯》这本书就对"创伤知情"方法中的许多核心概念、原则和实践要素进行了有益介绍。

但当我们真正开始时，我并不知道自己在干什么，至少不知道自己在写什么。和迈亚不一样，我之前从未写过书。我们在一起讨论了好几次，如何将材料整合在一起。我们决定使用一系列的临床叙述（基本上是一些故事），这些关于病人的经历，阐明关于大脑、发展或创伤的重要概念。我们力图在这些详细的个人故事和科学教学材料之间达成平衡；我们希望读者能够参与其中，而不是被大脑的复杂性或儿童痛苦历史的强烈情感冲击所湮没。结果，这种草蛇灰线法对某些读者而言，还是太过于强烈和复杂了。因此，请留意：如果你是第一次读这本书，又曾经有过创伤经历的话，书中可能会包含某些引起极度不适的内容。请根据自己的实际情况调节阅读节奏。

对大多数人而言，这样的调节是有效的。如果某些时刻，读者在阅读时觉得不知所措，那么他完全可以放下书籍，稍后再读。我们尽量在书籍的结构和措辞上都寻找到恰当的节奏。我是想说，我们有意识地去把握情感强度的合适"剂量"，当然，这会给读者带来压力和新奇感，同时，再由新奇感带来进一步的压力。我还想说，我们有意在书中带动恰当的节奏，以期促进最佳的学习模式；我们还特意创造了一种压力激活的复原力建设模式，其中包括针对读者的适度可控及可预测的压力。但当时我们对这些概念的了解并不像如今这么多。

我们两位作者都很在意语言的节奏和故事叙述所带来的力量，但我们最终还是跟着感觉走，我觉得我们平衡得恰到好处。在本版新增的章节中，我们会强调过去经历所带来的节奏、"剂量"和间隔的重要性，这对于建立复原力是至关重要的。在过去的 10 年里，我们已经很好地理解了这些概念，因为我们将其运用于发展、学习、治疗、养育，以及任何有意改变大脑的进程中。但之后的发展却不仅止于此……

写作此书的另一个重要考量就是临床案例的编排顺序。

我们认为，将案例大致以时间顺序排列至关重要，因为这样可以反映出该领域的发展，以及我个人作为临床医师和研究者的成长。我在神经学、医学、儿童青少年精神病学方面的教育经历，与创伤学普通领域的发展齐头并进。作为一个关注发展的人，我深知理解"历史"总是大有裨益的：这个人是怎么变成这样的？这个领域怎么会以这样的方式发展？这个想法是怎么来的？如果我能知晓过去发生了什么，就能更容易地理解现在。

在我们写作这本书时，对于那些理解创伤和受虐儿童而言很重要的概念，我有一个大致的想法和框架，同时，在我的职业生涯中，也有关于了解这些概念和理论的先后顺序。我们在头脑中带着这样一个基本框架，开始着手写作了。

我们的工作流程包括一系列长达一小时的电话访谈；我住在休斯敦，迈亚住在纽约。差不多每周一次，我们会进行一次长达一小时的对话，我会讲述自己面对患者时所做的临床工作，要不就是阐述某个关于发展或神经科学的概念或原则。这些访谈都被录音，然后转成文字记录下来，迈亚再对其进行编辑、整理和补充，然后发给我副本，我再对其进行修改。通过这样来来回回的过程，我们共同的工作进展得非常顺利。

书籍出版后，好评源源不绝。我们收到了读者寄来的电子邮件和信件；很多人在信中分享了自己遭受童年创伤的强烈个人体验，还有些读者来信感谢这本书，帮助他们串联起生活中的"相关事件"。这么多年来，这本书一直受到欢迎，已经被翻译成12国语言，并且像前文说到的那样，已经被各种类型的课程采用，这些课程涵盖了儿童发展、创伤，以及在心理学和生理学方面所产生的影响。

另外，在《登天之梯》中所列举出来的临床问题处理方案，即神经序列治疗模式（NMT），一直持续引发读者的强烈兴趣。正如我们会在新增的"绘制图谱，而非贴标签"这一章节（第12章）中详细讨论的那样，该方法也同样呈现出爆炸性的发展。这本书第一次出版时，我在儿童创伤学院的同事是唯一一位接受过如何使用该方法的培训的人。而今天，有超过1万名临床医师在工作中使用到了某种形式的神经序列治疗模式，直接影响了超过20万名的患者。我们估计，现今有超过100万的儿童、青年和成人不同程度接触过神经序列治疗模式这一方法。

这次重新修订注释，就是为了确保《登天之梯》这本书能继续成为临床有用且准确的资源。在过去的10年里，与儿童创伤相关的研究、实践、项目开发和政策，都得到了长足的发展。这次更新的版本将会1）对原书内容进行纠正和澄清；2）扩展、阐述和更新原书中的重要概念及原则；3）在上述相关领域展现最新和发展方向。

于是，我们两位作者又再次进行了讨论，以便更好地实现上述目标。关于这本书，我们所收到的绝大多数反馈都是积极的；对大多数读者而言，书中的叙述与科普部分的节奏平衡得恰到好处。我们决定完整保留每一章的内容（只是对少量数据有所改变的内容进行了修订）。在本书注释部分，我们增加了与各章相关的系列论文，这些文章从最新角度来对本章节的关键内容进行了思考和评论。

在我们写这些点评时，想象自己正和读者面对面坐在一起，就刚才读过的内容进行简短对话。有时，我们会向读者介绍目前神经科学的某个最前沿的关键概念；而另一些时候，我们可能又会详细讨论某个特定病例的临床工作或进展。所有案例的目的就是进一步对其充实、更新和阐释。

当然，在写作这些细微部分时，我需要回头来阅读整个章节。虽然听起来很奇怪，但事实就是，该书最终出版发行后，我还从来没有打开读过。而在写作过程中（以及不断反复的修订过程中），我把每个章节读了一遍又一遍。然而，最终该书写完最后一章，打算出版之际，我却觉得为难。10年后的今天，从某种程度上而言，我都在用一种新的角度去阅读书籍的每一章。有时我不禁震惊，当初的写作有多棒，可有时，我又忍不住皱紧眉头。现在我对书中的内容有更深刻的见解，也对书中的概念有了更多阐释——因为我从同事和我的病人身上学到了更多东西。而我认为，我们也可以把这些丰富的体验传递给读者，让他们也有更完整的阅读感受。

为了与之前版本的编排顺序保持一致，我们还在书末增加了一个新的章节和学习指南。我们希望，能在此澄清核心概念的重要性，并且为未来该领域的发展指明方向。

　　新的学习指南改编自我的同事史蒂夫·格兰纳所撰写的教师用书研究报告，他是一位退休教师，也是神经序列教育模式（NME）计划的主任。我们希望这份学习指南能够有助于对书中提及的关键概念进行更有条理的讨论，并有意愿将这些概念运用到和孩子们的互动和工作中去。

　　综上所述，该书所做的更新、章节增编，以及新增章节和学习指南，都旨在确保《登天之梯》这本书仍然可以作为最新的一手资源，提供给任何遭受童年创伤或是对其有研究兴趣的人。

序　言

20 世纪 80 年代早期，我在上医学院的时候，研究者们并不关注心理创伤所产生的持续伤害，这在今天是难以想象的。当时也很少有人关注到创伤对儿童的伤害，甚至没有看到二者之间的关联。人们很自然地认为儿童是有"复原力的"，天生就能"恢复健康"。

在我成为一名儿童精神科医师和神经科学家后，也并未把驳斥这种误导性的理论当成自己的目标。但是接下来，作为一名年轻的研究者，我开始在实验室里观察到：那些充满了压力的体验——尤其是发生在早期的经历——会改变幼小动物的大脑。无数的动物研究表明，即便是在婴儿期看上去微不足道的压力，都有可能对大脑的结构和相关的化学反应造成永久的影响，因此，也会相应地影响行为。我当时就想：人类是不是也有同样的情形呢？

在我开始对问题儿童进行临床治疗时，这个疑问变得越来越突出。我很快就发现，大部分患者的生活都充满了混乱、忽视或是暴力。明白点儿说，这些孩子并没有"恢复健康"——不然的话，他们也就不会被送到儿童精神诊所来了！他们受到了创伤——例如被强暴或是目睹谋杀——如果他们是有精神问题的成年人，一定会被大多数精神科医

1

师诊断为创伤后应激障碍（PTSD）。但是在面对这些孩子时，人们却觉得他们过去的创伤史与之毫无关联，孩子们不过是"碰巧"出现了这些例如沮丧或是注意力缺失等症状，而这些症状通常需要药物治疗。

当然，对创伤后应激障碍的诊断也是在 1980 年才引入到精神病学中的。最初，人们认为该症状非常罕见，只有极少数士兵在经历过毁灭性的战争后，才会受到影响。但很快，那些被强暴的受害者，遭受自然灾害的受害人，以及经历过或是目睹过威胁生命的事件或是伤害的人，也开始描述出同样的症状——出现对创伤事件的侵入性思维、创伤重现、睡眠中断、不真实感、吃惊反应增加、过度焦虑。现在，这样的症状已经影响到全美至少 7% 的人群，大多数人也熟知，创伤会产生深远而持久的影响。从恐怖的"9·11"袭击到卡特里娜飓风的席卷，我们都意识到，灾难性的事件会给心灵留下不可磨灭的印记。正如我的研究和许多其他人所作的研究结果表明的那样，我们现在知道——创伤对孩子的影响事实上远远胜过对成年人的影响。

一直以来，我都在致力于研究创伤如何影响儿童，并研究用新的手段来帮助他们应对创伤，我把这当成自己毕生的事业。我曾经诊疗和研究过遭受了最难以想象的可怕经历的孩子们——其中有在得克萨斯州的韦科惨案中幸存的孩子，也有被遗弃的东欧孤儿，还有种族屠杀中的幸存者。我还根据那些受到折磨、被吓坏了的孩子们的强制指控，帮助法庭厘清"恶魔仪式虐待案"中受到误导的检举部分。我还尽力帮助那些目睹自己的双亲被谋杀，以及常年被锁在笼子里或储藏室里的孩子。

虽然大多数孩子永远也不会遭遇到我在行医过程中所碰到的这些可怕的事情，但却很少有孩子能够完全从创伤中摆脱出来。据保守估计，大约有 40% 的美国儿童在 18 岁前，至少有过一次潜在的创伤体验：包括父母或是兄弟姊妹的死亡，持续的身体虐待或是被忽视、性侵害，或是经历过严重事件、自然灾害、家庭暴力或其他暴力犯罪。

单是 2004 年，政府儿童保护机构就收到了大约 300 万起虐待或是忽视儿童的官方举报；大约有 872 000 起案件已经得到确证。事实上，虐待或是忽视儿童的真实数据会高得多，因为大多数案件从来没有收到过举报，还有一些真正的案件因为缺乏足够的证据而使得官方无法采取行动。根据一项大型调查，在过去的一年里，17 岁以下的儿童，每 8 个人中就有 1 个遭受到来自成年人不同形式的粗暴对待，大约有 27% 的成年女性和 16% 的成年男性报告说自己曾在童年时遭遇性侵害。根据一项 1995 年进行的全国调研，6% 的母亲和 3% 的父亲承认至少对孩子体罚过一次。

而且，每年有多达 1 000 万的美国儿童遭受过家庭暴力，有 4% 的 15 岁以下儿童丧父或丧母。同时，每年有大约 800 000 儿童会在看护所度过，还有上百万的儿童是自然灾害或重大交通事故的受害者。

尽管我并不想说，所有这些孩子都会因为这些经历而受到严重的"伤害"，但最保守的估计也表明，不论在什么时候都有超过 800 万的美国儿童遭遇到严重的、确诊的，和创伤有关的精神问题。成百上千万的孩子遭受到了不是非常严重但却让他很难过的影响。

大约有 1/3 遭受过虐待的儿童都会出现明显的心理问题——而且研究还不断揭示出，一些甚至看起来像是纯粹"身体上"的问题，如心脏病、肥胖以及癌症等，都更有可能会在今后的生活中影响到这些受过创伤的儿童。成年人对儿童遭遇创伤事件当时以及之后的反应，会给最终的结果带来相当不同的影响——可能是好的，也可能是不好的。

经过我的实验室和许多其他人多年的研究，人们已经对创伤给儿童所带来的影响以及如何帮助他们从中康复等问题都有了更深入的了解。我于 1996 年成立了"儿童创伤学院"，这是一个由专业人士所组成的跨学科团队，致力于改善高危儿童及其家庭的生活状况。我们一直在从事临床工作，而且还有不少东西要学，但我们的初衷就是要在充分利用现有知识的基础上来为他人进行诊疗。我们给从事儿童工作的人做培训——不管是父母还是公诉人、警察或是法官、社会工作者、医师、政策制定者还是政客——让他们明白，什么是将创伤影响缩小到最少，康复扩展到最多的有效办法。我们和政府部门以及其他团体共同商议，并帮助他们推行对处置这类问题最好的办法。我和同事们在全球到处旅行，同父母、医生、教育专家、儿童保护工作者，以及法律执行官员，还有高端人士，如立法机关或是委员会，以及相关团体的领导人们交流。这本书也是我们共同努力的结晶。

在《登天之梯》一书中，你会看到，一些孩子会教给我们最重要的一课：创伤是如何影响年轻人的。你会发现，作为他们的父母和看护人、他们的医生、他们的政府，如果希望他们能健康生活的话，他们需要我们做些什么。你会发现创伤的经历是如何给儿童留下印记的，是如何影响他们的个性，以及他们的身体和精神成长的。你会看到，我的第一个病人蒂娜所受到的虐待经历让我意识到创伤对儿童大脑的影响。你还会看到一个勇敢的小女孩桑迪，在 3 岁时就得进入到证人保护程序中，她使我明白让孩子掌控自己的治疗层面是非常重要的。你会看到一个令人惊讶的男孩，叫贾斯汀，他向我展示出，儿童是如何从无法言喻的缺失中恢复过来。每一个我曾经相处过的孩子——不管是互相关爱以寻找安慰的大卫教的孩子们，还是劳拉，如果感觉不到安全感和爱，身体就会停止生长；又或是彼得，这个俄罗斯孤儿，让自己一年级的同班同学变成了"临床医师"——所有这些孩子都帮助我和同事们解决了一些疑难问题，促进了我们为创伤儿童和他们的家庭的诊疗。

在人们感到特别绝望、孤独、悲伤，甚至害怕和受伤的时候，我们的工作将我们带入了他们的生活，但是你在这里读到的大部分故事都是成功的故事——充满希望、幸存和胜利的故事。令人感到惊异的是，我们常常要经历过最糟糕的人类情感杀戮，才能发现最美好的人性。

最终，孩子们是否能够在身体上、情绪上，或是心理上走出创伤，取决于他们身边的人——特别是他们能够信赖和依靠的成年人——是否能在他们的身边给予爱、支持和鼓励。火焰可以带来温暖，也会烧毁一切；水能浇灭火焰，也能使人溺毙；风能轻抚面颊，也能犹如刀割。人类之间的关系也是如此：我们彼此之间既能创造，也能毁灭；既会互相关爱，也会互相惊吓；既能彼此带来创伤，也能彼此疗伤。

在这本书里，你读到那些不平凡的孩子们的故事，会帮助我们更好地理解人类关系的本质以及力量。虽然这些孩子的许多经历是大多数家庭都绝对不会遇到的（谢天谢地），但他们的故事却能给所有的父母带来警示，以帮助自己的孩子来应对生活中不可避免的压力和紧张。

与这些受过创伤和虐待的孩子相处，也使我不禁仔细思考人类的本质，以及人和人性之间的不同。并不是所有的人都有人性。一个人要学习如何才能有人性。这个过程——有时会错得很离谱——也是本书所关注的另一个方面。这里所讲述的故事探寻了发展共情的必要条件——而不是如何产生残酷和冷漠。这些故事展现出儿童的大脑是如何成长的，以及是如何被周围的人所塑造的。这些故事还展示出无知、贫穷、暴力、性虐待、混乱和忽略是如何对大脑的成长以及个性的形成造成严重破坏的。

一直以来，我都对理解人类的发展很有兴趣，特别是想弄清楚为什么有的人会成长为有益的、负责的、友善的人，而另一些人却给他人带来无尽的折磨和痛苦。我的工作向我展示出关于道德发展、罪恶起源的许多内容，也向我展示出基因倾向和环境是如何影响关键决策的，而这些决策又反过来影响了之后的选择，最终决定了我们成为什么样的人。我不相信为暴力或是伤害行为开脱的"虐待理由"，但是我发现，在童年早期有一些复杂的互动会影响到我们的想象力和选择的能力，这样就有可能会在今后限制我们作出最佳选择的能力。

我的工作将我带到了思维和大脑的交会点，带到了作出选择和体验感受的地方，这些选择和感受都会决定我们是不是变成了有人性的真正人类。《登天之梯》一书里就分享了我所学习到的一些东西。虽然经历着痛苦和恐惧，但这本书里的孩子们（以及许多像他们一样的孩子们）

仍然表现出了伟大的勇气和人性，他们给我带来了希望。从他们身上，我学习到许多关于丧失、爱和治愈的内容。

这些孩子教给我的核心课程是与我们所有人相关的。为了了解创伤，我们就需要了解记忆。要理解孩子们是如何治愈的，我们就需要明白他们是如何学会爱，如何应对挑战，压力又是如何影响他们的。通过辨明暴力和威胁对爱和工作能力有何毁灭性的影响，我们就能更好地理解自身，更好地培育我们生活中的人，尤其是孩子们。

目 录

第一章
蒂娜的世界

蒂娜是我的第一个儿童病人。我见到她时，她只有7岁。她坐在芝加哥大学儿童精神诊所的候诊室里，瘦小而脆弱，和妈妈还有弟弟妹妹挤在一起，不知道新来的医生是什么样的人。当我把她领进诊疗室关上门时，真是很难说清楚我们俩谁更紧张：是这个只有3英尺（1英尺约0.3米）高，梳着特别整洁的小辫子的非裔美国小女孩，还是我这个6英尺高，留着满头长卷发的白人男子。蒂娜坐在我的沙发上，用了好一会儿时间上上下下地打量我。然后，她穿过房间，爬上我的膝头，依偎在我怀里。

我被深深地触动了，天哪，这是件多美好的事情，这是个多可爱的孩子啊。接着，她轻微地挪动了一下身子，把手伸到我的两腿间，想要拉开我的拉链。我不再感到紧张了，现在，我只觉得难过。我抓住她的手，从我两腿间拿开，小心地把她抱下来。

那天早晨，在与蒂娜会面之前，我读过她的"记录"——就是一小张纸，上面记录着我们的接待员通过电话所获知的很少的信息。蒂娜和妈妈萨拉以及两个年纪更小的弟弟妹妹生活在一起。妈妈萨拉打电话到儿童精神诊所是因为女儿的学校坚持要求她将女儿带来做评估。蒂娜对班上的同学"挑衅而且行为不端"。她裸露自己，袭击其他孩子，使用性语言，想让其他孩子和她玩性游戏，上课不专心，时常拒绝听从指令。

这份记录中最相关的信息就是蒂娜曾经受到过长达两年的性虐待，从 4 岁开始，到 6 岁结束。犯罪者是一名 16 岁的男孩，保姆的儿子。当蒂娜的母亲出门工作时，他骚扰过蒂娜和蒂娜的弟弟迈克尔。蒂娜的妈妈是单身，很穷，但却没有得到公共资助，当时她在一家便利店里工作，用非常微薄的薪水来开支家用。她只能请得起邻居临时照顾孩子们。不幸的是，这个邻居又常常忙着自己的事情，将孩子留给自己的儿子看管，而她的儿子却是个变态。他将孩子们绑起来，强奸了他们，并且用异物鸡奸他们，还威胁说如果被告发的话就要杀了他们。最后，被他的妈妈发现，这样的虐待才停止。

萨拉不再让邻居照看自己的孩子了，但伤害已经造成。（那个男孩被起诉，去了诊疗所，而不是监狱。）一年以后，我们在这里见到了萨拉他们。她的女儿已经出现了严重的问题，妈妈毫无办法，而我对受虐儿童也是一无所知。

"好，现在我们来玩涂色游戏。"我轻声地说，并将她从我的膝头上抱下来。她看上去很不安。是她让我不高兴了吗？我生气了吗？她用那双深棕色的眼睛焦急地探询着我的表情，观察我的举动，倾听我的声音，希望能够从中发现一些非语言的暗示，以帮助她明白这次会面的意义。我的举动并不符合她之前与男人接触的内心模式。她只知道男人是性的掠夺者：在她的生命里，没有慈爱的父亲，也没有疼爱她的祖父，没有善良的叔伯或是可以提供保护的哥哥。她所见到的成年男子都是自己母亲的男朋友，常常是些行为不端的人，还有虐待自己的人。经验告诉她，男人想要的就是性，要么从她那里获得，要么从她妈妈那里获得。所以从她的观点来看，这很符合逻辑，她认定我想要的也一样。

我该怎么办？如何能用一周一小时的治疗，来改变长年累月被关在某个地方的经历所养成的行为或信仰？我之前的经历和训练都让我在面对这个小女孩时手足无措。我无法理解她。她和别人交往时都认为别人想要从她那里获得性吗？即便对方是女性或是女孩儿？难道这是她交朋友的唯一方法吗？她在学校里的攻击性和冲动的行为也与此有关联吗？她会不会认为我是在拒绝她呢——这又会给她带来什么影响？

当时是 1987 年，我是一名芝加哥大学儿童青少年精神病学中心的员工，正在接受最后两年的当时全国最好的医学训练。我当时已经有将近 12 年的本科受训经历，还是药学博士、哲学博士，并且做了 3 年的药学和普通精神病学的实习医生。我还管理一间基础神经科学的实验室，研究大脑的压力反应系统。我学习过所有关于大脑细胞和大脑系统以及其复杂的神经网络和化学反应的知识。尽管这样，当时我能想到要做的却是：和蒂娜一起坐在我办公室里支起来的一张小桌子旁，递给她一套蜡笔和一本涂色书。她将书打开翻看着。"我可以在上面涂颜色吗？"她温柔地问我，显然不知道在这样陌生的环境里该做什么。

"当然可以啦。"我对她说。

"应该把她的衣服涂成蓝色的还是红色的呢？"我问蒂娜。

"红色。"

"好吧。"她在我的允许下继续涂色。"很好。"我说。她笑了。在接下来的 40 分钟里，我们坐在地板上，肩并肩，安静地涂着颜色，伸手去取棕色的蜡笔，彼此向对方展示自己的进展，尽力尝试着去和陌生人同处一室。这一阶段结束后，我和蒂娜一起走回候诊区。她的妈妈怀里抱着一个小婴儿，正在和 4 岁的儿子讲话。萨拉向我道谢，我们也预约了下周见面的时间。他们走后，我知道自己应该和更有经验的导师交流，这样才能帮助我弄清楚该怎样帮助这个小女孩。

督导一词在心理健康训练中是一个容易让人误解的词汇。在我做医药实习医师时，学习放中央静脉导管，或是遗传基因检测、抽血等工作，总是有一个年纪更长、更有经验的医师在场指导、批评、协助和教导我。我常常面对的是迅速——通常也是负面的——反馈。虽然我们的确是遵循"观察，实践，教导"的模式，但一个资历更深、更有经验的临床医师总是会在我们与病人互动的时候陪在旁边，以提供帮助。

但在精神病学中却并非如此。作为一名实习医师，当我面对病人，或是面对病人和家属时，我总是独立工作。在见过病人之后——有时是好几次后——我会和我的督导师讨论病例。在受训期间，一名儿童精神科医师会有好几名督导师指导其临床工作。我常常会将同一名儿童的情况或是同一例病况提供给多位督导师，集中他们不同的看法，希望能从不同的、互补的角度来获得领悟。有时候能从对方的角度发现明显的长处，有时又会发现明显的缺陷，这个过程非常有趣。

我将蒂娜的案例告诉我的第一位督导师——罗伯特·斯丁医生。他是一位年轻的、严肃的、理性的、受过训练的精神分析学者。他留着一脸大胡子，每天都好像穿着同一身外套：黑西装，黑领带，白衬衣。他看起来比我聪明多了，能轻松地使用精神病学术语："母体的内向投射""客体关系""反移情""口欲期的固着"。每次他这样做时，我都会专注地看着他，尽力表现出相应的严肃和深思，频频点头，好像他所说的一切让我豁然开朗一样："啊，是的。好，嗯，我会记住的。"但实际我心里想的却是："他到底在说什么啊？"

我做了一个简短而正式的汇报，描述了蒂娜的症状、经历、家庭情况、学校的报告，以及我和她第一次会面时详细的重点。斯丁医生记录着笔记。我说完后，他问："那么，你认为她是什么状况？"

我毫无头绪。"我不敢确定。"我迟疑着说。医学训练会使一个年轻的医生表现得不像自己的实际水平那么无知。而我当时就是一无所知。斯丁医生察觉到了这一点，建议我们使用诊断精神障碍的指导书，《精神障碍诊断与统计手册》（DSM）。

当时这本书还是《精神障碍诊断与统计手册（第 3 版）》。每隔 10

年左右，该手册都会修订，加入关于精神障碍研究的最新成果和观点。该手册的编写过程按照客观的原则来执行，但也很容易受到社会政治以及其他非科学的进程的影响。例如，同性恋曾一度在 DSM 中被定义为"精神障碍"，现在已经不是了。但直到今天为止，DSM 的主要问题是其只对列举出的症状进行了分类。就有点像是某个根本不懂得电脑的实际软件硬件知识的编委会编写的电脑手册一样，试图让你通过电脑发出的声音来找出电脑的问题和解决办法。就我自己的研究和受训经历来看，这台"机器"（在此为"人的大脑"）的系统非常复杂。因此我认为同样的"症状"却有可能是由于其中不同的问题所引起的，但 DSM 却没有对这些问题加以描述。

"那么她现在的问题是注意力不集中，缺乏纪律，表现为冲动、不服从、反叛、对抗，和同伴相处出现问题。她的症状符合注意力缺陷障碍和对立违抗性障碍的描述。"斯丁医生提示说。

"是的，我想是这样。"我说道，但内心里却觉得不妥。蒂娜所经历的要比这些诊断标签所说的多，也不太一样。我从自己对大脑的研究中知道，控制注意力和使其专注的系统非常复杂。我也知道注意力会受到许多环境和基因因素的影响。要是考虑到她的"冲动"有可能是受到伤害的结果，那么把蒂娜说成是"反叛的"，是不是有点误导呢？她认为在公众场合与成年人或是同伴有性举动是正常的，又该如何解释这一令人困惑的现象呢？该如何解释她语言表达迟缓的现象呢？要是她真的是注意力缺陷障碍（ADD），那么受到性虐待这一事实也许会对如何治疗像她这样的案例非常关键吗？

但是我并没有提出这些问题，我只是看着斯丁医生点头称是，就好像我正在理解他对我的教诲一样。

"去好好读一下 ADD 的精神药理学。我们下周再一起讨论。"他建议道。我离开了斯丁医生的办公室，觉得既困惑又失望。儿童精神科专家就是这样的吗？我受到的是普通（成人）精神科专家的训练，非常了解督导师的局限，以及我们诊断方法的局限，但却不完全了解我所看到的儿童常见问题。这些儿童被社会边缘化了，发育滞后，受到极大伤害，被送到我们的医疗所来，这样我们就可以对其进行"修复"，可在我看来，我们手头上有的方法并不是适合的治疗良方。一个月花上几个小时和一个处方，怎么就能改变蒂娜的观念和行为？难道斯丁医生真的认为利他林或是别的什么 ADD 的药品就可以解决这个女孩子的问题吗？

幸运的是，我还有另一位督导师：一位很棒的智者，是精神病学领域的真正巨人——贾尔·戴鲁德医生。他和我一样，来自北达科他州，我们很快就相交甚笃。和斯丁医生一样，戴鲁德医生接受的也是分析训练。他多年以来都致力于理解和帮助他人，他用这样的实际体验，而不仅仅是弗洛伊德的理论，来塑造自己的观点。

当他仔细听完我对蒂娜的描述后，笑着问我："你和她一起涂色的时候愉快吗？"

我想了一会儿，回答说："是的，很开心。"

戴鲁德医生说："这是个很好的开端。再多给我说些情况。"我列举了蒂娜的症状，成年人对她行为的抱怨等。

"不，不。多给我说说她，不是她的症状。"

"你的意思是？"

"她住在什么地方？住的公寓是什么样子的？什么时候睡觉？白天都做些什么？给我说说她的情况。"

我承认对这些信息一无所知。"花点时间去了解她——而不只是她的症状。了解她的生活。"他建议。

在接下来的几次会面中，蒂娜和我都会花些时间来涂色，或是玩些简单的游戏，谈谈她喜欢做什么。通常当我问到像蒂娜这样的孩子长大了想干什么时，这些孩子会说"如果我可以长大的话……"因为他们在家里以及周围就已经目睹了太多现实世界的死亡和暴力，所以觉得未来是遥不可及的。在我们的对话中，蒂娜有时告诉我她想当一个老师，有时她又说希望能成为美发师，完全符合她这个年纪的女孩子普通而常常变换的愿望。但是每次当我们具体讨论到各种目标时，我都要花时间来帮助她认识到，未来是可以计划的，是可以预期的，甚至是可以改变的，并不是发生在自己身上的一系列不可预见的事件。

我也会和她的妈妈交谈，讨论她在学校和家里的行为，以加深对她生活的了解。当然还有在学校里面常见的情形。不幸的是，蒂娜和弟弟放学回到家后，总是要等好几个小时萨拉才会下班回家。萨拉让孩子们确认自己的身份才开门，当遇到紧急情况时，去找附近的邻居，但是她再也不想冒险让孩子们受到看护的虐待了。因此孩子们常常独自待在家中看电视。萨拉承认，因为两个孩子都曾经被虐待过，所以有时孩子们会玩一些带性意味的游戏。

萨拉绝不是疏忽大意的母亲，但要独自工作抚养三个小孩，常常让她筋疲力尽，力不从心，意志消沉。任何父母在面对这些受过创伤的儿童的情感需求时，都会感到力不从心。在这个家里，没有什么共同玩耍或是待在一起的时间。就像许多经济困难的家庭一样，总是会有更紧迫的需求，可能是财务上的，可能是医疗上的，也可能是情感上的，必须要即时处理才能避免出现像无家可归、失去工作，或是债台高筑等毁灭性的灾难。

随着我和蒂娜治疗工作的进行，萨拉总是一看到我就露出微笑。蒂娜接受诊疗的那一个小时是她一周里唯一一次可以什么都不必做，陪着孩子的时刻。当我花一点时间逗蒂娜的弟弟（他也在接受诊疗，但是和其他的医师在别的时段会面）和对小婴儿微笑时，蒂娜就会先直接跑到我的办公室。当我确认安排好他们在等候区有事可做以后，我会回到办公室，蒂娜已经坐在她的那把小椅子上望着我了。

"我们今天要做什么呢？"她总会这样问，一边看着摆放在桌子上的游戏、涂色书和玩具，这些都是她从我的书架上拿下来的。我假装认真地思考着，她就会满怀期待地看着我。

我的眼睛停留在桌上的一个游戏上，说道："嗯，我们来玩话务员游戏怎么样？"她就会笑着说："好呀！"她主导着游戏。我则会慢慢地将新概念灌输给她，比如在决定下一步该做什么之前，应该等待和思考等。她也会不时地和我即时分享细节，或是希望、害怕等。我会问明白她的意思，然后她就会重新投入游戏中。时间一周周过去，我也一点点地了解了蒂娜。

然而，在深秋的时候，蒂娜来诊疗时却连续好几次迟到。因为诊疗约定的时间只有 1 个小时，所以这就意味着有时我们一次只有 20 分钟的会面时间。在一次案例跟进会上，我无意中将这个信息告诉给了斯丁医生。他抬起眉毛看着我，显得很失望的样子。

"你觉得是怎么回事？"

"我不能确定。也许蒂娜的妈妈太忙了，所以无法准时带她来。"

"你必须对这种阻抗行为作出解释。"

"啊。好吧。"这家伙到底在说什么啊？难道他是想暗示说，蒂娜并不愿意来做诊疗，于是或多或少地迫使自己的母亲故意迟到？"你说的阻抗行为是指蒂娜的还是指她妈妈的？"我问道。

"这个母亲任由自己的孩子受到伤害，所以她可能讨厌你关注她的孩子。也许她希望蒂娜走不出这样的伤害。"他说道。

"哦。"我回应道，心中并不确定自己的想法。我知道精神分析家经常把诊疗迟到的行为解读为"抗拒"改变的信号，但这显得挺荒谬，尤其是在这个案例里。这样的理念完全排斥意外事件的发生，而且好像是要尽力去指责蒂娜的妈妈这类人，而蒂娜的母亲，就我所知，已经尽了自己的一切努力来帮助蒂娜。让她来诊所显然是一件很困难的事情。因为要到医疗中心来的话，她得换乘 3 次不同的班车，而在芝加哥的严冬，班车又常常晚点；她没有请保姆，所以要把孩子们都带上，有时还得借钱坐车。在我看来，她已经在自己所处的异常艰难的环境中做到了最好。

就在这之后不久，我在一个寒冷的夜晚准备离开中心大厦的时候，看见蒂娜和她的家人正在等回家的公车。他们就这样站在黑夜中，雪花在邻街昏暗的灯光下飘下。萨拉抱着小婴儿，蒂娜和弟弟并肩坐在公车站灯下的椅子上。这两姐弟紧紧靠在一起，手牵着手，前前后后晃动着双腿。虽然他们的双脚都触不到地面，但是每次都会在节奏上和对方保持一致。我看了一下时间，六点四十五分。天寒地冻中他们至少还要一个小时才能到家。我把车靠到路边，没让他们发现，就这么看着他们，心中希望公车能够快点来。

坐在自己暖和的车子里看着他们，心中有种负罪感，我觉得自己应该搭他们一程。但是精神病学领域对此有非常严格的限制。在医生和病人之间有着牢不可破的界限和严格的限制，明确规定了在日常生活中不能出现的联系。我当时被这套规则限制住了，但是随着治疗理念的发展，这种观念已经不再适宜了。

最后，公车终于来了，我松了一口气。

接下来的这个星期，我总是在会面结束后过上好长一段时间才去取车。我总是尽力安慰自己说要完成报告，但实际上我是不想再看到那一家人站在寒风中的情景。我总是禁不住想，天冷的时候搭载他人一程，这样简单的善举又有什么不妥呢？难道这样就会干扰到治疗的进程吗？我在屋里走来走去，内心里善意的声音越来越强烈。在我看来，一个真诚、善意的举动会比任何"治疗"中人为的、感情用事的故作姿态更有疗效。

那整个冬天，芝加哥非常非常寒冷。我最后告诉自己，如果再看到这家人，一定要送他们一程，这才是应做的事情。在 12 月的一个晚上，我下班后驱车来到车站，他们一家人就在那儿。于是我送了他们一程。开始萨拉也表示拒绝，说要在回去的路上到杂货店买东西。做好事就要做到底，我这样想，我答应送他们去杂货店。萨拉犹豫了一下，同意了，全家人挤进了我的丰田花冠。

驱车离开治疗中心几公里后，萨拉指着街角的一家店请我停下来。

她怀里还抱着熟睡的婴儿，她看着我，不知道是不是该让孩子们都跟着她一起进商店。

"给我吧，我来抱着。我们在车里等。"我毫不犹豫地对她说。

她在商店里大概待了10分钟。我们听着收音机，蒂娜随音乐唱着歌，而我则在心里祈祷婴儿不要醒过来。我轻轻地晃着她，模仿蒂娜妈妈唱催眠曲的样子。萨拉拎着两个大大的口袋从商店里出来了。

"东西放在后面，不要碰。"她一边把袋子放到后座上，一边对蒂娜说道。

当我们抵达她住的地方后，萨拉费劲地钻出车子，抱着小婴儿，拎着手提包和一袋杂物，艰难地行走在还没有除雪的人行道上。蒂娜在尽力帮助妈妈提着另一袋杂物，但实在太重了，她滑倒在雪地中。我打开车门冲出去，从蒂娜和萨拉的手中接过袋子。

"不用，我们自己可以的。"她拒绝道。

"我知道你们可以，但今晚我可以搭把手。"她看着我，不知道该如何应对。我能感觉到她似乎想弄清楚，眼前的举动是善意的还是另有企图。她看起来非常尴尬。我也感受到了这样的尴尬。但看起来帮助他们仍然是正确的选择。

我们走了三段楼梯，来到他们住的公寓。蒂娜的妈妈拿出钥匙，开了三道门锁，整个过程都没有吵醒熟睡的婴儿。这位母亲的生活实在是太艰难了，我心里想到，要全程照顾三个孩子，没有钱，经常疲劳工作，少有休息，周围也没什么亲戚可以帮忙。我站在门边，手里拎着袋子，本不想进屋。

"把袋子放在桌子上就好了。"萨拉边说边走向只有一间房子的公寓尽头，把婴儿放在靠墙的床垫上。只需走两步，就来到了厨房里的桌子旁，我把袋子放下，环顾这房间。房间里有一张沙发，对面是一台彩电，还有一张咖啡桌，上面放着几个杯子，还有一些脏盘子。小厨房里有一张小桌子，配了三把不协调的椅子，桌上放着一袋面包和一罐花生酱。

地板上铺着一张双人床垫，毯子和枕头整齐地放在一端。衣服和报纸则散落得到处都是。墙上挂了一张马丁·路德·金的画像，画像两边挂满了蒂娜和弟弟在学校里画的颜色鲜艳的画像。另一面墙上挂着萨拉和小婴儿的照片，有点卷边了。整个公寓显得很温馨。

萨拉站在那里，很局促地说："再次谢谢你搭我们回来。"我让她不必介意。此刻我也觉得很不自在。我离开时说："下周见。"蒂娜向我挥手告别。她和才蹒跚学步的弟弟忙着收拾杂物袋。

我见过环境比他们好的孩子，但都不如他们乖巧。我想，这是环境使然。

开车回家时要经过几个芝加哥最贫困的街区。我心里充满了愧疚感。愧疚自己所拥有的运气、机遇、资源和天赋，愧疚自己抱怨工作太多，或是没有得到自己应得的东西。我还觉得自己更了解蒂娜了。我的世界与她成长的世界是如此不同。这样的成长经历与她出现的问题有关联，我们才得以相识。我不知道这样的关联具体是什么，但我却知道，她所成长和生活的世界对她的情绪、行为、社交以及生理健康的塑造起了非常重要的作用。

当然，这件事过后，我也很害怕告诉别人我开车送自己的病人回家。更糟糕的是，我还停在顺路的商店，帮他们带了杂货回家。但内心里的另一个我却又并不在意。我知道自己做得对，绝不能让一位年轻的母亲带着两个小孩和一个婴儿，就这么站在冰天雪地里。

就这样过了两周，当我再见到戴鲁德医生的时候，我告诉他："那天我看见他们一家在等公车，天气又很冷，所以我就搭他们回家了。"我说得很紧张，一边还瞄着他的脸看有何反应，就像蒂娜以前看我一样。当我艰难地告诉他自己越界犯规的程度时，他微笑地看着我。

我说完以后，他拍掌说道："很好！我们都应该对所有的病人进行家访。"他微笑着坐回椅子上。"讲讲你看到的情形吧。"

我惊讶极了。可是戴鲁德医生的微笑和他脸上表现出来的欣喜很快就缓解了我两周以来挥之不去的负疚感。当他问我学到了什么时，我告诉他，在那间小屋子里待上一刻，让我更多地了解到了蒂娜和她的家人所面临的挑战，远远胜过我在访谈和会面时所了解到的一切。

年底，萨拉和她的家人们搬到了离治疗中心更近的公寓，只需要坐20分钟的车，就再也没有迟到的现象发生了。当然也就没有什么所谓的"阻抗行为"出现了。我们仍然一周见一次。

戴鲁德医生的智慧和导师风范总是令我感到豁然开朗。就像那些曾经激励过我的老师、医师和研究者们一样，他总是鼓励我秉持好奇心地多方探索和反省，但最重要的是，他给予我向传统挑战的勇气。从我的导师们身上吸取到的点点滴滴，使得我开始逐渐形成一套诊疗方法，用以解释由于大脑的机能障碍而产生出的情绪和行为问题。

在1987年，儿童精神病学还未完全融入神经科学中。事实上，对大脑和大脑发展的广泛研究始于20世纪80年代，于90年代蓬勃发展（"大脑的十年"），这样的蓬勃发展在当时还未成形，更遑论对临床实践产生影响了。相反当时却有许多心理学家和精神病学专家极力主张用生物学的角度来看待人类行为。这样的方法是机械的、非人的，只把人类行为看成自动和与生物学相关的举动，认为一切都是基因在做主，根本不关注人的自由意志和创造力，也没有考虑到像贫穷这样的环境因素。甚至还可以看到更糟糕的进化论观点，像种族优越论、性别歧视等，这都是在为现状找借口，将人类行为降低为动物驱力。

因为当时我也只是刚刚从事儿童精神病学，也不相信自己有能力可以独立思考、处理和阐述自己所见到的一切。要是没有权威的精神病专家、名人、督导师谈及或是教导过我这些事情，我怎么敢认为自己的想法就是对的呢？

幸运的是，戴鲁德医生和其他几位督导师都鼓励我将神经科学融入对蒂娜和其他病人的临床诊疗中。蒂娜的大脑里究竟发生了什么？她的大脑中究竟有什么不同，使得她比同龄的女孩子更冲动，更缺乏注意力？

当她还在蹒跚学步的时候，所遭受到的那些非人的性体验，又对她快速发展的大脑产生了什么影响？贫困的压力对她有什么影响吗？为何她会出现话语和语言发展的迟缓？戴鲁德医生讲话时总是喜欢指着自己的头说："答案就在这里。"

我在神经科学领域的入门始于上大学一年级。我的第一位大学导师，西摩·莱文医生，是一位世界知名的神经内分泌专家，他致力于研究早期的生活压力对大脑发展的影响，他在该领域的研究处于领先地位，对我后来形成自己的思想产生了深远影响。他的研究让我看到，早期的影响实际上是如何在大脑中留下印记，随后又伴随人一生的。

莱文做了一系列实验，来观察老鼠身上与压力相关的重要荷尔蒙系统的变化。他的研究小组发现，这些重要系统的生物性能和功能都会因为早期很短暂的压力而出现剧烈改变。生物学并不是什么一成不变的基因图谱。正如进化论所知的那样，它对周围环境异常敏感。在某些实验中，压力出现的时间很短，只有几分钟而已，人操纵幼鼠几分钟，这样的举动对幼鼠非常有压力。但就是这么短暂的压力体验，因为出现在大脑发展的关键时期，就造成了压力荷尔蒙系统的改变，并且会持续一生。

从我在这个领域接受正规的教育开始，我就意识到了早期生活经历所带来的颠覆性的影响。这成了我在面对所有其他观念时相对比的模板。

接下来，在实验室里，我的思绪转向蒂娜和其他我正在诊疗的孩子。我强迫自己思考这样的问题：我知道些什么？我错过了什么信息吗？我是否能在已知和未知之间找到什么联系？和我见面会对这些孩子的生活产生什么影响吗？在我思考自己的病人时，我也思考他们所表现出的症状：为什么某个特定的孩子会出现某些特定的问题？要怎样才能对此有所改变？我和其他的科学家们在我们的领域中所了解的关于大脑如何运作的知识，是否可以解释这些孩子的行为？例如，神经生物学上所说的依恋——父母和子女之间的联结，是否可以解决母子之间的问题？而弗洛伊德的移情理论——如病人将自己对父母的情感投射到他人身上，特别是治疗师身上，是否可以通过审视大脑的活动来对其加以解释？

我认为，这些问题一定有某种联系。只是我们还不能描述或是没有理解而已，在大脑中所发生的一切，与每一个人类现象和症状一定有关联。毕竟，人类的大脑是调节所有情绪、想法和行为的器官。和人体内的其他具体器官如心、肺、胰腺等相比，大脑要负责成千上万复杂的功能。当你想到了什么好主意，或是陷入了爱河中，或是从楼梯上摔下来，又或是下楼时扶住梯子，抑或是对自己的孩子微笑，或是听到笑话时的捧腹大笑，又或是感觉到饥饿或是饱足感——所有的这些体验，以及你对这些体验的反应，都是由你的大脑所调控的。所以也可以推断，蒂娜在言语和语言表达、注意力集中、冲动以及健康上的问题，都与大脑有关。

但究竟是她大脑的哪一部分，能让我对其加以理解，以便能更有效地帮助她呢？到底是蒂娜大脑中的哪一部分区域，以及神经网络和神经传输系统出现了调节不善，发展不良，或是运作紊乱的状况，而这些信息又如何能够在蒂娜的治疗中派上用场？要回答这些问题，我就必须要从已知的部分入手。

大脑卓越的运转功能来自其卓越的结构。大脑有860亿个神经元（脑细胞），还有和神经元同等重要的支持细胞，即神经胶质细胞。在大脑的发展过程中——从在子宫里的第一次跳动，直到早期成年——所有这些复杂的细胞（有许多不同的种类），都必定会发展成特定的神经网络系统。于是就产生了无数复杂相连的、高度专业化的系统。这些相连的神经元所组成的网络和链条构成了大脑的多样化结构。从我们的角度来看，大脑分成四个主要的部分：脑干、间脑、大脑边缘系统和大脑皮层。

大脑从里到外都是有组织的，就像是一座建立在旧地基上的房子，不断地添加着复杂的增建物。脑干和间脑中较低级和最中心的区域是最简单的。这一部分最先发展，是孩子在成长时最先发展起来的部分。在你向上生长，向外成长的过程中，大脑边缘系统会变得越来越复杂。大脑皮层也会变得更加复杂，这是大脑结构中发展层次最高等的部分。我们的大脑在最低等区域上与原始动物，如蜥蜴等类似，在中等区域则与哺乳动物如猫狗等类似。而外层区域则只和灵长类的动物，如猴子和巨猿等类似。人脑中最独特的部分就是前额皮质，但就是这一部分的组织也和大猩猩的近似程度高达96%！

　　我们大脑的四个区域是按照等级秩序来排列的：从低到高，从里到外。可以用一小堆美元钞票来做个比较形象的比喻，比如五美元的钞票。将这些钞票分别对折，将其放在手掌中，然后像搭顺风车那样捏起拳头，大拇指向外伸出。现在，将这个拳头"大拇指朝下"。你的大拇指就好像是脑干，拇指尖就是脊髓进入脑干的连接处；拇指肚就是间脑部分；在拳头中紧握着折叠好的钞票，外面是指头和手掌部分，这些钞票就好像是大脑边缘系统，而包围在钞票外面的指头和手掌部分，就相当于大脑皮层。在你观察人脑的时候，大脑边缘系统是完全内置的，无法从外部看到，就像是那些手中握着的钞票一样。现在你小拇指的位置在前方的顶部，就相当于前额皮质。

　　虽然这四个部分彼此相连，可每一个部分都有其单独的作用。例如，脑干调节我们的核心调控机制，例如体温、心跳速度、呼吸频率和血压高低等。而间脑和大脑边缘系统则负责处理引导我们行为的情绪反馈，例如害怕、仇恨、爱和欢愉等。大脑中最顶端的部分，大脑皮层则控制最复杂和最高等的人类活动，如说话能力、语言、抽象思维、计划和作出决定等。所有的这些功能运转协调一致，就像是交响乐团一样，虽然每一部分各司其职，但你所听到的"音乐"却不是某个单独的部分可以完成的。

　　蒂娜的症状表明，几乎她大脑中的每个部分都出现了异常。她有睡眠和注意力不集中的问题（脑干），在控制和协调冲动上有困难（间脑和大脑皮层），有明显的社交和关系延迟或不足的状况（大脑边缘系统和大脑皮层）以及言语和语言问题（大脑皮层）。

大范围出现这样的问题，是非常重要的线索。我的研究——以及成百上千个其他人的研究——都表明，蒂娜的问题很有可能与某套关键的神经系统相关，该神经系统涉及帮助人类应对压力和威胁。巧的是，我在实验室里研究的正好就是这套神经系统。

这些系统成了我的"怀疑对象"，主要有两个原因：第一个原因是，无数关于人类和动物的研究已经记录了这些系统在唤起、睡眠、注意力、胃口、情绪，以及冲动调节方面所起到的作用，这些基本上都是蒂娜出现重大问题的那些区域。第二个原因是，这些重要的神经网络系统源自这些大脑中较低级的部分，同时又将直接的联系传输到大脑的其他区域。这样的结构使得这些系统承担了某种特殊的角色。这些系统可以在整个大脑中将我们所有感受到的信息加以融合与协调。这样的能力是有效应对威胁的必要手段，例如捕食者可能潜伏在一旁，其他动物需要可以在一闻到其气味或听到其声音时就能作出快速反应。

此外，这种压力应对系统只占到了大脑中的很小一部分神经系统，但如果运转失调或是出现反常状况，则会使大脑的四个主要区域出现官能障碍——就像我们在蒂娜的例子中所看到的一样。

这些年来我一直所从事的基础神经科学都涉及考查这些系统的运作细节。在大脑中，神经元通过化学传递员，即神经递质，将信息从一个细胞传输到另一个细胞，这些神经递质由神经元到神经元之间的连接，即突触释放出来。就像是相匹配的钥匙才能打开你家门的锁一样，这些化学传递员也只能适应于接下来的细胞中某些匹配的受体。突触连接立刻就会以令人惊讶而又相当简洁的方式产生出神经元—神经元—神经元的网络链，使得大脑中的所有功能得以运转，例如人的想法、情感、动机、感觉、理解等活动。药品同样也会对此产生影响，因为大多数作用于精神的药物就好像是复制的钥匙一样，能够通过特定的神经递质来打开门锁，骗过大脑，令其可以打开或是关闭房门。

我在大卫·尤普理查德医生的实验室里完成了神经药理学的博士研

究，他与所罗门·辛德医生共同接受过训练，对方是一位神经科学和精神病学的先驱。（辛德医生的团队在其众多著名的研究发现中，最值得称道的是发现了安眠类的药品如海洛因和吗啡等起作用的受体。）当我和尤普理查德医生一起工作的时候，我却是在研究去甲肾上腺素（也叫作降肾上腺素）和肾上腺素系统。这些神经递质都和压力有关。最经典的"战或逃"反应就是从一种叫作蓝斑（"蓝色的斑点"，以其颜色而得名）的去甲肾上腺素神经元的中心团开始的。这些神经元会将信号传递给大脑中几乎每一个其他的重要部分，使得大脑能够在充满压力的情形下作出反应。

我和尤普理查德医师的一部分工作涉及两组不同的老鼠，这些老鼠都属于同一个种类，只是基因上有细微的差别。在普通情形下，这些老鼠看上去表现得没有什么不同，但即便是最缓和的压力也会使其中一组崩溃。在平静的状态下，这些老鼠会学习如何穿越迷宫，但即便是给它们施加最小的压力，它们也会四散开来，忘记刚学会的东西。而另一组老鼠却不受影响。当我们研究它们的大脑时，发现对压力有所反应的那组老鼠在其大脑的早期发育中，肾上腺素和去甲肾上腺素过于活跃。这些细微的变化就会导致大脑中多个区域的受体在数量、敏感度，以及运转上出现一连串的异常变化，最终导致一生中对压力作出恰当反应的能力发生改变。

我无法证明蒂娜在基因上对压力"反应过度"。但我确切地知道，蒂娜所经受到的威胁和痛苦的性骚扰，毫无疑问的是对其调节威胁的压力反应神经系统反复而又强烈的激活。我想起了莱文的实验，仅仅是在生命早期体验几分钟的压力，就会永远地改变老鼠的压力反应。而蒂娜受到的虐待却持续时间更长——她至少在两年的时间里每周被骚扰一次——而且还要经常承受家庭处于经济危机边缘时所带来的压力。这让我想到，如果基因和环境都会使人产生相似的功能紊乱的症状，那么压力环境对一个人所产生的影响就可能会使本来对压力就很敏感的基因变得更加敏感。

随着我与蒂娜的工作和实验室研究工作的进行，我更加相信，在蒂娜的案例中，由于在年幼时所遭受的创伤对蒂娜的压力反应系统反复地激活，而当时她的大脑还处于发育阶段，这些激活很有可能对其大脑中的受体、敏感度，以及官能障碍等造成了一系列的改变，这样的情形与我在动物实验中所观察到的结果非常接近。因此，我开始认为蒂娜的症状是发育中的创伤所造成的结果。她的注意力不集中以及冲动的问题可能源于其压力反应神经系统组织的改变，这样的改变本来一度是可以帮助她应对虐待的，但是现在却造成她在学校里挑衅的行为和注意力不集中的问题。

这是有根据的：一个有着过度压力反应系统的人会对他人的面貌特别关注，比如老师和同班同学，因为危险有可能就潜伏在周围，因此也就会对无害的事物不会加以关注，比如课业。对潜在威胁的强化意识有可能会使像蒂娜那样的人变得好战，因为她总是要眼观六路，以防有人会再攻击她，这就有可能使她对最细微的挑衅信号作出过激反应。这个解释看上去似乎能够对蒂娜的问题作出一些合理的解释，而不是假设她的注意力问题与虐待没有关系，只是偶发事件而已。

我翻看了蒂娜的记录，发现在她第一次到诊所来时，心率达到了每分钟 112 次。在她那个年纪的女孩子，正常心率应当在 100 以下。心率加快意味着持续的压力反应过度，这也进一步支撑了我的观点，她的问题正是大脑对虐待所作出反应的直接结果。如果现在一定要我给蒂娜贴上标签的话，我认为她并不是什么注意力缺陷障碍（ADD），而是创伤后应激障碍（PTSD）。

在和蒂娜共同努力的三年中，我很欣喜地看到她所取得的明显进步。学校里不再报告说她有"不恰当"的行为了。她会完成家庭作业，去上课，不再和别的同学打架。语言能力也得到了改善，因为过去她的主要问题是讲话声音太小，老师甚至是妈妈都经常听不清她在讲什么，更别说纠正她的发音了。当她学会大声讲话和常与人交流后，就能够及时地得到自己所需的反馈，自然就取得了进步。

她也很快变得更加专心，更少冲动，她的改变非常迅速，以至于我在与斯丁医生第一次谈话后，甚至都还来不及与自己的督导师讨论该使用何种药物治疗。

在我们的每次会面中，蒂娜都主导着游戏，但是我会抓住一切机会教给她一些知识，以帮助她将来在社会中感觉更自信，行为举止更恰当和理性。我们最初从身边的事物开始，学习如何控制冲动以及作出决定，有时候是一些明确的课程，有时候就是举些例子。要知道，蒂娜所生活的环境里既没有明确的课程，也没有暗示的课程来供她学习。她周围的每个人都对发生在自己身上的一切作出反应，于是蒂娜也就如法炮制。我们的会面向她展示出了自己一直渴望的专注，我们的游戏也教会她一些没有注意到的课程。比如，在我和蒂娜刚开始进行配合时，她并不理解轮换的概念，总是迫不及待地开始，不假思索就作出行动和反应。在我们共同玩耍的简单游戏中，我向她示范更恰当的行为，并不断教导她，每当自己的脑海中一跳出什么事情就想要采取行动时，先学会暂停一下。看到她在学校的表现大有进步，我确信自己可以帮到她。

然而，不幸的是，在我准备离开诊所开始一份新工作前的两个星期，已经 10 岁的蒂娜却被发现在学校里给一个年纪更大的男孩子口交。看起来我所教给她的一切，并没有改变她的行为，而是更好地帮她隐藏了在成年人面前表现出自己的性行为和其他的一些问题，更好地控制住了自己的冲动，以避免自己陷入麻烦。在表面上，她让其他人认为自己的行为举止得当，但内心里却没有克服自己的创伤。

当听到这件事情时，我觉得又失望又困惑。我这么努力，而她也真的看起来变得更好了。但现在看来积极的治疗效果不过是一场空，要接受这样的现实真是太困难了。到底发生了什么？或者说更重要的是，在我们试图改变她的工作中，还有什么没做到？

我不断地思考，蒂娜在幼年时所受到的创伤以及她不稳定的家庭生活对她的大脑产生了怎样的影响。很快我就意识到，我应当拓展自己关于临床心理健康工作的概念。我之所以会失败，对蒂娜的治疗不充分——以及在儿童精神病治疗中更多的问题——都和大脑如何运作、发展、理解和组织这个世界有关，而不应当仅仅把大脑夸张地看成呆板的、基因决定的、固定的系统，只需要做做冥想就能调整其"失衡"的状态，应该充分看待其复杂性。其复杂性并不只是体现在其无意识的"抵触"或"对抗"上，而是对复杂的社会环境所作出的反应。简言之，大脑有其基因倾向，而该倾向又在进化过程中得以塑造，变得对周围的人极其敏感。

　　蒂娜的确学会了更好地调节自己的压力系统；她在冲动控制方面的改善似乎就是个很好的例子。但蒂娜最麻烦的问题在于其扭曲的和不健康的性行为。我意识到她的有些症状可以通过改变其过激的压力反应来得以修正，但这也无法抹去她的记忆。我开始思考，也许记忆部分是我本该在行动前就考虑的问题。

　　那么，记忆究竟是什么呢？我们很多人会认为记忆就是和名字、容貌、电话号码的记忆相关，其实远不仅如此。它是生物系统的基本特征。记忆是一种能力，能帮助我们在时光流逝中记住某些经历中的元素。即便是肌肉也会有记忆，正如你所看到的那样，运动会对肌肉造成改变。但最重要的是，记忆完全是大脑的工作，大脑如何构成，如何使过去的经历对我们有所帮助，都会对我们的未来产生至关重要的影响。记忆在很大程度上决定了我们会成为怎样的人，在蒂娜的案例中，她所受到的性虐待的记忆对她产生了极大影响。

　　蒂娜对男性所表现出的早熟，以及过分带有性意味的交往都肯定来源其所遭受到的虐待。于是我开始考虑记忆的作用，当两套神经系统活动分别同时发生时，大脑是如何将其"联系"起来的。例如，看到消防车所激发起的神经活动与听到火警时所激发起的神经活动是分别同时发生的，这些本来是独立的神经链条（与视觉和听觉分别相关的神经网络）就会产生出新的连接，编成一个互相联系的网络。这个新的视觉和听觉的网络连接一旦建立起来，那么只要刺激该网络中的一部分（例如，听到火警声），就会激活这个链条中的视觉部分，人们就会自然地在眼前浮现出消防车的影像。

这样有力的联系是大脑的一个普遍特征。正是通过这样的联系，我们才能够将所有感知到的感官信号编织到一块儿——听觉、视觉、触觉、味觉等——由此更知道完整的任务、地点、事件和活动。这样的联系才使得语言和记忆成为可能。

在我们有意识的记忆里，充满了间隙，这当然是一件好事。我们的大脑过滤掉了普通的信息，并且认为这样做是有益于我们正常运转的。例如，当你开车的时候，你只是依据之前对车况和路况的经验而自然地作出反应；如果你必须要将注意力集中在感知到的所有事物上的话，一定会不堪重负，还很有可能出车祸。事实上，在你学习任何事物的时候，你的大脑都会不断地审视现有的体验，将其与之前的模板——主要是记忆中的模板来进行对比，特别是与那些相似的情形和感知来做对比，会比较"这是否有不同？""其中是否有需要我特别关注的部分？"

因此，当你在道路上行进的时候，大脑的运动前庭系统就会不断地告诉你当下的情形。但或许你的大脑并没有对此作出新的记忆。它只不过是储存了之前在车内的各种体验，以及与这一模式相关的神经活动，当下并不需要作出任何改变。因为没有出现新情况。你就这样自然而然地做着自己熟悉的事情。所以你才能够在若干熟悉的高速路上驾驶，而不需要记住在驾驶过程中出现的所有细节。

上述的情形非常重要，因为之前所有储存下来的体验都构成了神经系统，组成了记忆的"模板"，现在你就可以利用这个模板来对一切进入大脑的新信息作出判断。这些模板存在于整个大脑中的许多不同层面，因为信息最先会进入到较低级和更原始的区域，其中许多区域甚至还无法进入到意识层面。例如，小蒂娜几乎完全没有意识到她和男性在交往中引导她行为的模板，以及在第一次和我见面时造成其行为的模板。而且，几乎每个人都可能有这样的体验，有时在还没有弄清楚是怎么回事时就会下意识地吓一跳。之所以会出现这样的情况，是因为我们大脑的压力反应系统储存了关于潜在威胁的信息，会随时准备好对其作出最快的反应，而且这样的反应通常发生在大脑皮层还没有作出决策之前。例如像蒂娜一样，如果我们有过压力极大的经历，那么对这些过往的提示就会显得极具影响力，并会由此在潜意识的进程中激发出类似的反应。

这也就是说，早期的经历一定会对后期的成长产生深远的影响。大脑总是想要通过追寻一定的模式来达成对世界的认知。如果大脑能够将一贯的、持续相连的模式串联起来的话，它就会认为情况"正常"，或是在"预料之中"，于是在意识里不会再加以关注。例如，当你还是婴儿的时候，第一次坐立时，肯定会感受到自己的臀部所带来的新奇感觉。大脑也会适应由于坐立给臀部所带来的相应压力，你会开始通过自己的运动前庭系统来感知如何在坐立中平衡身体的重量，最后学了如何坐立。而现在，当你坐立时，除非特别不舒服，或是椅子的纹理形状特别不同，又或是自己出现了某些平衡问题，不然的话，你是不会关注自己如何能坐立或是凳子给自己的臀部带来的压力的。同样，开车的时候，你也很少会关注到周围的所有环境。

在路上映入你眼帘的都是些新奇的东西、不同寻常的事物，比如在高速路上莽撞行错道的大卡车。这就是为什么我们会不关注那些心理上认为正常的事物的原因了：因为只有这样，我们才能对那些异常的和需要作出即时关注的事物作出快速反应。神经系统在进化的过程中已经使得我们对新奇的事物特别敏感，因为新的体验通常意味着危险或是机遇。

记忆、神经组织和它们两者发展中最重要的一个特征就是，它们都会随着模式化和重复的动作而发生改变。因此，在你大脑中的那些系统会因为受到反复的刺激而发生改变，而没有受到刺激的则不会发生变化。

这种"使用依赖式"的发展模式正是神经组织最重要的特征之一。这个理念看起来挺简单，但其中却包含了范围广泛的含义。

而我相信，理解这一理念正是了解像蒂娜这类孩子的关键所在。早期受到性虐待的经历，使她对世界形成了一整套非常不幸的联想。她第一次和男人打交道的经历，以及对她施以虐待的十几岁男孩，都构成了她对男性是什么的概念，以及该如何应对男性；早期的经历以及那些环绕在我们周围的模式构成了我们全部的世界观。由于大脑每天都要面对海量的信息，因此我们就必须使用某些模式来对世界加以预测。如果早期的体验异于常人，那么这些对世界的预期就有可能导致我们在行为上出现障碍。在蒂娜的世界里，男人是可怕且予取予求的庞然大物，会强迫她或母亲与其发生性关系。与此相关的气味、景象以及声音一起构成了一整套的"记忆模板"，蒂娜就用这样的模板来认知世界。

因此，当她第一次来我的办公室，在孤身面对一个成年男性时，她自然就会认定我想要的不过是性而已。当她来到学校，暴露自己或是试着和其他孩子玩性游戏时，她不过是在将自己所知道的行为模式化而已。她并未有意识地去加以关注。这些不过是她有害的联想和对性的扭曲看法所造成的一系列行为中的一部分而已。

不幸的是，仅仅依靠每星期一小时的治疗，几乎不可能消解这样的联想模式。我会向她展现成年男性不同的行为模式，也会向她说明在有些场合是不宜进行性行为的，帮助她学习抑制住自己的冲动，但我无法在这么短的时间以内，将她在小时候就深深留下烙印的行为模式替换掉，这样的行为模式已经通过不断重复的早期经历，在她幼小的大脑组织中留下了不可磨灭的印象。因此，我需要整合更多关于人脑的运作，以及人脑如何改变的信息，并将这一系统与我的治疗结合起来，更好地为像蒂娜那样的病人服务，这些病人的生活和记忆都由于其早期的创伤而受到了多方面的损害。

　　"我需要你的帮助。"打电话的是斯坦·沃尔特，伊利诺伊州库克县公共监护办公室的律师。记得那是 1990 年，我当时已经完成了儿童精神病学的训练，正在芝加哥大学当副教授，仍然在诊所工作，管理着自己的实验室。

　　"我刚接手了一个案子，定在下周开庭。"他告诉我说，是一起谋杀案。一名叫桑迪的 3 岁女孩看见有人谋杀了自己的妈妈。现在，事情已经过去快一年了，法庭的检举程序希望这个女孩子作证。"我很担心这个事件给她带来无法估量的影响。"斯坦继续说道，他问我是否可以帮助这个女孩做好出庭准备。

　　"无法估量？"我在心里不无嘲讽地想，"你以为只是这样而已吗？"

　　斯坦是一名指定诉讼监护人，在司法系统中是由法庭指派为孩子辩护的律师。在库克县，公共监护办公室会有一名全职的工作人员在儿童保护服务部（CPS）中代表儿童的利益。在几乎所有的其他地区中，担任这一角色的都是一名任命的律师，他们不一定在儿童法律方面有经验或是受过训练。库克县也是怀着美好的愿望设立了这个全职的岗位，希望律师能通过全职地受理案件，可以积累更多与儿童相关的经验，了解他们受到虐待的状况，以便更好地为自己代表的一方服务。（不幸的是，就像所有儿童保护系统中的其他因素一样，案件的数量多如牛毛，而办公室又资金不足。）

"她的治疗医师是谁？"我问，心里想，熟悉这个孩子的人应该更适于来帮助她。

"她没有治疗医师。"对方回答说，这真是个令人沮丧的消息。

"没有医师？那么她现在住在哪儿？"我又问。

"我们的确不清楚。她现在正处于监管之中，起诉人和儿童与家庭服务部对其住址保密，因为有人会威胁到其性命。她认识嫌疑人，并且在警局指认过他。嫌疑人带枪，关于她的一切都保密。"听起来事态越来越严重了。

"事发当时，她不过是个3岁的小孩，可以当证人吗？"我问。因为我知道目击者的陈述是很容易在法庭上受到质疑的，因为之前我们就注意到了叙述型记忆的特点，特别是记忆中的空白和记忆倾向于"填充""所预期"的内容的特质。要听一个4岁左右的孩子叙述一件在她3岁时所发生的事情？如果起诉人不做些努力的话，一名好的辩护律师就会很容易让桑迪的证词变得完全不可信。

"是这样的，她认识那名嫌疑人，"斯坦解释说，"她不仅能马上说出嫌疑人所做的事情，而且能在之后的照片陈列中辨认出嫌疑人。"

我询问他是否有些别的证据，心里希望这小女孩的证词不一定是必不可少的。如果其他证据充分的话，也许我能帮助他说服起诉人，毕竟出庭作证很有可能会对孩子造成进一步的创伤。

斯坦解释说确实有其他的证据。事实上，有无数的物证可以指向嫌疑人在场。调查员发现他的衣服上沾满了女孩母亲的鲜血。虽然在犯罪后嫌疑人潜逃出境，但被捕时仍然在这人的鞋上发现了血迹。

"那么桑迪为什么还要出庭作证呢？"我问。我已经开始觉得自己有义务要帮助这个孩子了。

"这正是我们想达到的目标之一。我们希望能将案件尽量延期到可以由闭路电视转播或是确信她已做好出庭准备的时候。"他继续向我描述谋杀案的细节，以及小女孩由于在案件中受伤而住院治疗的情形，还有小女孩之后的抚养安置问题。

我一边听着，心里一边矛盾着要不要卷入其中。一直以来我都是分身乏术，异常忙碌，而且我也不喜欢出庭，讨厌律师。但是斯坦讲述得越多，我就越觉得难以相信自己所听到的一切。那些想要帮助这个小女孩的人，不管是儿童与家庭服务部（DCFS）的人还是司法系统的人，看起来都好像对创伤给儿童带来的影响毫无头绪。我开始觉得，至少这个小女孩应该遇到一个像我这样之前可能并没有出现在她生活中的人。

"那么，我再复述一下这个事件，"我说道，"一个3岁的小女孩看到自己的母亲被奸杀。凶手还在她喉咙上割了两刀，然后一走了之。她独自和母亲的尸体一起在公寓里待了11个小时。然后，她被带至医院，包扎颈部的伤口。在医院里，医生建议继续对其心理健康进行评估和治疗。但是在出院之后，她作为保护对象住进了孤儿之家。专门负责她这个案件的儿童保护服务部的社会工作者却认为她并不需要专业的心理健康治疗。因此，尽管有医生的建议，社工却没有给她提供任何帮助。在9个月的时间里，这个孩子从一个孤儿之家搬到另一个孤儿之家，没有接受过任何形式的咨询和精神治疗。而且这些孤儿之家也不了解这个孩子的详细经历，因为她的身份要保密。是这样吗？"

"是，我想就是这么回事，"他说道，他听得出我语气里的沮丧与难过，以及当我这么坦率地描述整个事件时，整件事情有多么糟糕。

"而现在，离谋杀案开庭审判还有10天的时间，你才意识到现在的状况？"

"是啊，"他承认说，这律师终于觉得难为情。

"那么你们这些官员是什么时候注意到这个小女孩的呢？"我追问道。

"事实上我们在事件发生之后就阅读过档案。"

"那么你们办公室里都没有人意识到她需要心理健康方面的援助？"

"我们通常会在案件听审之前才会回顾案情。因为每个人手头上都有上百宗案子。"对此我并不吃惊。应对高危家庭和儿童的公共系统早已不堪重负。但奇怪的是，在我为儿童心理健康进行临床训练的这么多年里，很少有机会为儿童保护系统或是特别教育以及青少年司法系统服务，虽然来我诊所的儿童里有近30%都来自这三个系统中的其中之一。但是其中关于服务、培训和建议的划分实在是令人瞠目结舌，而且据我所知，对孩子们还非常有害。

"什么时候，在哪里可以见到她？"我问。我已经无法控制自己了。我同意第二天在法庭的一间办公室里和桑迪见面。

在某种程度上，我有点惊讶斯坦会打电话给我寻求帮助。在那年的早些时候，他曾经给我寄过"警告信"。在长达4段的信件中，我被告知必须立刻为使用一种叫作可乐宁的药品提供正当理由，因为我在自己做咨询服务的住院治疗中心使用该种药物来"控制"那里的孩子。我当时为那个中心的儿童提供精神治疗服务。警告信说如果我不能对自己从事的工作进行解释的话，就必须要立刻停止这样"实验性"的治疗。信末的签名就是斯坦·沃尔特，公共监护人律师。

在收到斯坦的信件以后，我同他联络了几次，解释我为何要使用该种药物，以及为什么停用是错误的。在那个住院治疗中心的孩子们可以说是全国情况最糟糕的。治疗计划中有一百多个男孩子都曾经在孤儿之家里"待不下去"，因为他们出现了严重的行为和心理问题。虽然治疗中心接收 7 ~ 17 岁的男孩子，但那些孩子平均 10 岁，之前去待过至少 10 个什么"之家"，这就意味着他们中间的大多数人有不少于 10 个的监护代理人，但都无法应对他们。这些孩子很容易被激怒和情绪崩溃，而且很难平静下来，每一个面对他们的监护人、治疗师和老师，都觉得无比头痛。最后，他们只好离开这些孤儿之家、儿童监管处和学校，有时甚至得中断治疗。我所在的这个住院治疗中心就是他们的最后一站。

在我查看了当时住在治疗中心里或是过去曾经在中心里待过的大约 200 名男孩的记录之后，我发现这些男孩都——无一例外——经历过严重的创伤或是虐待。大多数人有至少 6 次的严重创伤经历。这些孩子都是在混乱、充满威胁和创伤的环境中出生和成长的。他们在恐慌中长大。

在他们来中心之前和在中心里，都接受过了多次评估。每次都会在《精神障碍诊断与统计手册》上找到几十处相对应的诊断标签，主要都是注意力缺陷障碍／多动症、对立违抗性障碍和行为障碍——就像蒂娜所表现出来的一样。但令人惊异的是，很少有人认为这些孩子是"受到创伤的"或是"压力过大的"；在诊断中没有考虑到他们的创伤，这和蒂娜的案例非常相似。虽然家庭暴力、反复中断的亲密关系（包括父母暴毙、生病）、体罚、性虐待和其他不可抵抗的痛苦事件长期以来都存在，但却很少有儿童被诊断为创伤后应激障碍（PTSD）。而创伤后应激障碍的概念甚至没有使得诊断"有所不同"，每个临床医师都应当在诊治相近案例时将其列为备选方案，可是就这么被忽略掉了。

创伤后应激障碍在当时还是一个相对新奇的概念，是 1980 年引入到《精神障碍诊断与统计手册》的，用于描述那些放假回国的越南老兵所出现的症状。他们通常会精神焦虑，出现睡眠问题，以及在脑海中会不时闪现战争中发生过的令人困扰的事件或是出现记忆"回放"。他们常常会表现得神经质，有时会对哪怕是极微弱的威胁表现出攻击性。许多人会做恐怖的噩梦，伴以好像被枪击或是又回到了东南亚的丛林里一般的吼叫声。在我日常的精神培训中，我曾诊疗过那些遭遇了创伤后应激障碍的老兵。即便在当时，许多精神科医师也才只是开始意识到这一症状会在那些遭遇了像强奸或是自然灾害一类创伤的成年人中存在。而让我印象特别深刻的是，虽然这些有可怕经历的成年人出现了比较短暂的 PTSD 症状（通常最多会持续几小时而已），但其影响仍然可以从这些成年人多年以后（甚至数十年后）的行为中窥见其端倪。这让我想起了西摩·莱文在老鼠幼崽的实验中所发现的结论，几分钟的压力足以改变大脑一辈子的运作。我心想，要多少强有力的影响才能达到对一个孩子造成创伤性的影响！

后来，作为一名普通精神科医师，我对那些出现了 PTSD 症状的老兵们的压力反应系统进行了方方面面的研究。我和其他的研究人员发现，这些老兵们的压力反应系统过分活跃，也就是科学家们所说的"易感状态"。这就意味着当他们面对微小的压力时，系统所作出的反应就好像是在面临重大威胁一样。在某些情形中，与压力反应相联系的大脑系统变得异常活跃，最后终于"崩溃"，失去了在通常情况下的调节功能。因此，大脑用以调节情绪、社交以及抽象认知的能力也受到了影响。

当时我正在诊疗中心为那些男孩子服务，仍然继续在实验室里研究与压力相关的神经传输系统的发展状况。我不仅关注肾上腺素和去甲肾上腺素等药物，还研究其他相关的系统：那些适用于血清素、多巴胺和内源性类阿片肽——也就是我们所熟知的脑啡肽和内啡肽的系统。血清素可能是我们所最熟悉的抗抑郁药物如百忧解和舍曲林发生作用的地方；多巴胺则是一种与快感相关的化学物质，这种快感也能从药品如可卡因和安非他命中获得；内源性类阿片肽是大脑天然的止痛药，对人会产生海洛因、吗啡和类似药物的影响。所有的这些化学成分都在压力反应中扮演着重要的角色，肾上腺素和去甲肾上腺素让身体准备好迎战或逃跑，多巴胺则会产生一种能力感，促使人们实现自己的目标。血清素的作用很难说明，但是阿片类药物却在应对压力和威胁的时候有缓解、放松和减少痛苦的功效。

在我意识到蒂娜的注意力和与冲动相关的症状是与其过分活跃的压力系统相联系的之后，我开始思考，能对压力系统起到平静作用的冥想也许会帮助像她那样的其他人。可乐宁是一种历史悠久的常见安全药物，长期用于治疗那些平常血压正常，但在压力情况下血压会飚升到过高值的病人身上。可乐宁有助于"平静"这样的反应。早期使用过这种药物的研究表明，该药物也能帮助降低成年退伍老兵与创伤后应激障碍相关的过分活跃症状。我了解到在住院治疗中心的许多男孩子所表现出的物理症状都与过分活跃或是过度活跃的压力系统一致，于是我决定在他们监护人的允许下试用可乐宁。

开始服用药物几周之后，许多孩子身上产生了效果，男孩子们过快的心跳速率开始变得正常，睡眠质量也得到了改善。注意力也变得更加集中，冲动行为也减少了。甚至更好的是，男孩子们的学业成绩也提高了，彼此之间的社交行为也得到了改善。当然，这在我看来并没有什么好吃惊的。药物减弱了他们过分活跃的压力系统，使得男孩子们对威胁信号的注意力被分散了，从而对学业成绩和常见的社会信号更关注，于是在学校表现和人际交往技巧上都得到了提高。（更多细节详见附录中表1）

在收到斯坦·沃尔特的信件之后，我向他解释了这一切。让我感到惊讶的是，他收回了对我的质疑，还让我多给他寄去一些关于创伤和儿童的信息。不幸的是，当时我回复他时，关于这个话题还没有太多的书面讨论，于是我寄给他一些早期的报道和我自己写作的材料。直到这个电话之前，我都没有再收到过他的回信。

第二天，当我准备去见桑迪的时候，心里试图从她的角度想象当时她所目睹的谋杀案。9个月前，人们在血泊中找到她，躺在被谋杀的母亲赤裸的身体旁，不时地抽泣着。那个时候她还不到4岁。那样血腥而痛苦的画面不时侵入她的脑海，她是如何一天天度过的呢？我又能做些什么，才能帮助她做好出庭作证的准备，面对律师的交叉问讯啊？面对这些对成年人来说都是具有威胁性的体验，她又会出现怎样的状况呢？

我也好奇她在心理上是如何挺过来的。她的头脑又是如何保护她免受创伤经历的伤害的呢？而且，任何有理智的人，更别说是受过训练应对问题儿童的人，怎么会没有意识到她在经历了这一切之后是需要帮助的呢？

不幸的是，当时关于儿童和创伤的流行看法是——这样的看法至今还有很大的影响——"儿童有复原能力。"我回忆起大约就在那个时候，和一位同事一起参观过一个谋杀现场，那位同事刚开始组建一个创伤反应小组，主要帮助那些第一次处理犯罪和意外事故现场的人。警察、护理人员和消防队员通常会看到死亡、毁损和灾难的可怕场面，而这些场面当然会给人带来可怕的影响。我的同事能够为这样的专业人员提供帮助，当然是有理由骄傲的。当我们走进那间房子时，受害人的血迹还浸染在沙发和墙壁上，我看见3个小孩呆若木鸡地站在角落里。

"那些孩子怎样了？"我问道，将头转向那3个身上还溅有血迹的证人。我的同事看了一眼他们，想了一下，回答说："孩子们都有复原力，会没事的。"当时的我还很年轻，对资历更老的同事充满了尊敬，我点点头，好像是在赞同他的智慧，但我打心底不以为然。

如果要说孩子和成年人有什么区别的话，那就是孩子们在面对创伤时更脆弱。我是从西摩·莱文和当时其他若干人的工作中才知道这一点的。有复原能力的孩子是锻炼出来的，而非天生如此。大脑在其早期的发展中是最敏感、最容易受到经历的锻造的——不管是好的经历还是坏的经历。（这就是为什么我们会在儿童时期更容易、更快地掌握语言，分辨社交微异，学会运动技巧和若干其他的事情，以及为什么我们会谈及"模式化"的经历。）孩子们会变得有复原能力，是因为压力模式和他们在早期所遭遇到的经历给他们所带来的影响，我们后面会在本书中详细阐述。结果就是，我们还在年轻的时候就很快地而且很容易地被创伤所改变了。虽然所产生的效果并不一定总是能够被未加训练的普通人所察觉，但很不幸的是，当你知道创伤能够给孩子带来什么影响的时候，你已经开始感受到它无所不在了。

当时我的实验室正在研究神经生物学机制，我知道这正好与应对压力的适应力以及脆弱性有关系。我们当时正在研究药品对我们所关注的大脑系统所产生的非常奇特而重要的影响作用。这些影响被称作促进感受性或忍耐力，对理解人类精神以及对创伤的反应有着极其深远的作用。

在促进感受性中，刺激物的某个模式会导致将来对类似的刺激物敏感程度的增加。这就是在越南退伍老兵以及在实验老鼠身上所看到的情形，在基因上对压力变得过分敏感或是因为早年感受到过多压力而变得如此。当大脑变得敏感的时候，即便是微小的压力也能引发大规模的反应。而忍耐力却能使人随着时间的推移而减弱对某种经历的反应。这两种因素都对记忆的运作起着至关重要的作用：如果我们对熟悉的经历缺乏忍耐力的话，那么这些经历就总是会以一种新的姿态和令人难以忍受的状态出现。大脑可能就会耗尽自己所储存的能量，就像一台旧电脑一样。同样的，如果我们不能对某些事物变得更加敏感的话，我们就无法提高对它们的应对能力。

让人好奇的是，这两种效果都能够通过服用同等剂量的同种药物来达到，但如果使用药物的模式不同的话，会出现完全相反的效果。例如，当老鼠或是人类经常服用小剂量的药物如可卡因或海洛因等，来充当多巴胺和阿片系统的作用，那么药物就会失去其"效用"。这在某种程度上和上瘾一致：上瘾成了一种忍耐力，因此需要更多的药品才能达到同样的"快感"。相反，如果动物平均每天服用的药物剂量相等，但是不规律地大量服用的话，那么药物的效用实际会"增强"。两周以来每天服用一剂药物会造成温和的反应，而实际上14天才服用一次总量同等的药物将会产生深远而持久的过激反应。对药物的敏感化，在某些案例中，会导致疾病的突然发作甚至是死亡，这一现象也许能解释某些无法说明的药物过量反应。糟糕的是，对那些瘾君子来说，他们对药品的渴望所产生出的模式正好是忍耐力的模式，而不是他们所希望达到的"快感"的促进感受模式，而且同时还会产生出某些令人感到不快的影响，如使用可卡因时伴随出现的偏执狂症状。

就我们的目的来说，更重要的是，对压力会出现复原或是脆弱的反应取决于一个人早年经历中神经系统的忍耐力或是敏感化。这些影响也可以进一步解释压力和创伤之间的不同，这对我们理解蒂娜和桑迪这样的孩子也非常重要。例如，在体育馆中我们常常会听到"用进废退"的说法。不活跃的肌肉会变得虚弱，而积极的肌肉会更加强壮。这个原理同样可以用"使用依赖"来解释。同样，大脑中的某个系统越是活跃，这个系统就会建立起——或者是保持——突触连接。

出现了肌肉上的改变——例如记忆类型的肌肉——是因为模式化的和重复的行为给肌肉细胞传递了这样一个信息"你会按照这样的模式来运作"，因此它们使得分子作出相应改变，以使得运作更加容易。但是，为了改变肌肉，反复重复的行为必须被加以模式化。在 3 组相近的时间模式里举重 10 次 25 磅重的物体会使肌肉更加强健。但是，如果你在一天之中随意举重 30 次 25 磅重的物体的话，那么传递给肌肉的信息是不连贯、混乱和不充分的，不足以使得肌肉细胞变得强壮。没有这样的模式，即便是同样的重复次数，同样的总重量，也远远达不到有效的效果。要创造出有效的"记忆"效果和增加力量，那就必须将经历模式化，并加以重复。神经细胞、神经系统和大脑也是如此，起作用的正是模式化的经历。

在以细胞为单位的结构中，这是最适于对重复信号作出改变的组织。的确，神经细胞生来就如此。正是这样的分子特征才产生了记忆。它产生出了突触连接，使我们会吃饭、打字、做爱、打篮球，以及做一切人类可以做的事情。正是这些复杂的连接网络使得大脑得以运转。

然而，不管是强迫自己的肌肉，还是自己的大脑运作，你都是在对其进行"强化"。生物系统在平衡中存在。为了能够正常运作，它们必须保持在与现有活动相匹配的某个限定范围之内，而正是大脑负责保持这样至关重要的平衡。实际经历是一种刺激物，对系统产生影响的是压力。因此，如果你在运动过程中脱水的话，这样的压力就会使你感到口渴，因为你的大脑会尽力驱动你寻找需要的液体。同样的，当一个小孩学会一个新词汇时，大脑皮层上会感到微弱的压力，这就需要反复刺激，才能使其作出精确回忆。没有这样的压力，系统就不会知道去关注新事物。换言之，压力也并非都是不好的。

的确如此，如果压力是适量的、可预期的，并且是模式化的，那么确实可以使得系统更强壮，运作更有力。因此，现在拥有的强健肌肉正是在过去忍受了适度压力所造成的结果。大脑的压力应对系统也是同样的道理。经历过适度的、可预期的挑战，我们的压力应对系统也就受到了适当的激发，于是才造就了有弹性和灵活的压力应对本领。当下比较强壮的压力应对系统正说明过去经历了适度的、模式化的压力。

但这还不是全部内容。如果你在第一次去健身房的时候就想要仰卧举起200磅的重量，假设你也确实做到了，那么你很有可能并没有锻炼到自己的肌肉，而是拉伤了肌肉或是伤到了自己。体验的模式和强度是至关重要的。如果系统超负荷运转——超越自己的能力——结果都会造成相当程度的退化、破坏和功能紊乱，不管你是在健身房里过度锻炼自己的背部肌肉，还是大脑压力网络在面对创伤性的压力时作出过度反应。

这也说明，之前适度和模式化的体验所产生出来的强化性的结果，给某些人可能带来创伤性的压力，对其他人却可能微不足道。就好像是健美选手能举起的重量对普通人而言是难以撼动的重量一样，同样的，某些大脑能应对创伤性的事件，而另一些人的大脑却可能难以应对压力。环境、时机和他人的反应起到了至关重要的作用。父亲离世对于一个由单亲妈妈抚养的2岁大的孩子而言，其感受到的压力值远远大于一个50岁有自己孩子的已婚男性。

在蒂娜和中心里的那些男孩子的案例中，他们所承受的压力远远超过了其幼小的系统能力所能应对的一切。他们面对的不是适度的、可预期的和持续激活的压力系统，而是遭遇了给其早期生活留下深刻烙印的、突如其来的、长期而极端的体验。我觉得在桑迪的案例中也没有什么不同。

在我和桑迪见面之前，我试图尽可能多地了解关于她的背景和历史信息。我与她现在的寄养家庭、案子的新负责人交谈，最后，还与她家族里的成员交流。我了解到她有很严重的睡眠问题，极度焦虑。我还知道她出现惊吓反应的次数在增加。就像那些我曾经面对的越南退伍老兵一样，她会被突如其来的微小声音吓一跳，还会出现短暂的白日梦，当她陷入其中时，很难醒过来。要是不了解她过去的医生，看见这样的症状也许会认为她是在"走神"或是癫痫症中的"癫痫小发作"。在这样的状态中，很难和她交流。

我还知道桑迪有时会爆发出侵略性的、发脾气似的状态。她的寄养家庭也无法找出这些行为的模式，也不知道是如何引起的。但他们却提到了另一种"奇怪的"行为：桑迪不愿意使用银制品。一点也不奇怪，她特别害怕刀子；她也拒绝喝牛奶，甚至不愿看到牛奶瓶。当听到门铃响时，她就会像一只害怕的小猫一样藏起来，有时甚至要花养父母二十几分钟才能找到她。有时，他们会发现她藏在床下、沙发后或厨房的橱柜里，晃动着身体，不停哭泣。

还是不要再说什么复原力了吧。单是桑迪的惊吓反应就告诉我，她的压力应对系统已经被激活了。出庭作证只会将她带回到那个恐怖的夜晚。我必须要弄清楚她是否能够忍受这一切。虽然我心里并不想这么做，但在我和她最初会面的某个时候，我还是得稍微进入到她的记忆中去，看看她会作何反应。我也安慰自己说，现在的些许痛苦是为了帮助她避免今后更大的痛苦，而且还有可能帮助她开始复原。

我第一次与桑迪会面，是在一个典型且缺乏特点的政府大楼里的一间小房间里。房间里的陈设很"适宜于孩子"，有着一些儿童尺寸的家具、玩具、蜡笔、彩色书籍和纸张。墙上画着一些卡通人物，但瓷砖地面和隔断结构还是无一不显露出了"体制"的味道。当我走进房间时，桑迪正坐在地板上，周围有些玩具娃娃。她很有特点。就像第一次见到蒂娜时一样，首先让我感到震惊的是她看起来那么小。她长着一双又大又灵活的棕色眼睛，满头又长又多的棕色卷发。脖子两边可以看到明显的疤痕，从耳后一直延伸到喉部中间位置，但没有我想象中那么显眼，整容师做得非常成功。在我和斯坦走进房间时，她停下了正在做的一切，盯着我，一动不动。

斯坦向她介绍我说："桑迪，这是我和你说过的那位医生。他现在要来和你谈谈，好吗？"他焦急地询问。桑迪一动也不动地瞪着我，面部没有任何表情作为回应，斯坦回头看看我，又看看她，露出一个大大的笑容，并用最欢快的、幼儿园老师似的声音说："好吧。太好了。很好，你们两个好好在一起哦。"在他走出房间时，我看着他，好像他疯了一样，桑迪对他的问题没有回馈，他竟然可以无动于衷，真让我惊讶。当我回头看桑迪时，发现她脸上也带着和我一样的表情。我摇了摇头，耸耸肩，对桑迪微笑了一下。就好像是看到了镜中的自己，桑迪也笑了。

啊哈！这就是连接！这是个好的开始，我心里这样想。不要让机会溜走了。我知道如果这时我这个大个子走向她，必然会吓到她。她周围的环境已经非常陌生了——新出现的成年人、新的地点、新的环境——我应当让她尽量保持平静。

"我也想要涂色。"我说着，并没有看她。我想要让自己的行为表现得可以预期，想让她知道我每一步要做什么。没有突如其来的移动。让你自己变得更小一点，我在心里这样想，同时靠近地板。不要看她，不要面对她，在涂色的时候故意用缓慢的动作。我坐在了地板上，离她几英尺远。我尽量让自己的声音听起来宽慰平缓。

"我真的挺喜欢红色，这应该是辆红色的车。"我指着涂色书上的一幅图片说道。

桑迪仔细观察着我的脸，我的双手，以及我缓慢的举动。她只是稍微留意到我说的话。这个小女孩绝对有理由保持怀疑。有好长一段时间我都是自己在那儿涂色，自言自语说要选什么颜色，尽量表现得随意和友善，而不是像斯坦那样表现出过分的"兴奋和高亢"，其实他是想掩饰自己的不安。最后，桑迪打破了这样的节奏，朝我靠近了一些，沉默地指示我用某一种特定的颜色。我照做了。一旦她靠近我，我就不再说话。有好几分钟我们在一起静静地涂色。

我还没有开口问她所发生的一切，但是我能感觉到她知道我来这里的原因——而且她知道我知道她所知道的一切。所有出现在她"新的"人生里的成年人，早晚都会以某种方式将她带回到那个夜晚。

"你的脖子怎么了？"我问，指着她的两道伤痕。她却表现得好像没有听见我的问话一样。脸上的表情没有任何改变。涂色的节奏也没有发生任何变化。

我又重复了一遍问题。这一次，她呆住了，停止了涂色，眼睛凝视着空洞的地方，一眨不眨。我又再问了一次。她拿过蜡笔，在已经画好的图画上不停涂抹，仍然没有任何回答。

再一次，我又问了一遍，我讨厌这么做。我知道自己正在把她推向痛苦的回忆。

桑迪站了起来，抓过一只填充兔子，拎着它的耳朵，用蜡笔在它的脖子上画着。在她这么画的同时，嘴里不断重复着说，"这是为你好，小家伙。"一遍又一遍地重复——就像是录音卡住了一样。

她把兔子扔在地板上，跑向暖气管，一次次地爬上又跳下。我警告她小心点，可是她置若罔闻。我担心她会伤到自己，就站起来逮住她。她被我拥入怀中。我们一起坐了好几分钟。她发狂的呼吸渐渐缓慢下来，几乎要停止了。

接着，她用一种缓慢的、呆板而单调的声音向我讲述了当晚发生的事情。

她妈妈的一个熟人来到她们住的公寓。这个人按响了门铃，妈妈让这个人进了屋。"妈妈在大声尖叫，这个坏人在伤害她，"桑迪说道，"我应当杀了他！"

"我从自己的屋里跑出来时，妈妈已经睡着了，然后他就开始拿刀划我，"她继续说，"这个男人说'这是为你好，小家伙'。"

凶手在桑迪的喉咙上割了两刀。她立刻昏了过去。后来，她恢复了意识，想要把妈妈"叫醒"。她从冰箱里取出牛奶，当她喝了一些后便吐起来。牛奶从她喉咙伤口的裂缝处流了出来。她还想给妈妈喂些牛奶，但"她不渴"，桑迪这样告诉我。在其他人到达公寓之前，桑迪在屋里待了11个小时。一个亲戚，因为担心桑迪的妈妈没有接电话而顺道过来看看，才发现了这恐怖的犯罪现场。

会面结束后，我坚信出庭作证会毁了桑迪。她需要帮助，而且，如果一定要出庭作证的话，应该有更多的时间来准备。事实证明，斯坦做得很好，他把审判的时间推后了。"你会对桑迪进行治疗吗？"斯坦问我。当然会了。我不会说不的。

在那次会面中，桑迪烙在我脑海中的样子实在是令人震惊：一个3岁大的孩子，喉咙被割开，哭泣着，想要安慰妈妈，也想要从妈妈那里寻找到安慰，但妈妈不过是一具被绑住双脚的裸体，流着血，最后变成了冰凉的尸体。她当时的感觉是多么地无助、困惑、惊恐啊！她所表现出的症状——她的"解离状态"，她对我问题的逃避，她的躲藏，她对特定事物的害怕——都不过是她大脑所建立起来的防御，想让自己的创伤无所遁形罢了。理解这些防御，对帮助她和像她这样的孩子将起到至关重要的作用。

我们出生后，或者甚至还在母体时，每时每刻，大脑都在处理从感官传输来的永不间断的信号。视觉、声音、触觉、嗅觉、味觉——所有这些未经加工的感官数据都会将各种感觉传递到大脑的低等部分，然后会在多个层面上被加以分类，会和此前大脑中已有的模式进行对比，最后，如果有必要的话，就会变成行动的依据。

很多时候，输入信号的模式是反复重复的，既熟悉又安全，以至于和这一模式相契合的记忆模板变得根深蒂固，大脑也基本上会对此加以忽略。这是一种包容的形式，我们称之为习惯化。

在普通的情形下，我们会忽略自己熟悉的模式，正是因为这样，我们才会遗忘人生中的，比如花在像那些刷牙穿衣之类的事情上的大量时间。

但如果熟悉的模板跳出了常见的情形，我们就会记忆深刻。比如，假设你自己正在外野营度假，当你正在刷牙时太阳冉冉升起。这美妙的一刻是如此动人心魄，你会因为这独特的一刻而将其铭记于心。情感是环境最有力的标记。在这个例子中，日出所带来的欣喜和愉悦并不是"刷牙"的记忆模板里常见的情况，所以整个事件就会变得格外生动、难以忘怀。

同样的，如果你在刷牙的时候碰到地震，家园被摧毁，那么这些事件在你的脑海中也会永远有联系，会被一同回忆起。负面的情感通常会比积极的情感让人对事件更加记忆深刻，这是因为回忆起那些有威胁性的事件——有可能的话在将来避免这些事情发生——通常对我们的生存是至关重要的。例如，某只老鼠在有过一次可怕经历之后如果还没有学会如何避开猫的气味，那么这只老鼠很有可能不会产下太多的后代。但是，这样的联系也有可能会导致和创伤相关的症状。对一个在刷牙时遇到地震，周围房屋倒塌的幸存者来说，光是看到牙刷都有可能引起全方位的恐慌。

在桑迪的案例中，牛奶曾经和喂养以及食物相联系，现在却变成了会从喉咙里流出来的东西，变成了妈妈死了躺在地上"不想要"的东西。银制品现在不再是用来吃食物的器具，而是和杀戮、残害以及恐怖有关。至于门铃——那么，已经成了所有事件的起点：门铃声响起，宣告着杀手现身。

对她而言，这些平常而普通的物件已经变成引发她陷入到持续恐慌中的提示。这样的现象当然会让她的养父母以及老师们困惑，他们并不知道在她身上发生过的这些细节，因而常常也就无从得知该如何改善她的怪异行为了。他们无法理解为何上一刻还甜蜜听话的她，转眼就变得冲动、挑衅而具有攻击性。成年人无法辨明究竟是何事件或是什么作用使得这些情绪爆发出来。但是这些看起来无法预测的行为和其本质完全说明了一切。她的大脑想要在以前所学习到的一切知识的基础上保护她不受伤害。

大脑总是会把现在输入的模式与之前储存的模板和联系加以对比。这个匹配的过程首先在大脑中最低级和最简单的部分发生，你可能还记得这个部分，即对产生的威胁作出反应的神经系统。由于信息是从处理的第一阶段逐渐上升的，大脑就有机会对所有信息进行更复杂的思考和整合。但首先大脑要知道的是：这个输入的信息是否暗含着危险？

如果是熟悉的体验，被大脑认为是安全的，那么压力系统就不会被激活。但如果输入的信息是陌生的、新的或是奇特的，那么大脑立刻就会产生压力反应。至于在多大程度上压力会得到激活则取决于当时的情形有多危险。要知道，我们大脑的默认值是怀疑，而不是接受。至少，在面对某个新的、未知的行为模式时，我们会变得更加警觉。此时大脑的目的就是要获取更多信息，审视环境，判断可能会有多大的危险。因为在遭遇到其他同类时，人类自身往往就是最致命的敌人，所以我们总是会密切关注表示出威胁的非言语信号，例如声调、面部表情和肢体语言等。

随着进一步的评估，我们的大脑也许会辨明，这种新的激活模式也是我们所熟悉的东西，只不过与周围的环境不相匹配罢了。例如，你正在图书馆里读书，某人将一本厚书扔在桌上，发出的巨大噪声一定会使你立即停下阅读。你的觉醒反馈立刻被激活，去关注声音的来源，把这声音归类为安全、熟悉的事物——或许是讨人厌的事物，但没什么好担心的。而另一方面，如果你在图书馆听到嘈杂的噪声，转身看时却发现周围的人都显得很警觉，然后再看到一个带枪的男人，那么你的大脑就会从觉醒到警觉，然后有可能陷入到极度的恐惧中。假设在几分钟之内，你知道这不过是一些学生的恶作剧，你的大脑又会慢慢从持续的警觉状态回归到平静状态。

恐惧反应是有等级之分的，由大脑所观察到的威胁状态来决定。当你变得越来越害怕时，大脑中的威胁系统就会继续整合输入的信息，并协调全身的反应以保证你的性命安全。为了这样的目的，一整套令人震惊的交互神经以及荷尔蒙系统就会共同协作，以保证大脑和身体的其他部分能采取正确行动。首先，大脑会关闭前额皮质中的絮语，使你不去思考无关的事物。然后，大脑会通过大脑边缘系统中的"社交信号解读"系统发挥作用，专注于你周围出现的信号，以决定什么东西会保护你，什么会威胁到你。你的心跳速度也会加快，以便将血液传输到肌肉，供你抗争或逃跑。肌肉伸缩也得到了增加，而像饥饿这一类的感觉会被放到一边。你的大脑会通过若干种方式来做好保护你的准备。

当你冷静时，仅仅依靠大脑皮层来生活是非常容易的，你可以用大脑中这个最高级的部分来做抽象的沉思，作出计划，梦想未来，进行阅读。但如果有什么吸引了我们的注意力或是干扰了我们的思维，我们就会变得更警觉和实际，会将大脑活动的平衡转移到皮质下区域，以强化我们的感觉，来辨明威胁的事物。然后，当我们从警觉的状态发展成恐惧时，我们就必须依赖大脑中低等和更快速的区域来作出反应了。例如，在陷入恐慌时，我们的反应是条件反射式的，而并不是有意识的控制。恐惧会让我们噤声，这样的特点会使得我们在短时间内作出反应，帮助我们活下来。但如果恐惧总是持续的话，也会造成适应不良；威胁系统会被激活，让我们一直保持在这样的状态下。这样"超觉醒"的反应可以用来解释桑迪的许多症状。

但这并不能解释所有现象。大脑对威胁并非只有一套适应形式。在桑迪的案例中，她太小太无力，而所经历的威胁又是那么不可抗拒，她无力抗争，也无法逃避。如果她的大脑要作出心跳加速的反应或是肌肉准备好要采取行动的话，只会让她在受伤的情况下更有可能流血致死。让人惊叹的是，我们的大脑在这样的情形下也有一套适应系统，这就可以解释与创伤相联系另外一种重要的症状，即"解离"反应。

解离是一种非常原始的反应：最初的生命形式（以及高等生物的幼仔）很少能够凭借一己之力来对抗严酷的环境。那么，它们在受到攻击或是受伤的时候，唯一有可能的反应就是蜷曲起身子，让自己尽可能地看起来更小，哭喊着寻求帮助或是期望出现奇迹。这样的反应似乎是由位于脑干及其附近边缘的最原始的大脑系统所驱动。对婴儿和小孩子来说，无力反抗或逃避的话，对极端的压力出现解离的反应也就不足为奇了。而且这样的现象在女性中比在男性中更普遍，如果时期持续长的话，解离与创伤后压力症状的高频出现紧密相关。

在解离过程中，大脑让身体准备好接受伤害。血液从四肢被分流走，心跳减慢，以减少血液从伤口中流失过多。大量的内源性阿片肽（大脑中天生的类似海洛因的物质）被释放出来，可以消除疼痛，保持冷静，还能与正在发生的事情保持心理上的距离感。

和超警觉反应一样，解离反应也是可以分级的，而且持续出现。普通的症状如白日梦和睡眠中断以及失眠等，都是轻微解离的表现，也会出现像被催眠一样神情恍惚的症状。但是，在极端的解离体验中，人会变得完全专注于自身的世界中，与现实完全脱离。大脑中掌管思维的区域会从计划行动转为关注残忍的生存。身在其中的人会感觉到时间变慢了，所发生的一切都好像不是"真的"。呼吸也变缓了，感觉不到痛苦甚至恐惧。人们常常会感到没有情感和麻木，看着发生在自己身上的事情就好像是在看电影中的某个人物一样。

但是，在大多数的创伤体验中，出现的并不只是某一种反应，而是两种主要的症状。的确，在很多情况下，在创伤事件中出现的轻度解离会调节过激反应的强度和持续时间。例如，在格斗中变得"麻木"和没有情感的能力就能让士兵在没有痛苦的情况下继续战斗。但是在一些案例中某种模式会起到主导作用。如果这些模式因为创伤的强度、持续时间等因素被长期地反复激活，那么在对各种反应作出调节的神经系统中就会出现"使用依赖"的改变。结果就是，这些系统变得过分活跃和敏感，在创伤事件结束很久之后还会导致许多情绪上、行为上，以及认知上的问题。

我们现在已经明白，许多创伤后的精神症状事实上是和对创伤记忆作出解离或过激反应相关的。这些反应能够帮助人们在眼下的创伤中存活下来，但如果反应一直持续下去的话，就会给今后生活的其他方面带来严重的问题。

我在诊疗中心的男孩子们身上所观察到的例子能够很好地说明与创伤相关联的问题。创伤所带来的影响——以及对其症状常出现的误解——都说明了这样一个事实：几乎他们中的每一个人都被诊断为有注意力和行为问题。不幸的是，在教室这样的环境中，解离和过激反应被看成注意力缺陷障碍、多动症或是对立违抗性障碍。解离的儿童的确表现出很明显的注意力不集中：他们看起来就好像是在做白日梦，或是与环境"疏离"，而不是专注于学校作业，而且他们也的确对周围的世界封闭自己。有过激反应的年轻人看起来会出现多动症或是注意力缺乏的症状，是因为他们关注的重点在老师的讲话语调或是他人的肢体语言上，而非课业内容。

当孩子们受到刺激而回忆起以前遭遇过的创伤时，所引发的抗争和逃离的反应会导致其挑衅以及冲动的行为，这些行为也可能会以对抗或是截然相反的形式表现出来，当遭遇压力时，身体会出现"僵住了"的状态——突然之间动弹不得，就像是被车前灯照到的小鹿一样，这样的行为通常会被老师们误读成挑衅式的拒绝。当出现这样的状况时，孩子们其实不过是对命令无法作出反应罢了。虽然并不是所有的注意力缺陷障碍、多动症以及对立违抗性障碍都与创伤有关，但导致出现这些症状的都很有可能与创伤有联系，而非其他因素。

我第一次对桑迪进行治疗是在一间教堂的休息厅里。她仍然处在证人保护中，要防范嫌疑人的同伙——那些由于没有直接参与犯罪，所以没有被拘押的人。于是我们就在一个非常规的时间里，在一个不同寻常的地方见面了。通常我们都是周日在教堂会面。她和养父母一起来的。我向他们打招呼。桑迪认出了我，但脸上没有笑容。

我带着她的养母到了一个准备进行治疗的房间，一个学龄前教室。然后，我拿出一些蜡笔和纸张，坐在地板上开始涂色。过了一两分钟，桑迪走过来了，也和我一起坐在地上。我抬起头来看着她的养母说："桑迪，莎莉女士在我们玩耍的时候要去教堂，可以吗？"

桑迪没有抬头，而是说："好的。"

我们坐在地板上沉默地涂着颜色。大约有 10 分钟的时间，就像是我们头次见面的情形一样。接着，事情就有了变化。桑迪停下了手中的涂色。她从我手中拿走蜡笔，用力地拉扯我的手臂和肩膀，要我趴在地上。

"这是什么游戏？"我用欢快的声音问她。

"别，别说话。"她说。她非常严肃，语带命令。她让我弯曲双膝，将手背在背后，就好像是腿被捆住的姿势。接着，场景重现就开始了。在接下来的 40 分钟里，她在教室里走来走去，嘴里念念有词，但我只听清楚了其中部分内容。

"这个东西好，你可以吃。"她说着，拿着塑料蔬菜走向我，掰开我的嘴，假装喂我的样子。然后，她又拿来一条毯子给我盖上。在第一次治疗过程中，她接近我，躺在我身旁，晃动我，掰开我的嘴和眼睛，然后又离开我，在房间里找东西，几乎每次回来时都拿着一个玩具或是别的什么物件。她没有重演自己受到袭击的场景，在接下来的时间里，我都在配合她，但她的确没有完全将事件重现出来，不过她也不断地在屋里走来走去时说："这是为你好，小家伙。"

在她这么做的时候，我必须得严格按照她想要的方式来：不要说话，不要动，不要插手，也不要停下来。她在重现场景时，需要处于完全掌控的状态。我开始意识到，这样的掌控将会是帮助她恢复的关键所在。

毕竟，创伤体验中的决定因素之一就是完全失控和感受到强烈的无力感，特别是那种非常严重的创伤，让人出现解离症状的原因在于实在是没有别的办法可以逃避了。那么，重新获得控制感是应对创伤压力的一个重要因素。这可以从一个经典研究中得到鲜明的证实，该现象叫作"学会无助"。马丁·塞林格曼和他在宾夕法尼亚大学的同事设计了一个实验范例，在实验中，两只动物（该例子里是两只老鼠）被分别关在两个相邻的笼子中。在其中一个笼子里，每次老鼠要获得食物都需要按下一根杠杆，但同时要先接受一次电击。这对老鼠来说当然是非常有压力的，但经过一段时间之后，老鼠意识到在电击之后都会有食物，自然也就通过调整而觉得可以容忍了。老鼠意识到唯一受到电击的时候就是当其按下杠杆的时候，因此它可以对整个情形有些控制。正如我们所讨论的一样，经过一段时间，某种可以预见且可以控制的压力事实上会使得系统中的"压力"减轻，同时容忍度增加。

但在另一个笼子中，虽然老鼠也能像第一个笼子里的那样通过按下杠杆来获取食物，但这只老鼠也会因为另外那只老鼠按下杠杆而被电击。换句话说，第二只老鼠并不知道什么时候会被电击，对整个情形无法控制。于是这只老鼠对压力变得敏感，无法适应。在两只老鼠身上都能观察到其大脑中压力系统的改变：在能控制压力的老鼠身上看到的是健康的改变，而在另一只身上看到的则是退化和失调。那些无法控制电击的动物身上通常会出现溃烂，体重减轻和免疫系统受损，这些实际上又会使得它们更容易受到疾病袭击。令人感到难过的是，即使情况有所转变，动物能够对电击作出控制，但由于长期处于无法控制的状态，它们已经变得异常害怕，不敢在笼中探索出自救的方法。在那些变得抑郁的人类身上同样可以看到这样士气消沉、听天由命的状态，越来越多的研究表明，出现抑郁的风险与人们在童年时期所经历的不可掌控的压力事件的数量有关。所以创伤后应激障碍经常和抑郁同时出现，就一点儿也不奇怪了。

由于控制与习惯化，缺乏控制与敏感化之间所具有的联系，要使受害者从创伤中恢复的话，就需要让其回归到可预见和安全的环境中去。我们的大脑会很自然地迫使其对创伤赋予意义，以便我们能够容忍，使我们在心理上将完全无助的创伤体验转化为某种可以掌控的场景。

这就是为什么桑迪会重现当时场景的原因了。她控制着我们之间的互动过程，通过这样的方式在整个疗程中逐渐"消解"自己的压力。就好像是医生会通过确定合适的剂量来使药物达到预期的效果，而不是产生副作用一样，桑迪也在这重现的游戏中调节自己对压力的接受程度。她的大脑推动她创造出更容易接受的压力模式——一个她更能预期的体验，以使自己能加以掌控，并可以将其置之脑后。她的大脑正通过重现的方式，试图将创伤变成某种可以预见，并最终有望变得枯燥无味的东西。而固定模式和重复正是其中的要点。固定的、反复的刺激会导致容忍力的增强，而混乱、无序的信号却导致敏感化。

为了恢复平衡的状态，大脑会尽力平复我们敏感的、与创伤相关的记忆，方法就是让我们"小剂量"地、重复地回忆。目的就是要让敏感的系统发展出容忍力，而且这样的方法在很多时候都是奏效的。在经历了沮丧或创伤性的事件之后，我们会产生这些不可控制的想法：我们会不断地想起发生过的事情，会梦到它，会在我们不希望想起的时候不由自主地想到它，我们一遍遍地向朋友以及亲近的人讲述发生过的事情。而孩子们却会在游戏中、绘画里，以及日常的交往中将事件重现。然而，体验越是强烈和无法抗拒，就越难把这些和创伤相关的记忆变得"不那么敏感"。

在她和我的重现游戏中，桑迪试图去尽力接纳自己糟糕的创伤记忆。她掌控着重现的过程，这样的掌控能使她调节自己的悲伤程度。如果悲伤太过强烈，她就会重新执导游戏，这也是经常出现的状况。虽然我需要细节来对事件进行评估，但我并不想干扰这样的进程，或是敦促她在第一次就回忆起所有的东西。

在我们共同努力的头几个月里，每次会面的开头都没有差别：静默无声。她会拉着我的手，将我带到屋子中央，将我推倒，并用手势示意。我会躺下来，身体蜷曲，好像是脚被捆住的姿势。她就会在屋里到处翻看，又不时地走回到我面前。最后她都会走过来背靠着我躺下。嘴里开始哼着宁静的调子，并轻轻摆动着身体。我知道这时最好不要讲话，或是改变姿势。我让她控制着这一切。这样的场景真是令人心碎。

创伤儿童的反应常常被人们误读。这样的情形有时也会发生在桑迪所在的寄养中心里。因为新环境自然会产生压力，而受过创伤的年轻人又通常来自混乱和意外随时发生的家庭，所以他们就有可能会对安静和安全的环境感到害怕。他们就会尽力让状况恢复到不可避免的混乱中去，他们表现得具有攻击性就是为了让事情变得熟悉或可预知。因此，寄养中心的"蜜月期"就会在孩子们的对抗行为和破坏行为中结束了，因为孩子们想要创造自己所熟悉的充斥着大人们尖叫以及严厉惩罚的环境。和所有的人一样，他们在自己所"熟悉"的环境里也会觉得更加舒服。正如一位家庭医师在其名言中所说的那样，我们总是更喜欢"确定的痛苦"而不是"不确定的痛苦"。如果孩子们的监护人误读了这些对创伤的反应的话，常常就造成了严重的后果。

幸运的是，在这个案例中，我能够指导那些一起为桑迪工作的人，告知他们可能会出现何种状况，又该如何回应。但是到目前为止，在治疗之外，桑迪仍然会在睡眠中表现出焦虑和其他的行为问题。她的静息心率超过了 120，对她这个年纪的女孩子而言实在是太高了。虽然在她身上偶尔也会出现颇具含义的解离行为，但却更有可能表现出"游离"和过分警觉的状态——同样的，在诊疗中心的一些男孩子身上我也观察到了类似的状况。我与桑迪的寄养家庭，负责该案例的工作成员，以及斯坦一起讨论了药物可乐宁会带来的积极效果。他们都同意可以试试看，确实，桑迪的睡眠状况很快就得到了改善，而出现崩溃的频率、强度以及持续时间都有所减少。在家里，以及学前班里，桑迪开始表现得更加适应环境，更愿意接受教导。

我们的诊疗也继续着。经过十几次之后，桑迪开始想要我改变躺在地上的姿势。不再是捆住腿的姿势，现在我可以侧躺着。接下来又是同样的例行程序。她在房间里探寻着，又总是回到我身边，给我拿来她找到的东西。她还是会掰开我的嘴，像是要喂我吃东西。然后她又会躺在我身旁，晃动着，哼唱着不成段的调子，有时又好像是吓到了一样突然停住。而有时，她又会哭起来。在这个阶段里，通常有 40 分钟左右的时间，我都会保持沉默。

随着时间的推移，渐渐地，桑迪的重现内容有了改变。自言自语以及在房间里探寻的时间渐渐变少，而摇晃身体以及哼唱的时间越来越多。最后，让我在屋子中间的地板上躺了几个月之后，她拉着我的手，让我坐进一个摇椅中。她走到书架前取下一本书，然后坐在我的膝盖上。"给我读个故事吧，"她这样说道。当我开始读书时，她又说"晃摇椅"。于是，桑迪坐在我的腿上，我们一起摇着摇椅，一起读书。

这并不是治愈的良方，但绝对是个好开头。虽然她还要经历一场可怕的监护大战，她的生父、外婆，以及现在的寄养家庭都在争夺对她的监护权，但我很高兴地说，桑迪最终表现得很好。她的进步非常缓慢，但是很稳定，特别表现在监护案的判决有利于寄养家庭之后，毕竟她曾在这个家里度过了自己剩下的童年时光。有时她也会出现反复，但大多数时候都做得非常棒。她和别人交朋友，学业上取得了好成绩，在与他人互动时表现得非常友善和有教养。在过去的这么多年里，我都没有关于她的任何消息。但最近我却常常想起桑迪，想起她和我一起努力时教会我的一切。写到这里，我很乐意告诉大家，我最近收到了关于桑迪的最新消息。她一切都很好。因为其案子的缘故，我不能透露更多的信息。但绝对可以说，她现在的生活正是我们所希望的令人满意和有益的生活。没有什么比这更让我感到欣慰的了。

第三章
登天之梯

　　大卫教派的信徒在得克萨斯州韦科镇的庄园过着与世隔绝的生活。然而，对庄园里的孩子来说，这就像一个充满恐惧的炼狱。就算是婴儿也无法幸免。邪教领袖大卫·考雷什认为，如果婴儿们将来想要待在"光明之地"的话，就应该通过严格的身体训练来阻断婴儿的意愿——其中有些婴儿才只有8个月大而已。考雷什非常多变：一会儿表现得友善、体贴、慈爱，下一秒钟却又变成了一个狂暴的先知。他的暴怒总是无法避免，而且难以预见。大卫教的成员们，也被称为卡梅尔山宗教团体成员，对大卫的情绪异常敏感，因为他们总是想要讨得大卫的欢心，可还是常被他的怒火烧得体无完肤。

　　考雷什凭借着其多变的脾气和令人恐惧的愤怒，用毫无规律的方式成功地对其信徒施以极端的威胁，并间杂着慈善和特别的关爱，使得他的信众无法反抗。他使用铁腕手段，控制了营地生活中的每一个方面。他将丈夫与妻子、孩子与父母、朋友与朋友分开，摧毁任何可能会挑战到其地位的关系，以保证自己是每个人生活中最重要和最强大的力量。每个人的爱都汇聚到他身上，就像是轮辐都连接到轮子的中心一样。考雷什就是所有真知、智慧、爱和权利的来源。如果上帝不在地球上的话，他就是通往上帝的道路。

他也是带来恐惧的上帝。孩子们（有时也会有成年人）总是会担心受到体罚，或是担心因打翻牛奶一类的小错误而被当众羞辱。体罚常常会伴以用木板将人打得皮开肉绽，这样的木板被称作"助手"。大卫营里的孩子们也害怕饥饿：那些"表现不好"的会被罚数天不能吃饭或是只能吃单一的饮食，如只有面包和土豆。有时，孩子们还会被整夜地单独隔离开来。而对女孩来说，必须知道自己最终会成为"大卫的新娘"。女孩在10岁就要同意通过一种独特的性虐待方式成为考雷什的性伴侣。一位在大卫营里待过的成员说，考雷什有一次曾经兴奋地把自己侵犯的青春前期女孩的心跳和那些被猎捕的动物的心跳作对比。

考雷什不断用恐惧为教徒洗脑，尤其要他们害怕"巴比伦人"的入侵。他口中的"巴比伦人"就是庄园以外的人、政府工作人员、非信徒。考雷什四处宣讲，并时刻准备着让自己的组织迎接"最后一战"。大卫教的成员，包括儿童，都做好了准备，要迎接即将到来的世界末日（因此大卫将其营地也称作"天启牧场"）。这些准备工作包括军事操练，睡眠中断，一对一的搏斗。如果孩子们不愿意加入，或是在战斗训练中表现得不够凶狠，就会受到羞辱，有时甚至是毒打。即便是年龄最小的成员也要学会如何使用武器。他们要学习如何使用轻武器来实现最致命的自杀技巧，还被告知如果被"巴比伦人"抓住时，要找到口腔后部的"致命点"。教化的基本原理就是：那些"异教徒"最终会杀掉他们每一个人。但是，经过这场末日大战之后，所有的成员都可以和自己的家人在天堂相会，而考雷什——上帝——则会降临地球，打击他的敌人。

我于1992年来到得克萨斯州，成为休斯敦的贝勒医学院（BCM）精神病学系的研究副主席。我也兼任得克萨斯州儿童医院（TCH）的精神病主治医师，以及休斯敦退役军人医学中心（VAMC）的主任。与蒂娜、桑迪、诊疗中心的男孩们以及像他们一样的孩子所相处的经历让我确信：其实我们对创伤及其在孩子们心理健康上所产生的影响并不太了解。我们并不知道创伤是如何在发展过程中使得特定的孩子产生出特定问题的。没有人能够说清楚为何有人可以从创伤中恢复过来，似乎毫发无损，而有些人却表现出了严重的精神疾病以及行为问题。也没有人知道像创伤后应激障碍这一类的毁灭性症状来源于何处，以及为何有些孩子会表现出，例如解离的症状，而另一些则主要表现为过分警觉。看来，要找到问题的答案，唯一的办法就是在发生创伤事件之后立即对这类儿童进行研究。可不幸的是，孩子们并不是立刻就找到我们，而通常都是在遭受创伤后很多年才到我们这里来寻求帮助。

为了解决这个问题，我与 BCM、TCH、VAMC 三家机构一起合作，成立了"即时反应"创伤评估团队。我们希望，通过帮助那些遭受过剧烈创伤的孩子，如枪击、车祸、自然灾害和其他生命威胁的孩子们，可以知道在经历过创伤后孩子们立刻会有什么反应，以及这些反应与他们最终表现出的症状有何联系。韦科的孩子们就是最好的研究范例。

1993 年 2 月 28 日，这些所谓的"巴比伦人"以烟酒火器管理局（BATF）工作人员的身份来到大卫教的营地，以违反火器条例罪拘捕大卫·考雷什。大卫拒死不从。4 个烟酒火器管理局的工作人员和至少 6 名大卫教的成员在接下来的冲突中死亡。FBI 和人质谈判小组在接下来的 3 天里试图解救在营地里的 21 名儿童。当时我的团队就被派去那里支援，我们还满心认为自己会帮助到从营地里出来的第一批孩子。当时谁都没有料到其实我们根本就没有机会见到大卫教其余的孩子们了。这场围攻很快就在 4 月 19 日以一场比灾难更可怕的形式结束了，有 80 名成员（其中包括 23 名孩子）死于可怕的大火中。

我第一次听到的关于对大卫教营地的搜捕信息和其他大多数人听到的没什么不同：都是从电视新闻中得知。几乎就在同时，新闻记者们开始给我打电话询问这样的搜捕可能会对孩子们造成什么影响。当我被问到要做些什么才能帮助那些从营地中撤离出来的孩子时，我几乎不假思索地就回答说，在这样情形下的孩子们肯定是会受到恰当看护的。

但就在我脱口而出这样的话之后，我又意识到自己所说的可能未必能实现。政府机构——尤其是长期以来缺少资金又超负荷运转的儿童保护服务部（CPS）——很少有具体的措施来处置突然激增的儿童。而且，在联邦、各州以及当地组织之间的各项命令也涉及法律的实施，儿童保护服务部在出现不寻常和变化剧烈的危机时，常常也角色不清，比如像这次韦科的对抗局面。

对这件事情我越是思考得多，就越有冲动想知道我们一直以来培养的创伤评估团队是否能够对儿童创伤作出专业的评估和帮助。我认为我们能够为那些和孩子们共事的人提供一些基本信息，能够通过电话咨询来帮助他们解决具体问题，为他们能更好地了解局势而提供帮助。我和好几个机构联系，却没有人能告诉我哪个部门在"负责"。最后我联系了政府办公室。过了几个小时，我接到儿童保护服务部办公室的电话，通知我去韦科提供咨询服务，我认为这可能是这辈子唯一的一次机会。那天下午的会面变成了接下来六个星期里我遇到的最棘手的案子之一。

当我到达韦科时，现场一片混乱，官方机构对危机的反应以及对孩子们的照看都显得手忙脚乱。在头几天里，孩子们被解救出来之后，都坐上了一辆大得像坦克一样的车子，被带离了营地。不论什么时间被解救出来，白天或是晚上，FBI和得克萨斯州的巡警会立刻对他们进行询问，一问就长达好几个小时。FBI也是出于好意，他们希望尽快地掌握信息，好恢复大农场的秩序，让更多的人安全出来，所以需要证人的陈述。得克萨斯州的巡警要为将来的法庭审判搜集证据，才能指控那些涉嫌枪击烟酒火器管理局工作人员的嫌疑人。但他们都没有想到，孩子们所经历的是多么致命的打击，从自己的父母身边被带走，看到自己的家园遭受毁灭性的打击之后又被装进大卡车里，送到军备司令部，然后有若干全副武装的陌生男人向他们做长时间的侦讯。孩子们怎么受得了！

在第一次突击之后将大卫教的孩子们集中在一块儿，这纯粹是偶然的运气，本来得克萨斯州的儿童保护服务部计划将他们送到不同的寄养家庭，但却无法在短时间内为所有的孩子找到足够的家庭。结果在这个案例中，让孩子们待在一块儿却成了最有效的治疗手段之一：这些孩子彼此都需要对方。在遭遇过之前那些经历之后，如果又再把他们同自己的同伴或自己的兄弟姐妹分开的话，只会增加他们的焦虑情绪。

孩子们没有被送到寄养家庭里，而是集中在一个挺舒服、有点像校园的环境里——韦科的卫理福利院。在那里，他们住在一座大农舍里，起初由两名得克萨斯州武装巡警负责看护。有两对住家夫妇轮流照看他们，也就是"生活妈妈"和"生活爸爸"。虽然当地想要尽力为孩子们提供心理健康的意图非常好，但不幸的是，效果并不明显。得克萨斯州已经从其繁忙的公共系统中吸纳了不少专业人才，其基本做法就是依靠任何愿意抽出时间帮助的爱心人士。结果，不论从时间上，还是从持续程度看，这些旨在改善心理健康的探访变得非常随意，孩子们也因为和更多的陌生人会面而变得更加困惑。

最初，这所农舍里的氛围是非常混乱的。来自各类法律机构的官员们会在任何时候出现，不管是白天还是晚上，他们会对某个女孩或男孩进行访谈。孩子们的白天没有什么固定的日程安排，对所要见到的人也没有什么规律可言。而在当时，我对创伤儿童唯一可以确信的事情就是：他们需要同来帮助他们的人们建立起可以预见的、有规律的、有控制感的和稳固的关系。这一点对大卫教的孩子们更加重要：他们来自一个长期处于警戒状态的地方，这样的状态是随时都会引发灾难的。

在我和该案例的主要涉及机构会面的第一个下午，我将自己的建议归纳为：给孩子们创造出持续、固定和熟悉的环境。这就意味着要建立次序，划分清晰的界限，改善多个机构同时和孩子们交流的状况，还要对来探视的心理健康工作者加以限制，只有那些能常来的人才可以看望孩子们。我还建议只有警察系统和 FBI 里受过专门与儿童交谈等相关训练的人才能与孩子们进行法律会面。在会面结束后，儿童保护服务部的人问我是否愿意领导这次配合行动。后来，当天又和 FBI 的专家们会面，他们也问我是否可以亲自做法律会面的工作。当时我们都认为这场危机会在数天内结束，于是我答应了下来。我认为在帮助到孩子们的同时，这也是一次难得的学习机会。于是我驱车前往农舍，在那里我遇到了一群令我难忘的年轻人。

当我抵达时，一名站在门口的巡警将我拦住。他非常高大，戴着威严感十足的帽子，是典型的得克萨斯州执法者的形象。而我这个穿着牛仔裤，蓄着长发，自称是来帮助孩子们的精神科医师却没有给他留下什么深刻印象。即便在确认我的身份的确是佩里医生之后，他还告诉我说我看起来不像个医生，并声称："这些孩子才不需要什么神经病医生呢。他们需要的就是关爱，最好能赶快离开这里。"

在事件后来的发展中，这位巡警成了孩子们待在农舍的那几个星期里接受治疗时最正面和最有帮助的角色。他性格平和，对孩子们非常友善，好像天生就知道该如何安慰孩子，而不是干扰他们。但当时他却妨碍了我的工作。于是我对他说道："好吧，我告诉你我为什么来这里。你知道怎么测脉动吗？"我让他注意旁边躺椅上一个熟睡的小女孩。我告诉他，如果小女孩的脉动在 100 以下，我立马就打道回府。正常情况下，这个年纪的孩子在休息时心跳速率应该是 70 ~ 90 次 / 分钟。

他俯下身去，轻轻拿起小女孩的手腕，才不过一会儿，他的脸上就充满了焦虑。"快去叫医生！"他说道。

"我就是医生！"我回答他说。

"不，我说的是真正的医生，"他说，"孩子的脉动达到了 160 ！"

我向他保证精神科医师也是受过标准医学训练的，然后又开始给他说明创伤对儿童所造成的心理影响。在眼下的例子中，心跳过速很有可能说明这个小女孩的压力反应系统长期处于应激状态。这位巡警明白心理学中关于抗争或逃避反应的基本内容，因为几乎每一位执法官员对此都有过最直接的感受。我注意到在压力事件发生时，涌入大脑的荷尔蒙和神经递质（肾上腺素和去甲肾上腺素）会调节心跳速率，由于对压力作出反应时心跳速率会有所变化，所以了解心跳速率是很有意义的。凭借着与其他创伤儿童打交道的工作经验，我知道即便是在创伤过后数月甚至数年内，许多孩子仍然会表现出过激的压力反应。所以我敢肯定在经历了这么激烈的体验之后不久，这个小女孩的心跳一定还会非常剧烈。

巡警终于让我进门了。

在 2 月围捕之后的头三天，大卫教的孩子们每次都会被小规模地释放出来，一次两个或四个，年龄从 5 个月到 12 岁不等。大多数在 4 岁到 11 岁。他们来自 10 个不同的家庭，21 人中有 17 个都会至少和一个自己的手足同时被释放出来。虽然有些大卫教以前的成员提出质疑说教派中的孩子们受到虐待的报道失实（虽然我自己也错误地引用过新闻的报道，说明自己不相信孩子们受到虐待），但毫无疑问，孩子们受到了深深的伤害，这样的伤害肯定来自营地所受到的袭击，但也肯定来自他们以前的生活。

有个被释放的小女孩身上别着一张便条，上面告知接手的亲戚，其母亲可能已经不在人世了。而另外一个小女孩的母亲却在将她交给 FBI 的工作人员时，给了她一个吻，然后说："这些就是要杀死我们的人，我们在天堂见。"在大卫教营地被焚烧之前很久，那些被释放出来的小孩在我们看来就好像是父母早已经死了一样（至少其中一个孩子在离开营地时父母还活着）。事实上，在我第一次遇到孩子们的时候，他们正坐在那儿吃午餐。当我走进房间时，其中一个年纪较小的孩子抬起头来，冷静地问我："你是到这里来杀死我们的吗？"

这些孩子丝毫没有感觉到自己刚刚被解救出来。相反的，因为之前所了解的关于外界的知识以及所遭受到的暴力，让他们觉得自己好像是囚犯。现在他们对我们的害怕远远甚于在家里所感受到的害怕，这倒不是因为他们在瞬间失去了家庭与自己熟悉的环境，而是因为考雷什所说的关于袭击的预言变成了现实。孩子们会觉得，如果那些"异教徒"的确如他所说的到来了，那么他所断言的我们会杀死他们以及他们的家人可能也就是真的了。

我们立刻意识到现在面对的是一群本质上被吓坏了的孩子。我们唯一能帮助到他们的就是去理解恐惧如何影响了他们的大脑，然后对他们的行为加以改变。恐惧是我们人类最基本的情感，这是由我们进化的理论决定的。不知道害怕，我们的祖先就无法存活下来。事实上恐惧是从大脑核心中产生的，通过影响神经系统的化学物质活动的快速波动，进而影响到整个大脑区域和各个区域的运转。其中涉及的一些关键化学成分我们以前已经讨论过了，比如肾上腺素和去甲肾上腺素，但还有一个重要的化学成分，叫作皮质醇。大脑中有两个和恐惧相关的关键区域，一个叫蓝斑，其中大部分的去甲肾上腺素神经元都从这里产生；另一个区域是大脑边缘系统中一块杏仁形状的部分，叫杏仁核。

如前所述，大脑的演变是由内向外的，基本上按照这样的顺序来发展。大脑中最低等、最原始的区域——如脑干——其发展在子宫期和婴儿早期就完成了。接下来是中脑和大脑边缘系统，在3岁时能够充分发展完全。青少年的父母们一定了解，大脑前额叶则是要到青春期晚期才会完全发展完成的，这部分主要掌管计划协调、自我控制和抽象思维，在二十几岁时会出现重大调整。

大脑是逐渐发展的——而且其早年的发展速度异常迅速——这个事实说明特别年幼的孩子很容易受到创伤的持续影响：他们的大脑还处在发展之中。在这个阶段所表现出的对情感和语言的快速掌握也同样不幸地说明他们很容易受到负面经历的影响。正如胎儿在孕期的头三个月里很容易受到某些毒素的伤害一样，孩子们也很容易受到创伤的持续影响，而且在很大程度上由伤害所发生的时间所决定。因此在不同阶段所经历的创伤会造成不同的症状。例如，一个蹒跚学步的小孩无法用语言来描述自己所遭受到的痛苦和反复的性侵害，那么他就很有可能会变得非常讨厌触摸，在亲密关系中会出现更多问题和焦虑。而一个 10 岁左右的小孩如果受到同样的侵害，则很有可能产生出具体的、针对特定事件的恐惧心理，会刻意避开有可能产生伤害的具体地点、人物和行为方式。他的焦虑感会因为不时出现的骚扰而增强或减弱。而且，年纪更大一些的孩子可能还会产生出羞愧和罪恶的感觉——这是由大脑皮层所调节的复杂情绪。这块区域在蹒跚学步的孩子身上还远未发展起来，因此如果虐待发生在早期的话，是不大可能出现这些相关症状的。

然而，不管在什么年纪，只要人们面对让人感到恐慌的情形，大脑都会最先关闭最高级的大脑皮层区。我们就会丧失计划能力，也不会感到饥饿，因为这两种能力都无法帮助我们在眼下保住性命。通常我们都会丧失"思考"的能力，甚至在感受到强烈威胁的时候丧失说话的能力。我们只会作出反应。随着恐惧的延长，大脑会产生慢性的或是长期的改变。大脑的改变是由于长期的恐惧所导致的，特别是早期所感受到的恐惧会带来持续的改变，使人对世界的反应显得更冲动，更有侵略性，考虑欠周到，缺乏同情心。

这是因为大脑系统的改变是遵循着"使用依赖"的原则的，正如我们之前提到过的一样。就像肌肉一样，大脑系统中的压力反应网络所得到的"锻炼"越多，改变也就越多，也就越有可能改变其功能。与此同时，通常用于控制和调节压力的大脑皮层区域就使用得越少，就会变得越来越小，越来越虚弱。让一个人长期置身于恐惧和压力之中，就好像是减弱一辆汽车的刹车力量而增加其引擎动力一样：你改变了能够使"机械"免受失控危害的安全机制。因为"使用依赖"的原则，不同的大脑系统会产生相对力量的变化，就像是在一个人的记忆中对世界的认知一样，也是为了"使用依赖"而形成固定的模式。理解"使用依赖"发展的重要性，这在我们治疗创伤儿童的工作中非常重要，例如那些目睹了"天启农场"被第一次围攻的孩子们。

现在看来，我的工作在这个阶段可能非常奇怪，因为我才发现与亲人之间的联络在治疗过程中是多么重要。我们的团队和其他一些团队观察到，孩子们与家人的关系本质似乎在创伤前后都会在很大程度上影响到孩子们对创伤的反应。如果孩子们的监护人是安全的、熟悉的和有能力的，那么孩子们会更容易从创伤中恢复，通常不会出现对创伤事件的持续负面反应。我们知道，亲属关系所能带来的"创伤缓冲"的效果在某种程度上是必须要由大脑来调节的。

但大脑是如何调节的呢？动物为了保证其种族生生不息，其大脑必须要引导它遵循三个主要指令：首先，必须要保证自身安全；其次，必须要繁衍后代；第三，如果生育有无法独立生活的后代；比如人类，那么就必须要保护和抚养这些后代直到其可以自立为止。即便在人脑中有数万种复杂的功能彼此相连，从这样或那样的方式来看，这些系统最终都会演变到为这三种功能服务。

然而，像我们人类这样的社会生物，这三种基本功能都深深依赖于大脑建立与保持人际关系的能力。没有他人的援助，单个人类是迟钝、虚弱和无力的，无法在自然中长期生存下来。在我们祖先生存发展的世界里，孤独的人是活不长的。只有通过合作，与大家庭里的其他成员共享，生活在团体中，一起狩猎耕种，我们才能够存活下来。所以，在孩童时期，我们就会将那些自己认识的人与安全舒适联系在一起。在安全和熟悉的环境中我们的心跳速率以及血压很正常，我们的压力反应系统也非常平静。

但是在整个历史长河中，有些人虽然是我们最好的朋友，让我们感觉到安全，但另一些人也一直是我们的死对头。最大的掠夺往往发生在不同人群间。因此，那些对人类社交信号进行解读和回应的系统就会与我们的压力反应系统紧密相连。因此，我们就会对他人的表情、姿势和情绪非常敏感。正如我们看到的一样，我们会观察身边的一切来辨别危险以及学会处理压力。在我们的大脑中甚至还有很特别的细胞，不仅在我们改变或是表达情绪的时候开始运转，而且会在我们看到他人这样做的时候有所反应。人类的社交生活就建立在这样一种能力上：对彼此作出"反应"，并对这些"反应"作出回应，并由此产生积极或消极的结果。例如，本来你心情不错地去上班，可是看到老板黑着一张脸，那么你也有可能会感到不舒服。如果一个老师变得生气或沮丧，那么教室里的孩子也有可能会表现不当，这说明老师表达出了强烈的情绪。要让一个受惊的孩子安静下来，首先你就得自己保持镇定。

辨明各种关系的力量以及各种关系信号，对有效的治疗工作，有效的亲子关系、养护关系、教导关系以及其他各种人类的努力都是必不可少的。所以这对于我们开始与大卫教的孩子们相处而言，将会是一个重要的挑战。因为我很快就发现，在本案中想要帮助孩子们的那些儿童保护服务部（CPS）的工作人员、执法官员和心理健康工作者们，无一例外地都处于崩溃、压力过大和警戒的状态。

而且，随着我对考雷什以及大卫教了解的增加，我就愈加感觉到，我们在接近大卫教的孩子时应该把他们当成完全来自异域文化的人；他们的世界观肯定与即将面对的新的监护人格格不入。不幸的是，那些使我们彼此相连的能力也使得我们会合作打败共同的敌人；那些使我们作出爱的壮举的力量也使我们排斥和异化与我们"不一样"的他人，认为他们和我们"不是一伙儿"。这样的宗族意识会带来最强烈的憎恨与暴力。加上孩子们从考雷什那里所受到的教化，我知道他们会把我们看成外来者、异教徒和威胁。我不知道该如何是好。

在韦科的头两天里，我开始单独和每一个孩子面谈，这个工作很棘手。我试图从他们那里得到些有用的信息，以帮助 FBI 的谈判专家化解对峙的局面。在所有被调查的儿童受虐案件中，进行这样的面谈都是非常困难的，因为可以理解的是，孩子们会担心自己让父母陷入到麻烦中。而在本案中，情况就更复杂了，因为大卫教徒们从小受到的教育就让他们相信欺骗我们这样的"巴比伦人"是没什么不妥的，我们都是上帝的敌人。我知道他们可能会担心，如果对我们诚实的话，不仅可能背叛了自己的父母，而且更是犯下了滔天大罪。

而让我感到震惊的是，每个孩子都让我明显感觉到他们隐藏着某个骇人的惊天大秘密。当被问及大农场会发生什么事情时，他们都摆出一副天机不可泄露的样子，对我说："你会看到的。"当被问到自己的父母时，每个孩子都会回答"他们已经死了"或是"他们都会死的"。他们还告诉我大卫会返回地球，杀死所有的异教徒，之后他们会再见到自己的父母。除此以外，他们就再也不愿透露更多的具体信息了。

这些孩子应该是在家人的指导之下才故意隐瞒实情的。然而他们的画作还是透露了一些端倪，隐藏不了真正的想法和感觉。因此，每个孩子只要到可以画画的年龄，我都会在和他交谈时坐在他的旁边，和他一起画画。我让一个叫作迈克尔的 10 岁男孩随便给我画一幅画，他是我会面的第一批孩子中的一个。他立马就行动起来，画出了一只漂亮的独角兽，周围是一片郁郁葱葱的山脉。天空中有云彩、城堡和彩虹。我称赞他的绘画技巧，他告诉我说大卫喜欢他画的马。他也经常受到团队和领导人的嘉奖，因为他将天国的城堡与团队的象征——大卫之星——结合表现在了自己的画作中。

然后我让他画一幅自画像。他画出来的不过是一幅 4 岁的孩子都会画的线条画。而更令人震惊的是，当我让他画出自己的家庭时，他停下来了，看上去很迷惑。最后，在他的画页上留下了大片的空白，而一个小小的自己被挤到了右下角。这样的图画反映出了他在团体生活中学到的知识：对考雷什这个绝对权威的领导所重视的东西苦心经营，对自己的家庭却表现出困惑无力的意识，而自己不过是一个不成熟和附属的形象。

随着我对大卫教孩子们了解的深入，我一次又一次地看到了这样的对比：个人的才能、知识和关系，像是小岛一样，周围却被一片巨大的空旷的无知所包围。例如，他们在自己的年龄段里表现出了良好的阅读能力，因为他们要经常学习《圣经》，但却对数学一无所知。天才往往是大脑区域不断得到锻炼，同时其行为会受到嘉奖。而他们表现出的盲点则是由缺乏发展机遇所造成的，在迈克尔的案例里，他缺乏自己做选择的机会，缺乏大多数孩子所拥有的基本选择，这些基本选择能够让孩子们发现自己喜欢什么，自己是怎样的人。

在这个营地里，几乎每一个选择——从吃什么，穿什么，到如何思考，如何祈祷——都是现成的答案。大脑中涉及自我发展的区域和其他区域一样，能否得到发展则完全取决于所受到的锻炼。要发展出自我，一个人必须作出选择，并在选择所带来的结果中学习；如果你学到的唯一事情就是服从，那么你不大可能会知道自己喜欢什么，想要什么。

接下来我见到的是一个小女孩，大约 6 岁。我让她画一幅自己的家。她画出了营地。然后我又问她家里会发生什么事情。她就在同一幅画着营地建筑的纸上画出了四处燃烧的大火。在画面的最上方是通向天堂的阶梯，在第一次搜捕过后好几天我才知道：这场围捕很有可能走向毁灭的结局。当时孩子们画出的画面都是大火与爆炸的情景，甚至还有些孩子说"我们会把你们都炸毁的""人人都会送命"这一类的话。我明白，应该把这些重要信息告诉 FBI 的人质谈判组以及 FBI 的领导小组。

在早些时候，我们就组成了一个协助各个执法机构以及我们自己的团队之间沟通的小组。我们与 FBI 达成了协议：如果他们尊重我们为治愈孩子们而设立的界限的话，我们也可以把工作中获得的一切信息都与他们共享，以帮助他们在谈判中尽早结束对峙局面。当我看到那些图画，听到那些语句的时候，我立刻就表示出我的担心：对营地的进一步袭击有可能造成某种大灾难。我不知道灾难会以什么样的形式出现，但好像是带有火光和爆炸的情形。孩子们的语言、图画和行为都表明，他们认为这些围攻的人都会不得善终。其实他们所描述的就是一种群体自杀事件。我担心他们想要激怒 FBI 来引发这场战斗。我不断地和 FBI 联络员以及行为科学小组的成员们联系，后来我才知道，行为科学小组的人赞同我的看法，如果继续采取法律行动的话，很有可能引发灾难，而不会令对方投降屈服，但他们做不了主。战术团队会听到我们的意见，但不会采纳。他们觉得自己面对的是骗子和罪犯，却不知道考雷什的信徒们的确相信自己的领袖就是上帝的使者，甚至有可能还是基督转世，因此愿意为他做任何牺牲。这两种群体观念的冲突导致了行动进一步升级，最终造成了大灾难。

在我完成了首轮的几个面谈之后，在我家乡休斯敦的医疗机构里，有十几个成员加入了我在韦科的工作，构成了我们这个医疗团队的核心。我们与警卫、儿童保护服务部的工作人员、卫理福利院的员工们一起，为结束农庄里无序的混乱状态而努力。我们规定就寝和用餐时间，安排课程，也让孩子有时间可以自由玩耍。谁也不知道围捕会带来什么样的结果，所以我们不让孩子们看电视或是接触其他媒体。

最初，我们的团队里有人主张赶快开始对孩子们进行"治疗"。但那时我觉得更重要的是应该重建秩序，随时能给孩子们提供支持、交流、关爱、尊重、倾听、共处，以及能让他们感受到"有人陪伴"的感觉。孩子们才经历过的事情还栩栩如生地在眼前，在我看来，和陌生人一起进行传统的治疗，尤其是和我们这样的"巴比伦人"在一起，很有可能会给孩子们带来痛苦。

顺便说一下，自韦科事件之后，研究表明，创伤事件发生之后，陌生的治疗师或是咨询师若是急着和"要求保密"的人员交谈的话，通常会让对方觉得受到干扰，心生厌恶，实际上达不到预期的效果。事实上，一些研究也发现在这些所谓的"治疗"之后，出现创伤后应激障碍的可能性也许会加倍。在我们自己的工作中，我们也发现，最有效的介入法就是强化社会支持网络，给予教育和协助，特别是让受害者的家人或亲友，知道受害者会有哪些症状或问题。如果他们发现那些症状变得极端或一直无法解决创伤后遗症，就可以向我们寻求治疗与协助。

我认为这些孩子们需要按照自己的步调和方式来消化一下发生过的

事情。如果他们想和人交谈，可以去找那些他们觉得舒服的工作人员；如果不想聊，也没关系，还是可以在一个安全的环境下重新开始，建立起新的童年记忆和经历，以逐渐取代早期那些恐怖的经历。我们希望能给他们提供大的框架，但不是僵硬刻板的；希望能给予他们关爱，而不强迫他们回报。

每天晚上，当孩子们上床睡觉以后，我们的团队都会聚在一起回顾一天的情形，讨论每个孩子的状况。这样的"员工讨论"过程开始显现出了效果：治疗过程已经被每分钟的互动所取代。在我们厘清和孩子们的接触的这些过程中，我们发现，尽管没有什么正规的"治疗"疗程，每个孩子每天实际上都有数小时的亲密、关爱和治疗的互动过程。孩子们自己决定什么时候，要和谁，以及如何与自己周围的这些成年人互动。因为我们的团队的队员拥有各种不同的长处——有些人非常敏感心细，有些人很幽默，还有一些人是很好的听众或能提供解答——总之，我们会设法满足孩子的需要。这样就为孩子们建立起了一张强大的治疗网络。

因此孩子们会根据自己的个性、具体的发展阶段或是心情而挑自己喜欢的组员。我喜欢开玩笑和游戏打闹，因此当孩子们想要做这样的游戏时，就可以来找我。和这些孩子待在一起时，我会与他们一起画画或是玩游戏，回答他们的问题或听他们说心里的恐惧并安抚他们。和另一些孩子在一起时，我又会扮演别的角色。例如，就有这么一个小男孩，喜欢偷偷潜到我身边来。我就会顺势和他玩游戏，有时我装作好像被吓了一跳，有时又让他知道我看见他了，有些时候又是真的被他吓到。这样的躲猫猫——捉迷藏——的游戏很吸引人，也很好玩。我相信，通过这样简短的互动能让他感觉到与我们的联系和安全。由于我负责和所有的孩子进行访谈，其他组员也听命于我，这里的孩子也因此认为我是这里的"老大"。由于成长环境的缘故，他们对主宰的迹象和谁最拥有权威等信号非常敏感。这些都与考雷什强加给他们的家长式的系统有关，并且带有明显的性别意味。

对那个小男孩来说，感觉到"我们这里的'老大'很喜欢跟我玩"无疑会给他带来安全感。知道自己可以和这个有权力的男性互动，并且对方会善待他，会让他产生出掌控的感觉——这与他之前在生活中感觉到的无力和害怕截然不同。同样的，那些担心自己妈妈的小女孩可以找女性的工作人员交谈。要是谈话太过激烈，太过于隐私，太有威胁性的话，小女孩也可以走开，去做点别的事情，或者就待在这位女性工作人员身边玩玩具也行。在每天的员工会面中，我们会标注出每个孩子每天和工作人员接触的情况，这样每个员工都会了解每个孩子身上发生了什么，就能够在下一阶段的互动中给予他们恰当的指导。

但这些孩子需要的不仅仅是能够选择与谁交谈，或是交谈些什么内容。他们还需要日常惯例所带来的稳定感。在突击发生后的头几天里，并没有外来组织对他们施加压力，但他们很快就恢复了大卫教营地里的独裁主义、性别分离的文化。在营地里，凡是年纪在12岁以上的男性都要和女性分开，大卫·考雷什和他的代理人拥有绝对的权力。

有两个年纪最大的孩子，一个男孩和一个女孩，宣称他们是领导人。女领导人管所有女孩，也为她们作决定，那个男孩则领导着其他男孩，也离女领导人远远的。所有的孩子都听从这两个人的指挥。不管吃饭或玩游戏，男孩和女孩都分开，避免任何互动。年纪最大的那个女孩，已经在准备成为大卫的"新娘"了，她会在黄色的便签上面画出大卫之星，或是写下"大卫就是上帝"一类的话语，到处贴在农舍的各个角落。

但即便是面对最简单的选择，也没有孩子知道该怎么做：当面对纯花生酱的三明治和加果酱的三明治时，他们会显得很困惑，甚至会愤怒。在大卫教的营地里，每一个选择都是已经决定好的。孩子们在刚刚开始发现自己喜欢什么的时候，就连基本的选择权都没有，这就造成了他们完全没有自我意识。自我决定这个理念，就像其他所有的新事物一样，对他们而言是陌生的，因此也就会给他们带来焦虑感。于是孩子们只好求助于领导人，希望他们能够作出引导，为自己作出决定。

我们不知道该怎样处理这类情形。我们希望他们能有熟悉感，能够感觉到"像在自己家里一样"，因此我们认为让他们保持这样的仪式也许会让他们感觉到安全。另外，我们也知道，他们有必要很快了解外面的世界会对他们有何期待。

　　我们在此过程中吸取了不少经验教训。我第一次尝试想要打破男孩女孩之间的隔离状态，结果变成了一场灾难。有一天我坐在女孩们的餐桌上吃午餐。结果所有的孩子立刻就看起来变得很紧张。一个三四岁大的女孩子向我提出质疑："你不能坐在这里。"我问她为什么。她说："因为你是男孩。"

　　"你怎么知道呢？"我问她，想用幽默来化解一下紧张气氛，但是她却坚持自己的质疑，并朝女领导人看去，向她确认，我的确是男性。当我继续坐在那里时，几乎所有的孩子都变得很愤怒，气氛变得强烈和充满敌意，让我不禁担心他们会暴动起来。有些孩子站起身来，作出了挑衅的姿势。我撤退了。从那以后，我们就允许他们各坐各的餐桌，保留考雷什强加给他们的奇怪的饮食限制，比如在同一餐里不能既吃水果又吃蔬菜等习惯。

　　我决定应该让他们看到我们成年人的生活方式和彼此之间的交往模式，希望假以时日，能让他们明白，即便选择像我们一样的生活方式也不会有什么负面结果。

　　当然，纪律会引起孩子们的强烈反应。所以我们特别注意避免使用那些严厉的规定、各种体罚、隔离或是身体限制——那些在大卫教营地里曾经使用过的任何一种约束机制。偶尔有些孩子的确变得非常有攻击性或是说了什么伤人的话，我们会温和地指导他们纠正自己的行为，让他们平静下来，如果有必要的话要作出道歉。因为创伤后的反应会使一个孩子长期处于激怒和害怕的状态，我们也知道恐惧有可能会使他们表现出冲动和挑衅，而且有可能无法立刻控制这些行为。我们并不想因为这些自然反应而惩罚他们。

我们逐渐开始明白，孩子们在应对可怕的经历时，比如像在"天启牧场"遭到围捕这类事件后，他们对相关的人所表现出的应对方式会和以前相似。例如，当他们能够避开的时候，他们就会表现出逃避；如果需要他们抗争，他们可能就会表现得挑衅；如果处于解离状态有效的话——特指那种思维和身体感觉与当下事件无关的状态——他们也会采取这样的措施。当大卫教的孩子们感觉到沮丧时，或是当他们必须要面对还没有想好要如何应对的事情时——例如，与执法人员的面谈——我们就会看到这些不同的反应。

　　在和一个6岁大的女孩子苏茜会面的过程中，我就遇到了我所见到过的极端的解离反应。我问苏茜她认为妈妈会在什么地方。她的反应就好像是没有听到这个问题似的。她钻到桌子下面，把身子像胎儿一样蜷缩起来，一动不动，也不说话。就算是我伸手想要安抚她，她也没有任何反应，她也没有注意到，过了6分钟以后我走出了屋子。我在另一间屋子里通过一面双向镜观察她，又过了3分钟，她才开始慢慢地活动起来，才又再次感知到外界的刺激。那些孩子，通常是男孩子们，也有一些女孩子，有时会表现得非常具有攻击性，当问到的问题让他们想起曾经发生的事情时，他们会扔东西，或是在言语上表现出愤怒。有些会折断蜡笔，起身离开。

　　当然，我们的问题并不是只会让他们想起曾经看到的一切。有一天，孩子们在屋外玩耍时，一架新闻采访的直升机从农舍上方飞过。由于之前考雷什曾经告诉过他们，FBI会坐直升机来抓他们，会向他们泼汽油，然后点火烧他们。于是在几秒钟之内，所有的孩子都一哄而散，找地方躲藏起来，就像是战争片里看到的小分队一样。直升机飞过以后，孩子们排成两列纵队，男孩一列，女孩一列，鱼贯进入屋内，嘴里哼唱着做上帝的士兵之类的歌曲。这是我所见过的最怪诞的情形之一。

　　同样的，当他们一看到白色的运输车，有点像在围捕之前营地附近见到的烟酒火器管理局的车辆，这些孩子也立马就逃散躲藏起来。正如我们之前所假设的，以及其他一些研究所证实的那样，在经历过压力事件后，创伤后应激障碍并不一定表现为一系列新的症状，而是在很多方面表现为：曾经有效的应对机制变得不再有效。

在韦科僵持的那段时间里，我们的团队几乎都和大卫教的孩子们住在一起。我要不时地驱车数小时回到休斯敦，料理一些管理上的琐事或是顺便回家看看。我还要花上数小时与应对危机的合作机构会面，尽量让他们放心，就算他们离开，这些孩子也会被送到安全和健康的家庭中，还要尽力确保那些有需要的人能够继续接受心理健康治疗。我还要花上许多令人筋疲力尽的时间来获取信息，以知道出现集体自杀，或营地里的工作人员有自杀式的恐怖袭击的可能性，并告知倾听我建议的官员，以便他们能够及时改变使用的策略。我将那些充满火焰的图画，还有孩子们不停重复的威胁话语告知 FBI；我描述出孩子们走进会面室时的状态：屋子里装满了玩具，每一个男孩和女孩在看到玩具手枪时都马上露出了真实的表情，他们会检查枪膛里是否装上了子弹。一个 4 岁大的女孩捡起一支枪，打开玩具手枪的机械装置，然后用很厌恶的声音说道："这是假的。"

但不幸的是，负责行动的策略团队还是把考雷什看成骗子，而不是什么宗教领袖。正如异教徒的群体力量会把他们引向可怕的结果一样，执法人员的群体力量也会如此。两方都忽视了那些与自己观点和模式相左的现象。执法人员夸大了那些关于考雷什的谣言；一度他们还真的很担心考雷什已经研发出了核武器，并且就安置在营地内。两方的人员都主要听信那些早就存在的偏激的言论。

和大卫教的孩子们共处——以及从内部发现韦科事件逐渐演变出来的危机——都不断地让我发现，群体力量在人类生活中的影响是多么巨大，而个体作为高度社会化的物种，要理解其大脑，就无法跳出这一模式。

4 月 19 日的某个清晨，当我还在休斯敦时，接到了一个联邦调查员打来的电话。他要我必须立刻赶回韦科，政府已经开始对营地进行突袭，希望整个对峙事件快点落幕，并解救出还留在营地内的年轻人。我一边开车前往，一边收听电台里的报道。车子一驶上休斯敦市郊的小山，我就看到无数灰色的浓烟和橙色的火焰。我马上驱车前往卫理福利院。大人们看起来都很悲痛，但他们当时还是尽力不把悲痛的情绪传染给孩子。我们知道还有 23 个孩子在里头，其中有的是在福利院这群孩子的兄弟姐妹，他们若和庄园同归于尽，必然会影响到我们照顾的这群孩子。

让我们感到更难过的是，我们和这些孩子建立起来的信任可能马上就要土崩瓦解了。我们曾告诉他们，我们不是他们的敌人。他们的父母、兄弟姐妹和朋友不会有性命危险。但眼下的事实却进一步证实了考雷什的预言：就像他告诉孩子们的那样，这些"坏蛋"会攻击营地，而且还精确地预测到营地会在大火中毁灭。这些都会加重孩子们的创伤。当然，接下来的预言就是考雷什会回归地球，杀死所有的"异教徒"，而这群孩子从他的教诲中摆脱出来，当然会担心自己也变成了"异教徒"。

我们必须得非常谨慎地把这个坏消息委婉地告诉孩子们。由于事态还在进一步发展之中，所以我们一直等到了第二天，因为到那时我们也没有接到关于生还者的消息。

我们在农舍的客厅里召开了一次会议。在场的每个孩子当时都与我们团队里的至少一个或者多个成员发展出了亲近的关系。我们当时的计划是，由我来用一种尽可能清楚的方式告诉大家所发生的真实情况。我们会问他们是否有任何问题。之后，每个孩子或是同胞兄弟姐妹将会与自己亲近的两个或三个员工待在一起。

这是我诊疗生涯中最困难的时刻之一。你该如何告诉十几个孩子，他们的父亲、兄弟、母亲、姐妹以及朋友们都死了？而且就像考雷什所预言的那样死了。况且我们还确实保证过这样的事情不会发生。最初，有些孩子只是拒绝相信我所说的话，"这不是真的"。他们一遍又一遍地这样说，就像许多人在面对自己的挚爱死亡时的反应一样，"不会发生这样的事情"。而其他一些孩子则说，"我就知道会发生这样的事情"或是"我早就告诉过你了"。

最糟糕的是事情还没有完结。大卫教徒们对最后的进攻所作出的反应其实完全可以预料得到，而且丧失性命的事件即便就算无法避免的话，也是可以减轻的。但联邦政府采取的是最有可能导致灾难的行动，而且有 80 个人，事实上孩子们认识的每一个人都死了。

在发生大火的时候，许多孩子都已经去和外面的亲戚同住了，只有大约 11 个孩子还留在农舍里。毫不奇怪，这次袭击对他们大多数人来说都是一次顿挫。他们又再次出现了创伤症状，他们又出现了遵守考雷什的饮食习惯和性别分离的行为。

当时我们都知道自己必须加倍小心。例如，当时我们就有一场激烈的辩论，讨论该怎么处理孩子们吃饭时男女孩分开坐的情况。我最后建议说，不如搬掉一张桌子，看看会发生什么情况。当一个女孩子问我们为什么要搬桌子时，我告诉她我们用不上了。她接受了我的回答，没有再问；很显然当时住在农舍里的孩子很少了。最开始时，女孩子们坐在桌子的一端，男孩子们则坐在另一端。慢慢地，很自然地，他们开始互相交流，融合起来。过了一段时间，他们的创伤症状和对考雷什规则的遵从也就开始慢慢地淡去了。

24 年后的今天，我们利用各种非正式渠道追踪回访当年大卫教的孩子们。我们知道，他们所有的人都因为当时所发生的事情而受到了长期和深远的影响。有大约一半的人和亲戚们住在一起，仍然相信考雷什所说的话，还有一些人仍然在追随自己成长过程中接受的宗教教义。有些人去上了大学或是参加了工作，拥有了自己的家庭，还有一些人过着麻烦而混乱的生活。

关于当时的事件，日后的讨论很多，有审问记录、各种听证会、书籍、揭秘和纪录片等。尽管受到各界瞩目，但对这些孩子的关注也不过就是短短的几个月而已，很快就淡去了。还有若干的刑事审判、民事审判，充满了喧嚣与骚动。所有的机构——儿童保护服务部、FBI、特警、我们在休斯敦的团队——在大多数层面上都回归到了我们旧日的模式和做事的方式中。虽然我们还是像以前一样工作，但我们的思想却发生了很大的变化。

我们了解到，许多治疗过程其实并没有起到"疗效"，真正的疗效却是在健康的关系中自然生成的。在那些经历过大卫教大动乱的孩子中间，后来能生活得很好的不是那些经历过最少压力的人，也不是那些在农舍里和我们热情交流的孩子，而是那些后来能进入到最健康和充满关爱环境的孩子，不论那些家庭是继续相信大卫教的教义，还是完全抛弃了考雷什的充满爱心的家庭。简言之，帮助受创伤儿童最有效的治疗方法，也许可以准确地表述为：凡是能够有效改善儿童生活中各种关系质量的方法，就是最有效的方法。

就我在大卫教派事件的亲身体验而言，我发现各个不同的部门，不管来自地方或联邦，尽管任务不同，还是能同心协力给予那些可怜的孩子最好的照顾。由于我们花许多时间进行面对面的交流，也就很快能够达成共识，看要怎么做才能帮助那些孩子。各种关系在这里起到了重要作用：要作出改变的前提条件是信任，而信任来自健康良好的工作关系。是人改变了人，而不是工作改变了人。即便这次搜捕以这样的灾难结束，但我们所体验到的合作、尊重以及共同协助让我们相信可以把事情做得更好。在韦科的灰烬中，已经播下了治疗创伤儿童的新方法的种子。

第四章
肌肤饥渴症

　　和所有人一样，医生也希望自己的成就得到认可。要获得医学上的名气，最保险的办法之一就是发现某种新型疾病，或是解开某个医学之谜。我在得克萨斯州一所医院所咨询的那位医师显然就把 723E 号病房的那个小女孩当成了这样一个挑战。虽然好几个星期以来，现年 4 岁的劳拉每天都通过鼻饲管来获取高卡路里的流质食物，但她的体重还是只有 26 磅。在护理站里，摆在我面前的关于她的病历档案足足有 4 英尺高，比这个瘦小的小女孩儿还要高。劳拉的故事和那些在韦科的孩子一样，让我们更多地了解了儿童是如何对自己的早期经历作出反应的。这些故事也说明，心灵和身体不能分开看待，婴儿和小孩在大脑健康发展的过程中究竟需要什么，以及如果忽略了这些需要，会对孩子们的成长产生多么深远的影响。

　　劳拉的档案里收录有上千页的文件，详细记录了内分泌学家、肠胃学家、营养学家和其他各种医疗专家的诊疗报告。此外，还有若干关于她的造血功能、疾病分布测试、荷尔蒙水平、切片检查等实验报告。这些文件甚至还包括了更深入的检查结果，例如将探测镜插入她的喉管检查胃部，将探测镜插入直肠检查她的内脏等，还有几十份诊断医师的报告。这个小女孩甚至还做过探测性的腹腔镜检查，医生将一个导管插入她的腹部，以检查其内部器官。她细小的肠子被取下一小部分，被送到美国国立卫生研究院去做分析。

最后，在专门的胃肠研究部门长达一个月的研究之后，一位社会工作者要求劳拉的医生们带她进行精神咨询。就像那些肠胃病学家一样，他们在多年前见到劳拉的时候认为自己会从她身上发现像"肠胃型癫痫"一类的病例，这些神经科的医生也认为自己会从劳拉的病例中发现某个新理论。第一位来进行咨询工作的心理学家的专长是治疗饮食失调，他认为自己发现了第一例有证明文件的"婴幼儿厌食症"。他感到很兴奋，于是与他从事心理健康的同事们一起讨论这个病例。最后，他向我进行咨询，因为我在学术出版方面比较有经验，他确信这的确是个值得一写的病例。他告诉我这个小孩一定是偷偷把食物吐掉了，或者是在晚上起床疯狂地运动。不然的话，怎么会摄入这么多卡路里而一点都没有生长呢？他需要我对这个令人困扰的新问题提出自己的真知灼见。

我很好奇。因为之前我从没听说过什么婴幼儿厌食症。于是我去了医院，打算用我一直沿用的方法来开始我的咨询工作，即先浏览记录，尽可能多地了解这个孩子的病史。但是当我发现自己面对的文件记录长达 4 年，涉及二十多次入院记录、6 个专业诊疗科，高达 4 英尺的时候，我就只是浏览了一下入院报告，然后径直走入了病房，向她的医生和妈妈介绍了我自己。

一走进病房，我就看到一个令人难过的景象。劳拉那位 22 岁的妈妈，弗吉尼亚，正在看电视，坐在离她的孩子大约有 5 英尺远的地方。母亲和女儿没有交流。瘦小、衰弱的劳拉安静地坐在那里，她那双大大的眼睛，盯着一盘食物。同时她也插着鼻饲管，营养会直接输入胃里。我后来才知道，治疗饮食失调的心理学家不鼓励弗吉尼亚在吃饭的时候与劳拉交流。这样的话，劳拉就无法操控她的妈妈和周围的食物了。这个理论依据是，患有厌食症的人喜欢通过自己不吃东西来得到他人的关注，他们就可以利用这样的关注来操控其他的家庭成员；不让他们享受这样的"福利"会有助于其康复。但我当时所看到的却是一个沮丧的、皮包骨头的小女孩，还有一个冷漠的妈妈。

大脑这个器官就像一部史书，能储存我们个人的记录。我们的人生经验在脑中塑造出样板记忆，成为我们行为的导引，从而塑造出自我。这个过程可能是有意识的，但通常都不能感知。因此，要了解任何与大脑相关的临床问题，关键就是要准确知晓病人的经历。由于大部分大脑是在早期发展起来的，因此我们的成长方式就对大脑产生了有力的影响。又由于我们在抚养孩子的时候倾向于使用我们在童年时候接收到的方式，所以想了解一个孩子的"脑部史"，得追溯至父母的童年记忆及早期经验。要了解劳拉，我就要了解她的家庭，在她的这个案例中当然包括她的妈妈。

我开始问弗吉尼亚一些无关紧要的基本问题。没过多久，我就开始怀疑，劳拉问题的根源可能就在她那年轻、善良，但是却没有什么经验的妈妈身上。

"请问你是哪里人？"我问她。

"我想，是奥斯汀吧。"她说。

"那你的父母是哪里人？"

"我不知道。"

不到几分钟，我就发现，弗吉尼亚才出生时就被吸毒的母亲抛弃，不知道父亲是谁。在她成长的时代里，儿童福利制度规定每隔半年就把婴儿或是蹒跚学步的孩子送到新的寄养家庭里去，这么做的基本原则就是不要让这些孩子过分依赖某个看护人。当然，现在我们都知道，婴儿在早期的时候对几个固定的看护人有依赖情感，这对其情绪健康甚至身体发展都至关重要。不幸的是，那时的儿童福利机构还不大了解这点。

和其他哺乳动物相比，人类的幼儿天生就更脆弱和需要照顾。孕期和儿童早期需要母亲付出巨大的精力，并且也间接地要求其他家庭成员付出精力。就算是生产时要忍受剧痛，怀孕和哺乳时有种种不便，新生儿总是不停地大声哭闹，人类的母亲还是会全心全力地安抚、喂养和保护自己的孩子。大多数的母亲甘之若饴，少数无法承受这种痛苦的新手妈妈则被认为是不正常的。

对火星人来说——或者甚至在许多没有为人父母的人看来——这样的行为也许看上去挺令人费解。究竟是什么促使父母们牺牲睡眠、性、朋友、个人时间和实际上生活中的所有其他乐趣，去迎合一个爱哭闹的小家伙？秘密就在于，照顾孩子会在许多方面带来无可言表的愉悦。在与我们的孩子，特别是婴儿互动的时候，大脑让我们感到非常有价值：他们身上的味道，安静时发出的咕咕声，光滑的皮肤，特别是他们的脸蛋，天生就会让我们感到喜悦。其实我们所说的"可爱"就是一种进化适应能力，这种能力会驱使父母们照顾自己的孩子，婴儿们会得到自己的所需，父母们会在做这些看起来费力不讨好的事情时充满了愉悦，而且不求回报。

在婴幼儿时期，不管我们觉得冷、饿、渴、害怕或是难过，只要哇哇大哭，就有人来照顾、安抚。在这样的关爱下，有两种重要的神经网络在大脑发展的同时受到刺激。一种是与人类交往互动相关的复杂感知系统：能让婴儿感受到看护人的脸庞、微笑、声音、抚摸和气味。另一种是调节"愉悦"的神经网络刺激。很多方式可以启动这种回馈系统，压力舒缓就是其中之一。缓解口渴、满足饥饿、减轻焦虑——这些都会产生快乐感和舒适感。正如我们之前讨论过的一样，当两种模式的神经活动同时出现，而且重复足够多次时，这两种模式之间就会产生联系。

在抚育关系中，愉悦与互动不可分割地交织在一起。愉悦和互动之间的内在联系正是联结和产生出健康关系的重要神经生物学"纽带"。于是，我们能得到的最好的报偿就是自己所爱和尊敬的人的关注、赞同以及情感。同样，我们感受到的最大痛苦就是失去这样的关注、赞同以及情感——当然，最明显的例子就是挚爱的死亡。即使我们有再大的成就，如果没有人可以分享，还是会觉得空虚。

如果你是大多数人中间的一员，生在一个充满关爱的家庭，有固定照顾你的看护人——比如妈妈和爸爸——他们总是会不断地满足你的需要。父母中的某一个或是双亲总是会在你哭闹的时候来到你身边，在你饿了、冷了或是害怕时安抚你。在你大脑发展的过程中，这些充满关爱的看护人向你提供了未来人际关系的模板。于是，依恋就变成了一种人与人之间联系的记忆模板。这样的模板就会成为你在处理人际关系时的主要"世界观"。无论你是体会过友善、协调的养育关系，还是遭遇过不协调的、经常中断的、虐待的或是忽视的"照看"，都会对你的世界观产生深刻影响。

正如前所述，大脑的发展方式是使用依赖式的。神经系统越使用就会越活跃，不去使用就会变得迟钝。在一个孩子的成长过程中，大脑的许多系统要得到发展的话，就需要对其进行刺激。而且，这些以使用为目的的发展过程一定会在某些特定的时期内完成，这样才能使这些系统达到最佳的运转状态。如果错过了这些"黄金时期"，有些系统可能就永远也无法发挥其最大潜能了。在某些案例中，由于忽略而造成的缺陷可能是永久性的。例如，小猫的眼睛如果在生下来的头几周里被遮起来的话，这只眼睛就会变瞎，即便这只眼睛是完全正常的也会如此。大脑中的视觉线路需要有正常的视觉体验，才能连通起来；如果缺乏视觉刺激，闭着的那只眼睛的神经元就无法产生关键的连接，就会丧失视觉和深度感知的机会。同样的，如果一个孩子在幼年的时候没有机会接触到语言，那么他就有可能永远都无法正常地使用和理解话语。如果一个孩子在青春期前无法流利地掌握第二语言的话，那么他几乎总是会带着口音来讲自己所学习到的任何第二语言。

虽然我们并不知道，在语言和视力的正常发展过程中是否真的有一个固定的"黄金时期"，但研究的确表明，像弗吉尼亚那样，在出生后的头三年中，如果没有机会与一到两个主要的看护人发展出长期亲密关系，那么这会对其与他人的正常情感交往产生持续的影响。那些没有体验过持续的身体上的关爱，或是没有机会建立起友爱关系的孩子，就无法接受到恰当而必要的重复刺激，无法在大脑中建立起满意的、愉悦的人际互动系统。弗吉尼亚就是这样的情况。由于她在幼年时期无法从同一个养父母身上得到长久的关爱，每一个给她的照顾都是短暂、片断的，因此日后她无法从拥抱自己的宝宝得到回馈，即使闻到宝宝的香味，和她玩，也没有愉悦的感觉。

在 5 岁的时候，弗吉尼亚终于有一个最长久的家来安定度过自己的童年了。她的养父母非常有爱心，道德高尚，是基督教信徒。他们教她礼仪举止，教导她要"己所不欲，勿施于人"。他们展现出了一种正常行为所应具备的基本的、人文的规范。他们告诉她偷东西是不对的，因此她不应该在未经他人允许的情况下拿走别人的东西。他们还告诉她毒品有害，因此她不可以接触毒品。他们还教她努力工作和上学，她也这么做了。他们希望正式收养她，她也希望自己被他们收养，但国家绝对不允许中断亲生父母的权利，负责她案件的工作人员不时地会来告诉她和自己生母重逢的可能，于是收养也就永远无法实现了。而且不幸的是，当弗吉尼亚满 18 岁时，国家在法律上也就不对她"负责"了。于是她只好离开自己的寄养家庭，而养父母们也被告知不可以和她再有联系。这对养父母将来是否还可以再收养其他的孩子要取决于他们是否服从工作人员的安排。就因为这个当时还不够人性的儿童福利政策——这项政策的目的是减轻整个系统的法律责任，而不是保护孩子——于是弗吉尼亚失去了她这辈子唯一真正了解的父母。

当时弗吉尼亚刚从高中毕业。她被安置在一个专门收容"超过寄养年龄"孩子的位于低收入社区的过渡宿舍里。和自己心爱的家人断了联系，没有人教她在这个社会该如何自处。在渴望爱情之下，弗吉尼亚很快就怀孕了。孩子的父亲抛弃了她，但她却想留下孩子，想要做些正当的事，就像她的养父母曾经教过她的那样。她四处寻找产前护理机构，很快就找到了一个专为高风险母亲提供服务的机构。遗憾的是，在孩子出生后她就无法再接受这样的服务了，因为她没有再次怀孕。生下孩子以后，她就只能靠自己了。

但是弗吉尼亚在离开医院之后，并不知道该如何照顾自己的孩子。由于她自己生下来就被抛弃，所以她不具备那种所谓的"母亲的本能"。从自己的认知上，她知道该采取一些基本行动：喂劳拉吃东西，给她穿衣服，给她洗澡。但是，弗吉尼亚在情感上却茫然无措。没有人特别教过她应该给婴儿所需要的关爱和身体互动，她也没觉得自己一定要这样做。简单地说，弗吉尼亚没有从这些事情中感受到愉悦，也没有人教她必须要这么做。

弗吉尼亚照顾孩子没受到大脑边缘系统与情感系统的驱使，她负责认知和信息处理的大脑皮层也没有传递这些信息，于是弗吉尼亚养育孩子的态度就呈现出一种情感疏离的状态。她没有用大量的时间来抱孩子。宝宝饿了，她就把奶瓶塞进她嘴里，垫着布，给她自助吸奶，而不是抱在胸口喂她。她不会摇晃孩子，不会唱歌给她听，也不会看着孩子的眼睛逗弄孩子，或是一遍又一遍地数孩子可爱的脚趾头。她不会做任何看起来傻傻的，但在照顾婴儿时却非常重要的事情。由于缺乏这些在成长过程中所需要的身体和情感信号的刺激，劳拉停止了生长。弗吉尼亚做了一切她认为是正确的事情，做这些事并不是因为她的内心有这样的需要，而是因为她的头脑在告诉她这是一个妈妈"应该"做的事情。当感到沮丧时，她要么会严厉地教训孩子，要么就忽略她。她从来没有感受到积极的看护所带来的满足感和快乐，而这种积极的互动通常会在抚育孩子的过程中帮助父母们克服糟糕的情绪和身体上的不适。

我们经常用"发育不良"这个词来描述这样的孩子：生下来的时候正常健康，但就是不见长，甚至会因为在情感上被忽视反而体重下降。即便是回到20世纪80年代，在劳拉还是个小婴儿的时候，"发育不良"

这样的症状在受到虐待和忽视的孩子身上也很常见，特别是那些在成长过程中没有得到足够的个体养护和关爱的孩子。这样的情形在几个世纪以来都有记载，在孤儿院和其他的一些机构里特别普遍，在这些地方，关爱和照顾总是不够。如果不及早发现的话，结果会非常致命。20 世纪40 年代，有研究发现，在一家机构里有超过 1/3 的孩子没有得到个体的关注，这些孩子在 2 岁就夭折了——这是非常高的死亡率。而那些情感关爱不足而幸存下来的孩子则经常会出现严重的行为问题，会储存食物，或是会对陌生人表现出过分的情感，却和本来应该亲近的人在维持关系上出现问题。

弗吉尼亚在劳拉 8 周大的时候就第一次去寻求过医疗协助，劳拉被确诊为"发育不良"，可以住院进行营养稳定的治疗。但是没有人对弗吉尼亚解释诊断结果。作为负责照管孩子的人，她只得到了营养方面的建议，却没有得到育儿建议。一位社会工作咨询员曾经建议过，但也没有强行要求。孩子被忽视的状况在很大程度上被医疗队忽视了，因为许多医师都认为医疗问题中出现的"心理"和社会相关的方面没什么意义，也不是很重要，主要的"病理"问题更重要一些。而且，弗吉尼亚看起来也不像一个漫不经心的母亲。毕竟，如果她真的不关心孩子，根本不会在孩子还这么小的时候就带她来就诊。

然而，劳拉仍然没有生长。几个月之后，弗吉尼亚将其带回了急诊室，以寻求帮助。医生看到这个孩子时，由于对弗吉尼亚的童年一无所知，因此，见到这个孩子后就想到一定是肠胃系出了毛病，而没有意识到是大脑的问题。于是劳拉开始了长达 4 年的诊疗之路：测试、手续、特殊饮食、手术、管饲。而弗吉尼亚根本不明白，她的孩子需要的是拥抱、摇晃、共同玩耍以及肢体上的关爱。

婴儿在出生时，其压力反应的主要成分已经完整地位于其发展中的大脑里的最低级、原始的部分。当婴儿的大脑从身体内部——或是从外部感觉中——察觉到不对劲的地方，他就会把这些标记为不舒适。如果身体缺乏卡路里，这些不舒适就表现为"饥饿"；如果缺水，则会表现为"口渴"；如果察觉到外部的威胁，就会感觉到"担惊受怕"。如果这些不适能得到缓解，婴儿就会感到非常愉快。这是因为我们的压力反应系统从神经生物学的角度来看，是和大脑中的"感觉愉悦"的区域联系在一起的，也是和代表着痛苦、不适以及焦虑的区域相联系的。那些能减缓焦虑、促进我们生存技巧发展的体验会给我们带来愉悦的感受，而那些增加了危险性的体验通常会给我们带来焦虑感。

婴儿很快会发现，被哺育、拥抱、抚摸和轻轻摇晃都使人感到非常愉悦。如果他们的父母很慈爱，每次当他们有饥饿或是恐惧的压力时，总会有人上前来安慰，那么吃到东西和被安抚所带来的快乐就会与人际接触联系起来。因此，如上所述，在正常的童年阶段，抚育型的人际互动就会与快乐紧密相连。正是因为我们回应了自己的小婴儿那些成千上万次的哭闹，才帮助他们建立起了未来从人际交往中获取到愉悦的能力。

由于大脑的连接和愉悦调节神经系统与我们的压力反应系统相连，与心爱的人之间的相互交往就成了我们主要的压力调节机制。最初，婴儿必须依赖自己身边的人，这些人不仅能缓解他们的饥饿，还能安抚他们的焦虑和恐惧，这些焦虑是无法通过食物和其他人的关爱而得到缓解的。从爱护他们的人身上，他们学会了如何对这些情感和需要作出回应。如果他们的父母在他们饥饿时喂养他们，在他们感到害怕时安抚他们，并且温柔地回应他们在情感上和身体上的需要，最终孩子们将学会如何安抚和安慰自己，这样的技巧会在今后他们面对人生的起落时非常有用。

我们发现，蹒跚学步的孩子在摔破膝盖后会看看自己妈妈的反应：如果妈妈看起来不着急，孩子就不会哭；但如果在妈妈的脸上看到了担心，孩子马上就会号啕大哭。这不过是孩子和家长之间学习复杂的情绪调节课程中最明显的一个例子而已。当然，有些孩子也许在基因上就对压力和刺激更加敏感，但基因的优点或缺点也是在孩子最初的交往中得以放大或修正的。我们大多数人，包括成年人，仅仅是看到熟悉的人在场，听到心爱的人的声音，或是看到他们的身影靠近，就会调节压力反应的神经系统，关闭压力荷尔蒙，缓解我们的焦虑感。握着挚爱的手就是缓解压力的良方。

我们大脑中有一种神经细胞叫作镜像神经元。它们会对别人的行为作出同步反应。这种互动的调节行为也是依恋的另一基础。例如，当婴儿微笑时，妈妈大脑中的镜像神经元通常作出的反应模式会和自己微笑时的模式一致。这样的反射通常都会使得妈妈们回报以微笑。我们自然能体会到其中的情感，在这里，妈妈和孩子之间对彼此关系的反应达到了一致，且彼此得以强化，双方的镜像神经元都反射出了彼此的愉悦和联系感。

但是，如果一个婴儿的微笑总是被忽略，总是一个人在那里哭闹，没有人喂养，或是被潦草地对待，喂养的时候也没有被抱着，那么人与人之间的积极联系，如交往、安全感、预期性和愉悦感等可能就无法建立起来。就像弗吉尼亚的例子一样，如果她在一开始就和某人建立了联系，但在她对这一特定的气味、节奏和微笑感到舒适的时候就被抛弃了，然后在与新的看护人熟悉起来后，又再次被抛弃，那么这些人际联系可能就永远难以建立。如果没有足够多的重复来强化这样的联系，人们就无法互相交流。从婴儿期开始，爱的代价就是感受到不断失去的痛苦。婴儿和自己的第一个主要看护人之间的亲密情感可不是小事：婴儿对自己看护人的爱足以媲美最浪漫的情感。的确，正是这样的早期亲密情感记忆使得婴儿在成年之后能够拥有健康亲密的人际关系。

弗吉尼亚在还是婴儿的时候就从未真正体验过被爱的感觉，在她刚熟悉了某个看护人之后，又被推给了其他人。由于在她的人生中，缺乏一到两个持续的看护人，她也就从未体验过人际交往中的愉悦。她也没有培养出基本的神经生物能力，来理解自己的孩子对肢体爱抚的需要。然而，由于在她的大脑中更高级的认知区域高速发展的时候，她生活在一个稳定而充满关爱的家庭里，所以她学会了作为一个母亲"应该"做什么。但是她仍然缺乏情感基础，无法使得这些看护行为更自然。

因此，当劳拉生下来时，弗吉尼亚知道自己"应该"爱自己的孩子。但由于她没有感受过大多数人表达爱的方式，也就无法通过肢体接触来表达这样的情感了。

而对劳拉而言，缺乏爱的刺激与抚触，尽管营养充分，但她还是无法正常生长。这和其他哺乳动物身上出现的"矮小症"类似。一窝刚出生的老鼠，或者一窝小狗小猫，如果没有外界的干预，这些又小又弱的动物常常会在出生后的几周内死亡。弱小的动物没有力量去刺激妈妈的乳头来分泌足够的乳汁（很多动物的幼仔喜欢从某个固定的乳头里吮吸乳汁），或者无法得到妈妈足够的清洁梳理。动物妈妈在肢体上忽略了这些弱小的幼仔，不像对其他孩子一样经常舔它们，修饰和清洁它们。于是，这就进一步限制了弱小幼仔的成长。没有这样的舔舐，它们自身的生长荷尔蒙就会关闭，所以就算是得到足够的食物，也无法正常地生长。这样的生长机制对弱小幼仔而言是非常残酷的，资源会被那些能更好利用的幼仔所享用。为了保存自己的资源，动物妈妈会优先喂养那些更健康的孩子，因为这些幼仔更容易活下来，更容易遗传到她的基因。

那些被诊断为"发育不良"的婴儿身上总是会出现生长荷尔蒙下降的情况，这也能解释劳拉的体重不能增加的原因。没有刺激生长荷尔蒙的肢体接触，劳拉的身体就会把食物当成多余的东西。她不需要什么清肠或是运动来减轻体重：身体缺乏肢体接触，就会导致这样的现象。没有爱，孩子是不会成长的。劳拉并没有得厌食症，就像那些骨瘦如柴的小狗一样，她只不过是没有得到身体所需要的和她自己所"渴望"的肢体营养罢了，这对成长而言是安全而且必需的。

在我才到休斯敦的时候，我认识了一位养母，她常常会带孩子到我们诊所来。她是一位热心友好的人，不喜欢虚伪客套，总是实话实说，暂且叫她妈妈 P 吧。她好像天生就知道那些被自己带到诊所来的受虐待或是受到过创伤的孩子们需要什么似的。

在我考虑该如何帮助弗吉尼亚才能帮到劳拉的时候，我回顾了自己从妈妈 P 那里学到的办法。我第一次见到她的时候，对得克萨斯还一无所知。我开办了一个教学讲习班，班上有十几位精神病学医师、心理学家、小儿科医师和精神病学住院医师、医学院学生以及其他的员工和受训者。这个教学讲习班的部分初衷是为了让受训者们观察资深医师和"专家"们是如何开展医务工作的。在对妈妈 P 收养的孩子进行的首次评估反馈会上，我认识了她。

妈妈 P 是一个大块头的强壮女人，走起路来充满自信和力量。她穿着一件色彩鲜艳的夏威夷洋装，脖子上围着围巾。她来参加会诊是因为罗伯特，自己收养的一个 7 岁男孩。罗伯特 4 岁那年，州政府终止了他母亲对他的监护权。罗伯特的母亲是一个妓女，一直都有酒瘾和毒瘾。她总是忽视孩子，殴打孩子。罗伯特也看到她被客人和皮条客殴打，自己也被母亲的那些同伙威胁和虐待。

自从被带离了自己原来的家，罗伯特就在 6 家寄养家庭里和 3 个收容所里待过，有 3 次因为行为失控而被送进医院。他被诊断出了十几种症状，其中包括：注意力缺陷多动障碍、对立违抗性障碍、躁郁症、分裂情感性障碍以及其他各种学习障碍。他常常表现得像一个惹人喜爱的孩子，但间歇会出现"精神错乱"和挑衅的行为，把同伴、老师和养父母们吓得够呛，于是又遭到他们的拒绝。在他出现狂暴的状态之后，他们再次让他从身处的环境中脱离出来。妈妈 P 之所以带他来我们这里，是因为他再次表现出注意力缺乏和挑衅行为，在学校里惹了麻烦，学校要求作出改变。罗伯特的到来让我想起在芝加哥的住院治疗中心里遇到的那些男孩子。

开始谈话时，我尽量和妈妈 P 配合，让她感觉自在。因为我知道人在平静的时候会更有效地"倾听"以及处理信息。我希望她感觉到安全和受到尊重。现在回想当时的情形，她肯定是觉得我的态度太过于神气十足了。我表现得过于自信，我认为自己了解她的养子身上都发生了些什么事情，我传递出非常明确的信息，"我了解这孩子，你不了解"。她抗拒地看着我，脸上没有笑容，双手交叉，我继续啰啰唆唆地晦涩难懂地解释着压力反应系统的生物学原理以及其对孩子的挑衅行为和过激症状所带来的影响。当时我还没有学会该如何清晰地解释创伤对儿童的影响。

"那么你要怎么帮助我的宝宝？"她问。她的话让我感到困惑：为什么她把一个7岁大的孩子称作宝宝呢？我一时还不能确定该如何解释。

我建议使用可乐宁，一种给桑迪和中心的男孩们使用过的药物。妈妈P安静而坚定地打断了我的话。"你别想给我的宝宝用什么药。"

我尽量向她解释，我们在用药物治疗时是非常谨慎的，但她听不进去。"没有医生可以用药来伤害我的宝宝。"她这样说道。这时，罗伯特的主治医师，一位精神病学医生，正好坐在我的旁边，有点坐不住了。场面挺尴尬。我这位"关键先生"，身为副主席和精神病学的权威人士，却正在扮演着一个傻瓜的角色。我与这位母亲产生了分歧，并难以达成一致。我又再一次试着向她解释压力反应系统的生物学原理，但她打断了我。

"把你刚才那一套用在给学校解释上吧，"她尖锐地说，"我的宝宝不需要什么药物。他需要的是有爱心的人，对他友善。他的学校和所有的老师都不理解他。"

"好吧。我们会跟学校谈的。"我让步了。

接着我就投降放弃了。"妈妈P，你是怎么帮助孩子的呢？"我问她，心里很好奇，为什么她不觉得罗伯特的"精神错乱"会给自己带来麻烦，而之前的寄养家庭和学校都是因为这个原因而被迫把这个孩子赶走的。

"我就是抱着他，轻轻晃动他。我就是爱他。当他在夜里尖叫着醒过来，在屋里乱跑的时候，我就会让他睡在我的身边，拍着他的背，给他唱歌，他很快就睡着了。"我的同事在旁边偷偷地瞄我，意思很明白：7岁大的孩子不应该再和自己的养护人睡在一起了。但是我却被妈妈P

的话吸引住了，想要继续听下去。

"要是他在白天出现烦躁的情况时，什么方法可以让他安静下来呢？"我问。

"一样的方法。我就会放下手头上的所有事情，抱着他，坐在摇椅里，告诉他很快就没事了。"

在她描述的过程中，我回忆起了在罗伯特病例中反复出现的情形。在每一项记录中，包括最近的学校记录，都有愤怒的员工无比沮丧地报告说，这个孩子毫不配合，行为像"小孩一样"不成熟，抱怨他太黏人。我问妈妈P，"当他出现这样的情况时，你不会觉得沮丧和生气吗？"

"你会在你的宝宝哭闹的时候生气吗？"她问我，"当然不会。小孩子就是这样的。即使宝宝把东西弄得乱七八糟、哭闹，甚至对我们吐口水，我们还是不会跟他们计较，不是吗？"

"难道罗伯特是你的小孩子？"

"他们都是我的小宝贝。只不过罗伯特是一个7岁的小孩子而已。"

我们结束了这次会面，约好一周后再见。我答应给学校打电话。妈妈P一直注视着我和罗伯特走进诊疗大厅。我开玩笑说罗伯特应该回来教给我们更多东西。这时，妈妈P终于笑了。

长期以来，妈妈P一直都把她收养的孩子们送到我们诊所来。我们也不断地从她身上学到东西。在我们还不知道的时候，妈妈P就知道，许多受到虐待和忽视的年幼受害者，都需要肢体刺激，比如被轻轻摇晃，被温柔地拥抱和安抚，这些举动看起来好像更适合年纪小得多的孩子。但妈妈P知道在和孩子们交往时不要管他们的年龄，而是要了解他们的需求，要了解他们在成长的"关键时期"也许缺失的东西。几乎所有送到她那里去的孩子都极度渴望拥抱和爱抚。每次我的员工看到她在候诊室里抱着和摇晃着那些孩子时，都会担心她太过于把这些孩子当成婴儿来看待了。

以前我也担心她这样过分关爱的肢体接触方式会让大一点的孩子们

觉得窒息，但我逐渐开始明白，这样的方式正是医生们应当经常推荐的。这些孩子从来就没有感受过反复的、形成习惯的肢体接触方式，而这样的方式又对形成调节良好的、反应迅速的压力反应系统至关重要。这些孩子从来都不知道有人是疼爱自己的，自己是安全的；他们在内心里缺乏安全感，因此很难踏实地去探寻世界，不带畏惧地成长。他们非常渴望被爱抚——而妈妈P就满足了这样的需要。

现在，我和劳拉以及她的妈妈坐在一起的时候，心里知道她们俩不仅会从妈妈P的育儿智慧中获益，也会从妈妈P那难以置信的母性本能中获益匪浅。我回到护士站，翻出妈妈P的电话号码，打给她，问她是否愿意接受一位母亲和自己的孩子搬到她那里去住，这样弗吉尼亚就能从她那里学习到该如何抚养劳拉了。妈妈P马上就答应了。幸运的是，两个家庭都受到某个资金项目的私下赞助，使得我们可以负担所产生的费用，而不必像通常的收养系统那么难变通。

现在，我得要说服弗吉尼亚和我的同事们才行。当我回到弗吉尼亚正在等候的屋子时，她看起来很焦急。之前我的精神病学同事给过她一篇文章，是我写的关于受虐待儿童的临床诊疗的文章。弗吉尼亚一定在心里认为我把她当成了一个不称职的妈妈。在我还没开口说话时，她就说："要是能有什么能帮助到我的孩子，你们尽管带她去好了。"弗吉尼亚的确很爱自己的孩子——只要是对孩子康复有好处的事，她都愿意做。

我向她解释我想做些什么，我希望她能和自己的孩子与妈妈P住在一起。她马上就同意了，表示自己愿意为了劳拉做任何事情。

但是，我的小儿科同事们仍然非常担心劳拉的营养问题。劳拉的体重严重不足，他们害怕没有医疗支撑的话，孩子无法获取足够的卡路里。毕竟，现在她是通过鼻饲管来进食的。我告诉其他医生，我们会严格监管她的饮食，以确保她获得足够的卡路里，事实证明我们做对了。我们记录下了她的可喜进展。在和妈妈P住在一起的头一个月里，劳拉摄入了比在医院的前一个月里更多的卡路里，在医院时，她的体重仅仅只是维持在 26 磅。然而，在妈妈 P 的抚育环境中，劳拉一个月就增重了 10 磅，从 26 磅长到了 36 磅！在摄取同样数量卡路里的情况下，体重增加了 35%，而之前，即便是摄入同样的卡路里也不能避免体重下降，原因就在于劳拉现在感受到了大脑所需的肢体爱抚，这样才能释放出恰当的荷尔蒙以供生长。

通过观察妈妈 P，以及感受到她对每一个周围的孩子所表现出的肢体情感，弗吉尼亚开始明白劳拉到底需要什么，该给她什么。在遇到妈妈 P 之前，进食是一件机械和充满冲突的事情：不同的医生和医院给出的饮食指导和建议总是不断更改，本来都是出于好意，可最终却不过是徒然地增加了劳拉空洞的进食体验罢了。而且，由于弗吉尼亚缺乏对孩子需求的理解，就会表现得时而充满感情，时而又非常严厉，有时又会为了惩罚孩子而不理会她。母亲和孩子都在这样的养护关系中感受不到常有的回报，于是弗吉尼亚就会变得特别容易沮丧。为人母就会变得特别艰难。没有神经生物能力来感知为人父母的愉悦，当然就会出现烦恼和愤怒了。

妈妈 P 所拥有的幽默感，所展现出的温暖和拥抱使得弗吉尼亚获得了某些自己错过的育儿技巧。通过观看妈妈 P 对其他孩子和劳拉的反应，弗吉尼亚也开始捕捉到了一些劳拉的信号。现在她已经能较好地辨别劳拉什么时候是饿了，什么时候是想要玩耍了，什么时候又需要睡午觉了。这个 4 岁的孩子过去好像还停留在不听话的"糟糕的两岁"的阶段，而现在却开始慢慢从情绪上和身体上成熟起来。随着劳拉的成长，母女之间的进食冲突也消失了。弗吉尼亚放松下来，能够更有耐心持续性地监管孩子。

弗吉尼亚和劳拉与妈妈 P 一起住了将近一年。后来，这两个女人一直是亲密的朋友，弗吉尼亚还搬到了妈妈 P 所住的社区，这样她们就能保持密切联系了。劳拉长成了一个聪明的小女孩，和她的妈妈有些相似，似乎喜欢疏离的情感，但道德感强烈；母女俩明显都有积极的价值观。弗吉尼亚生了第二个孩子以后，她知道该如何从一开始就恰当地对待孩子了，而这个孩子也没有出现发育问题。弗吉尼亚还去上了大学，两个孩子在学校里表现得也很出色。他们拥有朋友，常去的社区教堂，当然，还有同一条街上的妈妈 P。

然而，早期留下的伤痕仍然无法从劳拉和弗吉尼亚身上消失。如果你有机会悄悄观察一下这母女俩，就会发现她们的面部表情很茫然，甚至很悲伤。一旦她们意识到你的存在，很快就会表现出自己的社会人格，对你作出恰当反应，但如果你留意自己的"内心感受"，就会发现在你们的互动中有些尴尬和不自然的成分。母女俩都能模仿许多正常的社会交往行为，但两人都感觉到在社交中不自然，对发自内心的微笑或是温暖的肢体接触（如拥抱等）感到不自在。

虽然在某种程度上，我们每个人在面对他人时都是在"扮演角色"，但那些早年被忽略的人更不容易戴上面具。从"更高级"的认知程度来看，母女俩都做得很不错。她们都学会了使用道德规则，有很强大的信仰系统来调整自己的恐惧和欲望。但在她们大脑的社交系统中，与其他人情感联结的来源里仍然留存着她们在童年早期被中断关爱的阴影。我们成长经历中的本质和时机塑造了我们。就像那些学习外语比较晚的人一样，弗吉尼亚和劳拉永远都无法用纯正的语音来表达这门爱的语言了。

第五章
最冷酷的心

进入一间戒备森严的监狱总是令人不免胆寒：在通过了一系列复杂的安检之后，你还得上交钥匙、钱包、电话和任何可能会被偷掉或用作武器的东西。除了身上穿的衣服之外，所有能证明你身份的东西都要被没收。在你通过的第一扇上锁的门上有一个警示牌，写着：过此门后被绑为人质者，责任自负。从表面上看，这个政策的目的是避免探访者故意被囚犯劫持成人质，以便帮助囚犯逃脱，但同时也立马会让看到的人感到不安。之前我至少经过三到四层双保险的厚铁门，每道门之间都有无数的人力和电子安全监控，每扇门在你身后被重重关上，才见到我要面谈的对象。利昂，16岁时曾丧心病狂地杀害了两名十几岁的女孩，然后又强奸了她们的尸体。

弗吉尼亚和劳拉的例子从某一方面说明，儿童早期如果被忽略，大脑中控制理解同情以及与他人健康交往的区域会被干扰——通常这样的人会表现出尴尬、孤独和社交笨拙的症状。然而，在出生后的第一年就缺乏情感的话，也会更容易使人表现出恶意和不愿与他人交往的倾向。幸运的是，在前面那个母亲和女儿的例子中，两个人最后都变成道德感强烈的人，虽然在同情和理解他人的能力方面有所欠缺；她们早期的童年经历使得她们在情感上有所欠缺，常常忽略社交信号，但内心并没有充满愤怒和仇恨。而利昂的故事却危险得多——幸好还不常见。利昂的故事告诉我，父母的忽略会带来多大的伤害——即便是无意的伤害也会如此，而现代西方文化消解了大家庭，过去这样的大家庭则会保护孩子们免受伤害。

利昂犯下了死罪，面临着死刑。他的辩护律师聘任我为其出庭作证。听证会将决定是否有可以"减轻罪行"的因素，比如曾经有精神病史或是受过虐待，这些都会在判决时作为重要考量因素。我的证词会让法庭决定判处他终身监禁还是死刑。

我在一个美好的春日造访这间监狱，这是一个晴朗的日子，大多数人都会在这样的天气里感到生命的美好。小鸟快活的鸣叫和暖暖的阳光与我眼前这栋巨大的灰色建筑似乎很不协调。监狱的大楼有5层，是水泥砖的建筑物，有极少的几扇装着栏杆的窗户，还有一个带着一扇红色的门的绿色岗亭，岗亭很小，与巨大的监狱对比起来是那么不协调。周围是20英尺高的电网，在顶上有3层有刺的铁丝网。我是唯一置身于高墙外的人。有几辆旧车停在空地里。

我走向那扇红色的门，心跳加速，掌心冒汗，我告诉自己要冷静。整个地方让人感到充满了肃杀之气，我穿过一扇双层门，穿过金属探测器，又被粗略地搜了一下身，然后由一个警卫带领着进入了监狱，这个警卫看上去像是个关在狱中满怀怨恨的囚犯。

"你是心理医生？"她问，用一种不以为然的眼神看着我。

"不，我是精神科医师。"

"好吧，管你是什么。你要愿意可以在这儿待一辈子。"她轻蔑地嘲笑说。我也勉强地挤出笑容。"这是规定，你必须先阅读了解。"她递给我一张文件，又继续说，"不许进行非法买卖。不许带武器。也不许从监狱里带出礼物或是任何其他东西。"她的语调告诉我她绝不会站在我这边。也许她觉得自己要在监狱里度过这么美好的一天实在是令她愤怒。也许她愤怒的原因是觉得心理健康专业人士的工作就是和司法系统一起帮助罪犯逃脱惩罚。

"好的。"我回答，尽量表现出对她的尊敬，但我能感觉到她已经对我有了成见，虽然她对我有敌意并不是什么奇怪的事。我们的大脑会适应周围的环境，这样的地方的确不大可能让人产生友善和信任。

会见室很小，有一张金属桌子和两把椅子。地板是平铺的，单调的灰色上有些绿色的斑点，墙被刷成砖灰色。两名男性狱警将利昂带了进来。他在我面前看起来很小，很孩子气，穿着一件橘色的连身衣，手和脚都被铁链铐在一块儿。他比同龄人看起来要瘦小，不像是那种会要人命的样子。但的确，他的姿势很挑衅，而且我能看出，他的身上已经有一个监狱里的文身，他的前臂上烙着一个弯曲的"X"。但是这种强硬的做派却显得做作和虚假，就像个头不大的小公猫把身上的毛竖起来一样，为了显得比本身看起来要大块头。这简直让人难以置信，这样一个才18岁的男孩曾经残忍地杀害了两个女孩。

他在自己居住的高层公寓电梯里见过这两名年轻的受害者。尽管才下午三四点钟，他就已经开始喝啤酒了。他粗鲁地向这两名十几岁的女孩提出交往的要求。毫无意外地，两名女孩拒绝了他，于是他尾随她们进入公寓，很明显，之后他们发生了肢体冲突，他用一把餐刀捅死了两名女孩。切尔西只有12岁，她的朋友露西也只有13岁。俩人才刚进入青春期。袭击来得如此突然，而利昂又比她们的块头大得多，两个女孩都无法抵抗。利昂迅速地用皮带捆住切尔西。然后，在露西和他的打斗中将其杀害，也许是害怕留下活口，也许是还处在狂怒的情绪中，利昂又将被捆住的切尔西杀害了，之后强奸了两人。他的愤怒仍未平息，还对俩人的尸体又踢又踩。

虽然利昂一直都有触犯法律的记录，但这些记录并未显示出他会犯下这样的滔天大罪。他的父母都是工作勤奋的人，是已婚的合法移民，都是没有犯罪记录的良好公民。家里也从来都没有和儿童保护服务部打过交道，也没有虐待、寄养安置，或是任何被出示红牌的依恋问题的记录。但是，利昂的所有记录都显示，他是一个操控身边人的高手，而且，更糟糕的是，他完全缺乏与他人的情感联系。他常被描述成一个缺乏同情或是没有同情心的人，对大多数在学校里或是少年司法程序所制定的规则表现出冷酷、无情和漠然。

看到他现在这样，在这间可怕的监狱里戴着脚镣手铐，显得这么弱小，我都快要忍不住替他难过了。接下来我们开始了交谈。

"你就是律师安排的医生？"他带着失望的表情问我。

"是。"

"我告诉她我想要个女医生。"他冷笑着说，并将椅子从桌子边推开，用脚踢了踢。我问他有没有和自己的律师谈论过我们的这次会面，是否了解会面的目的是什么。

他点点头，想要表现出强硬和冷漠，但我知道他一定是吓坏了。也许他永远都不会承认或是意识到这一点，但内心里，他总是处于防卫状态，总是很警戒，总是在研究自己身边的人，尽力想要知道谁是会帮助他的人，谁是会伤害他的人，这个人的弱点是什么，他想要什么，害怕什么？

从我进屋的那一刻起，我能看出他也在研究我。探寻我的弱点，寻求操控的办法。他很聪明，知道一般的精神科医师都会心胸开阔、心地善良。他就已经成功地争取到了自己的首席律师。现在那位女律师非常同情他，他还让这位女律师相信自己是被冤枉的人，是那些女孩邀请他进入公寓的。她们答应与他发生关系。结果事情有变，就发生了意外。他被尸体绊倒了，所以靴子沾上了血迹。他从来没想过要伤害她们。而现在他也打算说服我，自己是那两个坏女孩调戏和诱惑下的被误解的牺牲品。

"说说你自己吧。"我用开放式的问题来发起对话，想看看他会如何反应。

"什么意思？这是精神科医师的鬼把戏吗？"他怀疑地问。

"没什么，我只是觉得你应该是谈及自己的最佳人选。我已经听了很多其他人的看法。老师的、治疗专家的、感化师的、媒体的。他们都有自己的评论。所以我想听听你对自己的评价。"

"你想知道什么？"

"你想告诉我什么？"较量持续进行。我们彼此兜着圈子。这是我非常熟悉的游戏。他也玩得不错。但我更惯于此道。

"好吧，我们现在就开始吧。住在监狱里感觉如何？"

"很无聊啊。不会觉得难受啦，只是没什么事做。"

"告诉我你每天怎么过的。"于是就这样开始了。他逐渐开始放松下来，描述了监狱里的生活，还有自己早期在少管所里的经历。我让他一直讲，过了几个小时，我们休息了一下，以便他可以抽支烟。我再次回来时，就可以切入正题了。"告诉我关于那些女孩的情况吧。"

"真的不是什么大事。我当时在外边闲逛，这两个女孩正好路过。我们聊起来了，她们邀请我一起到公寓里去找点乐子。于是我们就一起去了，可她们又变了主意，这就把我惹火了。"这个陈述和他最初的描述，以及其他的供词都不一样。好像犯罪过去的时间越久，他在故事中所犯下的暴力就越少似的。他每讲一次，就对所发生的事件负更少的责任；好像不是那些女孩，而是他自己，变得更加像个受害者。

"这不过是个意外。我只是想吓吓她们，但那两个蠢妞却不闭嘴。"他继续说。我的胃纠结得难受，但还是告诉自己，不要作出任何反应，保持冷静，听他说就好了。如果让他感觉到你有多么惊骇和讨厌他的说辞，他就不会坦白出来了。他还会继续编故事。于是我点了点头。

"她们很大声吗？"我尽量装着心平气和地问。

"是啊。我告诉她们，只要闭嘴，我是绝不会伤害她们的。"他在淡化自己杀人犯的形象。他根本就没有提到强奸，也没有说到自己如何粗暴地踢打那两个女孩。

我问是否女孩们的尖叫声激怒了他，使他用力踢她们。因为尸检报告表明，那位 13 岁女孩的脸部、颈部和胸部都有被用力踢或被踩的痕迹。

"哦，我并没有真的踢她们。我只是被绊倒了。那天我喝了点儿酒，走路不稳。"他说道，期待着我能把他的话茬接下去。他在观察我是否相信了他的谎言。他的脸上和声音里没显示出任何感情。描述谋杀的事件就好像是在学校里做一个地理课报告一样。唯一能感觉到的情绪就是他在表述受害者"逼得他"杀了人的时候的鄙视态度，以及对她们的还击和反抗所表现出来的愤怒。

他的残酷令人发指。这是一个掠夺者，他只会关心能从他人那里得到什么，他能让别人做什么，别人能如何为他自私的目的服务。他甚至无法在辩护律师为他聘请的精神科医师面前假装表现出一点同情心，让人无法从他身上看到一丁点儿的闪光点、善良或是希望。

他并不是不知道自己应该表现出悔意。他只是根本不会考虑他人的感受，只会利用别人。对他人不会报以同情心，所以也就无法伪装。利昂不是不聪明。事实上，他的智商在某方面大大高出平均值。但是，发展却极端不平衡。他的语言智商低于平均值，而他的行动能力，比如对一系列图片进行排序或是放置空间中的物体等能力则相当高。他在解读社交场景和理解他人意图方面的表现则异常优秀。

像这样语言能力与行动能力得分差距明显的情形常常可以在受到虐待或是创伤的孩子身上看到，说明大脑中某些区域的发展并没有得到满足，特别是那些调节低等反应区域的大脑皮层部分。普通人群中大约有 5% 的人会出现这样的情况，但在青少年治疗中心，这样的比例则会超过 35%。这也反映出了大脑在发展过程中的使用依赖机制：发展中的混乱和威胁越多，大脑的压力反应系统以及负责解读与压力相关的社会信号的大脑区域就会得到成长，而缺乏感情和关爱则会导致同情和自我控制的系统发展不足。这些测试结果首先传递了一种信号，在利昂的儿童早期可能发生了什么状况。

　　我试着回忆在我们的谈话中可能提到过的特别片段，但却不得要领。一般来说，大多数人都不会记得太多从出生到上幼儿园这个关键的发展阶段里出现过的事情。但是有证据表明利昂从很小的时候就麻烦重重。他的记录显示，他在学前阶段就表现出了过激行为。从我们的谈话中，我也可以看出他没什么朋友，在家庭以外也没有什么长久的友情。他的档案显示出他有过欺压弱小的经历和一些小犯罪行为，如入店行窃和小偷小摸之类的，但在之前还从未进过监狱。大多数时候他在青少年期对法律的触犯只是导致了缓刑，尽管也犯下了一些严重的过错，但都没有在少管所里待多长时间。

　　然而，我的确发现他犯下了或者说是被怀疑犯下了几起严重的违法事件，但因为证据不足而没有受到指控或被判有罪。例如，他曾经被发现拥有偷盗来的自行车。而自行车主是一名十几岁的少年，被人严重打伤而住进了医院，所受到的伤害可能终生无法恢复。但由于没有证人目睹这次袭击——或者说没有人愿意站出来——于是利昂仅仅被指控为非法拥有盗窃财产。在后来几次的评估会面中，他最终还向我夸耀之前的几次性骚扰，在谈到谋杀的时候仍然表现出了冷血的轻蔑态度。

　　为了能发现他身上任何一丁点悔过的迹象，我最后问了一个非常简单的问题。

　　"现在如果让所有的一切都重新来过，你会有什么不一样的举动吗？"我问他，希望至少能从他的嘴里听到些像是要控制自己的愤怒，不要伤害他人的陈词滥调。

　　他好像是想了一分钟，然后回答说："我不知道，也许应该把那双靴子扔了吧？"

　　"把靴子扔了？"

　　"是啊。我就是因为靴印和靴子上的血迹才被抓住的。"

　　许多心理学家在离开监狱的时候都一定会认为利昂就是那种典型的

"坏胚子"，天生的怪胎，一个没有同情心的小魔头。似乎先天的基因倾向影响了能产生同情的大脑系统。然而，我的研究却使我相信，像利昂这样，早期并未缺乏关爱，却出现了这么极端的情形，实在是非常罕见。

再者，如果利昂的病态行为源于基因，他的家人或亲戚必然有人也带有这样的基因，即使没有他这么极端的问题，也应该有一些问题存在。例如，也许会有多次被捕的记录等，但我们找不到这样的证据。而且，是利昂自己的哥哥向警察举报了他，这个兄弟和利昂在各方面都大相径庭。

弗兰克，利昂的哥哥，和他的父母以及其他亲戚一样，做着一份收入颇丰的职业。他是一位事业有成的水管工，已婚，是一名有责任感的父亲，有两个孩子，受到大家的尊重。在利昂犯罪的当日，他回家时发现利昂还穿着那双沾满了鲜血的靴子，在起居室里看电视。电视新闻上正在播报紧急通告，说在利昂居住的大楼里发现了两名年轻女孩被害的尸体。弗兰克偷偷地打量了几次利昂的靴子，等到利昂离开的时候，就报告了警察，说自己怀疑其弟弟与该起犯罪有关。

兄弟姐妹之间拥有至少 50% 相似的基因。然而弗兰克在基因上却表现出远比利昂更富于同情心，这不能光归咎于二人不同的脾性和人生道路。就我目前所知，利昂和弗兰克拥有同样的家庭和父母，所以利昂的环境不太像那种会产生出罪犯的环境。但是在我见过弗兰克和他们的父母玛丽亚和艾伦之后，我认为找到了利昂问题的根源。在我们的第一次会面里，他们都表现出了对这一事件的悲痛之情。

玛丽亚的个头很小，穿着保守，开襟羊毛衫的扣子都扣上了。她直着身子坐在那儿，双膝紧闭，两只手都放在膝盖上的手提包上。艾伦穿着深绿色的工作服，衣服袋子上绣着他的名字，绣成白色椭圆形的形状。弗兰克穿着一件带衣领扣的、蓝色领圈的衬衣和一条卡其布裤子。玛丽亚看上去既悲伤又脆弱，艾伦看上去好像觉得很耻辱，而弗兰克则看起来很愤怒。我和他们每个人握手，并试图和他们有眼神接触。

"很遗憾我们要在这样的情形下会面。"我说道，小心地观察着他们。我想看看他们彼此之间的关系怎样，是否拥有同情的能力，是否会表现出什么病态或是奇怪举动的迹象，这些信息也许是在利昂的医疗记录和家族史中没有反映出来的，但是他们的表现非常得体。他们看上去很悲痛、很愧疚，对这件事很关心，这些都是任何一个家庭里有某个成员犯下糟糕的罪行时，家里人会表现出的态度。

"如你们所知，你们儿子的律师委托我对他进行评估，为庭审判决做准备。我已经见过利昂两次了。现在我希望能和你们接触一下，以更好地了解他之前的情况。"他的父母都听着，但没有一个人和我有眼神交流。然而，弗兰克盯着我，好像是要保护他父母的架势。"我们都想弄明白他为什么会做出这样的事情。"我说道。他的父母看着我，点点头，父亲的眼睛里充满了泪水。整个屋子里弥漫着悲伤的气息。弗兰克终于把视线从我身上挪开，眨着眼睛，不让泪水流下来。

我可以看出，这对父母在追问"为什么"的过程中饱尝了悲伤、困惑与负罪感。为什么他们的儿子会做出这样的事？他怎么会变成这样的？我们到底做错了什么？难道我们是不称职的父母？还是他天生就这么坏？他们在讲起利昂的时候充满迷惑，告诉我他们已经尽力做到了最好，工作努力，给予利昂他们所能给予的一切。他们告诉我，会带利昂上教堂，遵循老师、学校和律师要求的一切准则。我还听到他们在自责：也许我们应该更严厉一些；也许我们应当不要这么严厉；也许在他第一次陷入麻烦时，我就应该把他送去和我的母亲同住。他们每天都想要弄明白，每天都在悲伤和失眠之中煎熬，还要假装无视邻居们和同事们的异样眼光。

"我们从头开始吧。告诉我你们俩是怎么认识的？"我说道。艾伦先开口，当他回顾自己的童年和求爱时，脸上露出了淡淡的微笑。艾伦和玛丽亚在还是孩子时就认识了。他们生活在同一个小山村里，都有一个大家庭。他们上同一所学校，在同一座教堂里祈祷，生活在同一个社区里。他们都很穷，但家庭幸福。成长的过程中与各位表堂兄弟姐妹、叔伯姨婶、祖父母相伴。彼此之间没有隐私，但这也表明彼此之间互相关心。在艾伦和玛丽亚的家乡，总是会有一位或两位亲人关心着孩子的成长。

玛丽亚在 15 岁时从高中辍学了，在一家当地的旅馆做服务生。艾伦一直读到高中毕业，然后去附近的工厂工作。在艾伦满 20 岁，玛丽亚才 18 岁的时候，他们结婚了。艾伦在工厂里干得不错，收入也不错。很快玛丽亚就怀孕了。

怀孕的消息让双方家庭都欣喜无比。大家对她呵护备至，她辞了工作在家里陪孩子。这个小家庭住在一位叔父家的地下公寓里。玛丽亚的父母就住在隔壁，而艾伦的家也只有一街之隔。当谈到这段时光时，他们会微笑地看着对方。艾伦基本上从头讲到尾，而玛丽亚就会点头附和。弗兰克则专心致志地听着，好像他之前从来都没有听过父母早期的故事一样。在这一刻，这个家庭好像已经忘记了到这里来的原因。

由于艾伦主宰了整个谈话，我就不时地有意将问题抛给玛丽亚，但大多数时候，玛丽亚都只是礼貌地看着我微笑，然后看着自己的丈夫代替自己回答问题。很快我就明白了，玛丽亚虽然心地善良，又有礼貌，但在精神上很虚弱。她看起来好像对我提出的大部分问题都不太明白似的。最后，我问她："你喜欢学校吗？"艾伦看着我很有礼貌地说："她这方面不行。"而玛丽亚则茫然地看着我，我点点头，冲她微笑着。她的丈夫和儿子很显然都在保护她。

艾伦接着描述他们第一个儿子弗兰克诞生时的情景。玛丽亚从医院回到家以后，外婆、奶奶、阿姨、婶婶们，以及年长的堂表姐妹们花了不少时间和新妈妈、新宝贝待在一起。妈妈和宝贝都沉浸在大家庭的关注和爱护中。每当玛丽亚感到照顾孩子的责任要将自己击垮时，就总会有一个阿姨或是姐妹，或是自己的妈妈在旁边帮助她。当孩子的哭声令她抓狂时，她总是能找到一个家庭成员来看护孩子，自己放松一下。但是艾伦不久后失业了。他努力地寻找新工作，但工厂已经倒闭，而没有大学文凭想找到一份体面的工作基本不可能。失业半年之后，他试图做另一份在工厂里的工作，但工作地点在城里，离家 100 英里远。艾伦没有别的选择，只好接受。

现在，这个家庭只好带着 3 岁的弗兰克搬家到了城区的一所公寓里。他们唯一能负担得起的房子位于一处破败的贫民区，这是暴力犯罪率和吸毒率高居不下的地区。该区很少有人工作，也很少有人定居下来。就像这个国家里的普遍情况一样，大家族的人都是分散居住的，不像在家乡那样住在一起。很多有孩子的家庭都是单亲妈妈在支撑。

很快玛丽亚就怀上了利昂。然而，这次怀孕和她的第一次怀孕大不相同。玛丽亚现在要整天一个人带着蹒跚学步的孩子独自待在公寓里。她对新生活感到无比困惑和孤独。她不认识任何人，也不知道该如何结交邻居们。艾伦每天工作的时间很长，回家后已是筋疲力尽。玛丽亚自己 3 岁的儿子成了她最好的朋友。他们在一起度过很多时间。他们会步行到附近的公园，搭乘公车到城里的免费博物馆，还会参与教堂里妈妈们的非正式聚会。玛丽亚养成了规律的生活习惯，每天早晨很早就离开公寓，在外面待上一整天，回家之前再顺便带些杂货回去。这样的规律非常惬意。每天与熟悉脸孔的人碰面就是她与其他人的微弱联系，提醒她所放弃的熟悉的世界。但她仍然还是会想念乡下的那些亲朋好友、左邻右舍。想念那群有经验的妇女们帮助她照顾第一个孩子的情形。

很快，利昂诞生了。玛丽亚完全被新生儿不可避免的麻烦搞得手忙脚乱。之前她从未单独抚养过婴儿。生弗兰克的时候，长辈知道玛丽亚力有未逮，随时伸出援手，让弗兰克得以在一个关爱、安全而温暖的环境下成长。可是当利昂出生后，这些带来安全感的关系网络却不复存在。我开始明白为何利昂与弗兰克会这么不同了。

"他是个非常难缠的孩子，整天哭闹。"玛丽亚向我这样描述利昂。

她微笑着说，我也向她回报以微笑。

"那么你如何安抚他呢？"

"我会喂他吃东西。有时他拿到奶瓶，就不哭了。"

"还有呢？"

"有时他哭得停不下来。于是我们只好出门散步。"

"我们？"

"我和弗兰克。"

"啊。"

"有没有人来帮助你们带利昂呢？"

"没有。我们会醒来后喂他吃东西，然后出去散步。"

"散步的方式和利昂出生之前一样吗？"

"一样的。我们会去公园玩上一会儿，然后坐公车去教堂，吃午饭之后去儿童博物馆，再赶车去市场买些晚餐吃的食物。之后就回家了。"

"那么就是整天都基本在外面了？"

"是的。"

渐渐地，事情越来越清楚了，从利昂大约 4 周大开始，妈妈就和当时 4 岁的大儿子一起继续他们的"散步"。她把还是婴儿的利昂单独留在黑暗的公寓里。当我听着这位母亲的讲述，心情一直在下沉——这位妈妈很单纯，但是却对婴儿最关键的需要一无所知——她就这样描述着自己是如何一步步地忽略了自己的小儿子。我实在很难对她作出批评：毕竟对自己 4 岁的孩子，她也付出了关爱和照顾。但同时她也剥夺了自己新生孩子利昂成长和维持健康关系的必要体验。

"他的哭闹没有以前那么多了。"她说道，认为自己解决问题的方法奏效了。但是随着利昂年龄的增长，父母都描述说，他从来都不会像弗兰克一样能体会到父母的养育之恩。每次当他们指责弗兰克时，他都会因为自己让父母失望而内疚，会纠正自己的行为。而父母表扬他时，他会报以微笑，看得出来他觉得让父母开心是一件有意义的事情。当他还是小男孩时，总是会缠着爸爸妈妈，会跑向他们，用自己的小胳膊拥抱他们。

然而，当受到批评或惩罚时，利昂会面无表情。他好像不在乎让父母失望或是在情感上或身体上伤害他人。他不会纠正自己的行为。当父母或是老师为他感到高兴，给予他积极的关注时，他好像也无动于衷。他会主动地避开与他人的肢体接触。

随着时间的推移，他学会了用奉承，逢场作戏，以及其他的操控手段来获取自己想要的东西。如果这些方法不奏效，他就干脆用偷的或抢的。如果在做坏事时被捉住，他就会撒谎，如果谎言被揭穿，他就会对教训与惩罚表现出冷漠的态度。他从惩罚中所得到的教训好像就是如何提高自己的欺骗能力，以及如何更好地掩饰自己的糟糕行为。他的老师、法律顾问、青少年牧师和指导员都有同样的看法：利昂好像对任何人任何事都不关心，除了他自己。正常的人际互动——如让自己的父母感到骄傲，让朋友开心，如果伤害了所爱的人会感到沮丧等——都不会对他有任何影响。

因此他开始不断地惹上麻烦，先是在学前班，然后是幼儿园，接着是小学。起初只是一些小事情：如偷吃糖果，欺负同伴，用铅笔戳同学，跟老师顶嘴，无视规则等。到了三年级，他就被送到心理健康服务机构了。到了五年级时，他就已经是青少年司法系统的常客了，成长的过程中伴随着旷课、偷盗和破坏行为。这些反复出现的犯罪行为使得他在十岁时被诊断为患有"行为障碍"。

从小，每当玛丽亚带着弗兰克出门散步时，利昂就在婴儿床里哇哇大哭。但他很快就发现号啕大哭无济于事，就停止了哭泣。他就这么躺在那里，孤孤单单，无人照看，也没有人同他讲话，也没有人称赞他会翻身了，会爬了（当然婴儿床里也没有多少空间可以供他探索发现）。在一天中的大多数时候，他听不到别人说话，也看不到新鲜的东西，更得不到任何关注。

与劳拉和弗吉尼亚的情形一样，利昂被剥夺了大脑区域发展所需的关键刺激，这些区域是用来调节压力的，也和与人做伴时所带来的愉悦舒适有关。他的哭闹无人应答，他在幼年时期对温暖和触摸的需要没有得到满足。而弗吉尼亚至少在寄养家庭里面了解了什么是持续的关爱，虽然她总是不断地从一个家庭换到另一个家庭，而劳拉至少知道自己的妈妈总是会在身边，尽管她没有从妈妈那里感受到足够的肢体关爱。利昂的幼年生活却是让人抓狂的反复无常。有时玛丽亚会对他报以关注，有时又会让他一个人在家里待上一整天。艾伦在家的时候偶尔会和他一起玩耍，但更多的时候艾伦在外工作，或是回家以后太筋疲力尽，根本无暇顾及这个婴儿。间歇性的关爱总是被忽略所打断，这样的环境对孩子来说可能是世界上最糟糕的状态了。大脑需要模式化的反复刺激，才能健康发展。而一个婴儿的恐惧、孤单、不适和饥饿只能得到零星的不可预知的缓解，这会使其压力系统处于高度紧张的状态。利昂在恐惧和需要时，没有得到持续的和关爱的回应，他就永远无法在人际交往中发展出正常的联系，也无法从压力中解脱出来。他只学到一件事：他能依靠的人只有自己。

在与他人互动的过程中，他的予取予求使他看上去总是那么贪得无厌、咄咄逼人和冷酷无情。在获取自己强烈渴望的关爱无果之后，利昂会攻击他人，抢夺物件，毁灭事物。要是只得到惩罚，他就会火冒三丈。他的行为越是表现得"糟糕"，周围的人就越是确信他"无可救药"，不值得他人关爱。这样就形成了恶性循环，随着利昂年纪的增长，不良行为也由横行霸道发展成了作奸犯科。

利昂发现其他人都喜欢拥抱和触摸，但由于自己的需要已经被忽略了，他开始厌恶这样的举动。他也发现其他人喜欢彼此之间的互动，但由于在幼年时没有受到关注，现在只能用冷漠来形容他了。他就是不明白人与人之间的关系。

利昂懂得享受美食，也喜欢物质所带来的快感，如玩具和电视等，也爱好感官上的快乐，包括那些与性发展相关的快感。但由于他大脑的关键社会线路部分在发展过程中被忽略，于是利昂无法真正体会让他人愉悦，获取他人称赞的快感，同样，如果自己的行为让老师和同伴们不悦的话，他也不会觉得这样的不认同会让自己难过。由于没有体会到和他人交往的愉悦之情，利昂也就无法像他人所期望的那样做，他不会因为他人的快乐而感到愉悦，也不会在意他人是否会受到伤害。

他两岁半的时候，利昂因为行为问题而被送到一家学龄前辅导机构去接受纠正治疗，这本来应该是一个转机的，但结果却事与愿违。现在妈妈不会再把他一个人丢在家里了，他有了足够的机会接收认知刺激，他可以与人交流，并学着理解人们对他的期望。但这些都无法弥补他所失去的。虽然这个计划的初衷很好，但只有一名保育员，却要看护 5～6 名有严重问题的蹒跚小儿，这样的比例对这个年纪的正常儿童来说远远不够，他们得不到足够的关注，更不要说这是些情绪上有障碍的孩子了。

然而，利昂大脑皮层的认知发展使得他确实注意到了他人的行为举止方式。随着时间的推移，利昂能够在自己想要的时候惟妙惟肖地模仿他人的举动。虽然他的大脑边缘系统和相关神经系统发展不充分，将他与别人的互动局限于一种肤浅、表面的互动之中，但这已经可以使他通过操控别人来得到自己想要的东西。对利昂而言，他人不过就是物件而已，要么会挡住他的路，要么能够为他所用。他是一个典型的反社会例子（精神病学诊断为反社会型人格障碍，即 ASPD），我认为他是自己身处环境的彻头彻尾的产物，与其基因无关。我相信，如果他成长的方式和自己的哥哥弗兰克一样的话，也可能会拥有正常的人生，也几乎可以肯定，他不会变成今天这副样子。

然而他之前接受的帮助反而使他的情况更加严重，例如学龄前的干预项目将他置身于各种问题儿童中去。研究已经反复证明，一个孩子周围如果都是存在问题的同伴，那么这个孩子的问题会更加严重。而这样的状况持续了利昂的整个童年和青少年期。在这些地方，他结识了别的反社会的同伴，彼此之间又互相影响。他们变成了犯罪行为中的搭档，互相怂恿，认为暴力就是解决问题的最好办法。而且，通过自己对周围人的观察，通过看电影电视，这些都是他用得最多的打发时间的方式，利昂也得到了这样的信息：暴力才能解决问题，在身体上强于他人是一种快感。利昂学会了模仿人类最糟糕的行为，而且不认为自己应该模仿人类最善良的行为。

还有其他一些大脑障碍会降低人类的同情能力，也可以说明像利昂这样的反社会行为。最熟悉的就是自闭症谱系障碍，包括我们知道的阿斯伯格综合征———一种轻度的自闭症。自闭症谱系障碍深受基因影响，并表现出程度不等的能力不适。大约有1/3的自闭症儿童终生都无法学会讲话，并表现出不想与他人交流，更专注于物件而不是人。他们通常都不会进行想象性的游戏，在形成和理解人际关系上有巨大障碍。

自闭症谱系障碍通常还会伴有感官综合问题，以及过于敏感等症状，例如无法忍受"让人发痒"的织物，对噪声和明亮的光线难以接受。自闭症儿童会不停地重复某些行为，如摇晃等，还会有奇怪的癖好，特别是对那些移动的物体很着迷———例如，火车或是玩具汽车的轮子等。一些患有自闭症的人会在数学或是绘画上表现出非凡的天赋，而大多数则会对某一特别的物件或是想法表现出特别的兴趣。

患有阿斯伯格综合征的人要比严重自闭症的人好一些，他们更擅长与人接触和社会上生活，但他们的癖好和不能读懂社交信号使他们离群索居。他们糟糕的社交技巧也会使他们很难找到工作或是继续做下去，虽然有些时候他们的数学和动手能力可以大大地弥补社交上的笨拙。许多不善与同伴交往的小孩被称作"怪人"或是"书呆子"，也许就患有阿斯伯格综合征，或是接近这一症状的诊断标准。

为了能够进行正常的社交，人们发展出了一种"社会认知"能力。换句话说，就是人们应该知道，他人和自己是有区别的，对世界有着不同的看法，有不同的欲望和兴趣。但在自闭症儿童的世界里，这样的区别界限是模糊的。自闭症的儿童不会交谈的原因可能是他们没有意识到交流的必要：他们没有意识到，其他人并不知道他们所知道的一切。在一个著名的试验中，研究者们将一支铅笔放入一只管子，通常这只管子是用来装糖果的，他们询问自闭症的儿童，屋外的人可能会认为管子里装着什么东西。正常儿童，甚至唐氏综合征的学龄前儿童都会回答说是糖果。但自闭症的儿童会坚持说屋外的人一定会认为是铅笔，他们没有意识到屋外的人没有看到糖果被装进去，会认为管子里装着同样的东西。自闭症儿童知道管子里已经没有糖果了，于是他们的逻辑假设就是别人也一定知道这个事实。（大脑中负责掌管"社会认知"的区域位于左内侧额叶，就在眼睛上方。）

然而，与利昂所表现出的反社会情形不同，自闭症的患者虽然会表现得很奇怪，虽然不懂得同情和赞赏，例如，不知道忽略他人是一种伤害等，但他们并不会诉诸暴力或是犯罪。他们只是在概念上缺乏同情。自闭症的人群可能经常对他人的情感和需要不太敏感，但这主要是因为他们无法完全察觉这些情感，而不是因为他们想要给他人带来伤害或是故意表现得不友好。他们仍然拥有爱的能力，能感受到情绪上的痛苦，但是却无法完全理解人际交往和拥有正常的人际关系。他们缺乏同情是因为他们很难想象别人的感受——有时我们把这称为"精神性盲"——然而，他们一旦意识到了别人的感受之后，绝不会缺乏同情。

而利昂这样的反社会情形却不一样。他们没有同情心是因为很难体会到他人的情感，并且缺乏对他人的怜悯。换句话说，他们不仅完全不能体会他人的情感，而且也不在乎是否会伤害他人，甚至他们会在内心里期望伤害他人。他们能够从别人的立场出发，也能够推测出别人会采取什么行动，但他们就是不在乎。他们唯一在乎的就是别人会对自己有什么影响。

从本质上看，他们拥有"社会认知"，但却是扭曲的。他们无法完全体会到爱的感觉，把这看成要许下诺言以换取性爱的条件，而不是自己内心真正的情感。他们利用他人的情感来操控别人，反社会的人认为每个人都是这样做的。他们在人际交往中感受不到愉悦，也认为其他人的行为举止不过是从自己的利益出发而已。于是，关爱和怜悯对他们而言都不过是操控手段，并非情感的真实流露。他们在情感上是僵化的，被冰封住了，不仅歪曲了自己的情感，也曲解所看到的他人的情感，并对这样的歪曲作出自己的反应。

毫不奇怪，研究现在已经证实，反社会的现象可以从某些神经传输系统中找到化学关联，这些系统构成了我们的压力反应系统：例如血液中的血清素、去甲肾上腺素和多巴胺系统会出现改变，预示着会出现激进、暴力和反社会的行为。年轻人表现出反社会的特质，以及冷漠无情的行为举止多半是因为压力荷尔蒙皮质水平反常（可以通过唾液测试来测出）。反社会人群最臭名昭著的特点就是能骗过测谎实验，事实上这类测试是检测与焦虑和压力相关的生理反应，并不是检测与欺骗相关的生理反应。这样看起来，反社会人群的压力系统或许是因为早期创伤而过度运转，或是因为本来就脆弱的基因，当然更有可能是二者兼有的原因，变得无法正常调节，除了极端的刺激之外，不会对任何事物作出反应。这样就使得他们看上去很"冷酷"，缺乏情感，撒谎而不被发现，因为从他们身上看不出任何害怕的迹象，要是换了其他人早就露出破绽了。这就意味着反社会的人群需要更多的痛苦或是欢乐的刺激才能触动他们。不像大多数的人，在面对创伤的时候，会陷入到极度敏感的状态，任何会引起压力的事件都会带来过度的反应，反社会的人群的压力系统似乎处于另一个极端，他们会显示出可怕的——有时甚至是致命的麻木。

在准备出庭证词时，我一直在认真思考应该如何在法庭上谈及利昂，以及我是如何看待此次行为他应该承担的责任的。为何他要杀人？为什么有人会想要杀人？这样的问题本身是否就具有正确性？我想，也许我应该先考虑一下为何我们这么多人都没有杀人，究竟是什么让利昂的行为不受控制。这个男孩是怎么把事情弄成今天这个状态的？他是如何将自己的不幸、被忽略和创伤铸造成仇恨的——还是这些因素完全铸造了今日的他？

　　毫无疑问，他是有罪的，而且从法律上看神志清醒，能够区别对错。利昂知道谋杀是犯罪，会受到惩罚；他承认了这一点，而且诊断也表明他没有患任何会阻碍他作出正确的道德判断的精神疾病。

　　在他童年时期和青少年时期的大部分阶段，表现出的症状是注意力缺陷障碍和品行障碍。作为成年人，利昂符合注意力缺陷多动障碍和反社会人格障碍的症状，其表现可以简单描述为对抗性的、冷酷的行为，无法集中注意力，但头脑清醒，足以知道杀人和强奸是不可饶恕的行为。这些症状会造成本人无法控制其冲动，但无法控制的冲动不代表本人完全丧失自由意志。

　　但利昂无法感知和给予爱，这又该如何看待呢？是否因为童年时期的经历损害了他大脑中的某部分，使得他无法感受到我们大多数人在人生中能体会到的最大幸福：人与人之间的痛苦和欢乐？当然不是。我认为，他应该为自己的缺陷负责。弗吉尼亚和劳拉受到同样问题的困扰，却没有变成暴力人士，更不会成为杀人犯。

　　也许有人会说，是因为性别不同才造成这样的差异，确实，男性更有可能做出暴力行为。男性杀人犯的数量远远超过女性杀人犯，至少是9∶1的比例，虽然近期来有迹象表明这样的差距正在缩小。然而，纵观历史，在每个不同文化中，甚至在大多数的物种里，雄性暴力占据了主导地位。我们的近亲大猩猩，也是雄性常常发起战争，雄性更倾向于使用暴力。然而我治疗过其他一些有着更糟糕的被忽视、虐待和抛弃的经历的青春期男孩子，与利昂相比更没有机会感受到爱与关怀。还有孩子是被关在狗笼里长大的，根本就没有什么关爱的家庭，不像利昂，双亲健全，还有哥哥，利昂不过是因为无知而被忽略，并不是蓄意而为。我所接触过的这些男孩子长大后都很尴尬和孤独，还有许多患有严重的精神疾病，但大多数人都没什么恶意。

那么基因又起到了什么作用呢？可以用此来解释利昂的行为吗？不良基因与不宜的环境结合，很有可能就变成他成长过程中的一个影响因素。假如利昂的脾气好一点，那么玛丽亚也不会因为他的烦人而觉得抓狂；如果玛丽亚更聪明些，也许能找到更好的办法来应对这个难缠的小婴儿。

但在我看来，利昂人生中所发生的事件不过都是由他本人和他的家庭所作出的一些细微而本身并无太大关联的负面决定所造成的，正是这些决定渐渐地造成了利昂的受害者，利昂的家庭，以及他自己的悲剧。也许你听说过"蝴蝶效应"：复杂的系统——最有名的就是决定天气的系统——在某个关键时刻会对细微的波动特别敏感。这样的系统对细微波动的反应很敏感，就像上面提到的例子一样，如果巴西的蝴蝶在不恰当的时刻扇动了翅膀，就会引发一系列事件，可能最终会导致龙卷风，毁灭得克萨斯的一座小镇。人类的大脑是最复杂的系统，事实上是宇宙中已知的最复杂的物体，同样会在蝴蝶效应中脆弱不堪。

这样的现象也可以叫作"滚雪球效应"：如果事情在一开始就发展正确的话，有可能会继续沿着正确的道路走下去，即便出现小问题也能自我修复。但如果在一开始就出了错，那么也很有可能会继续错下去。

这样的效应构成了我们大脑和身体的结构。例如，正是细微的化学梯度决定了我们早期细胞中有哪些会变成皮肤，哪些会成为大脑，而哪些又会变成骨头、心脏和肠子。其他更细微的差异则会使得某个神经元变成小脑的一部分，而另外的神经元会变成大脑，某些化学成分也会因为其所处的位置和成分的细微差异，决定了细胞的存亡。

我们的基因还不足以决定每个细胞的位置和类型：整个人体中有 30 万亿个细胞，但是大脑就占据了 860 亿个神经细胞（和支持细胞）。这上百亿的每个神经细胞又有 5 000 到 10 000 个连接，组成了异常复杂的神经网络。我们的身体，尤其是我们的大脑会放大那些不易察觉的不协调信息，最后会导致结果迥异。这样也会使得我们面对复杂的社会和现实环境时作出反应。

因此，对大多数婴儿来说，出生时不过就是带点儿让父母心烦的疝气痛，而利昂却让自己母亲本来就有限的情感耗费殆尽。身边没有大家族里的成员陪伴，在她手足无措时也没人可以搭把手，和弗兰克当年的情形很不一样了。白天就这样把孩子扔在屋里，没有给予孩子所需的安抚，最后造成了利昂本来就异常的压力系统变得更加混乱和无序。

最后，造成利昂变得既难缠又好斗，阻碍了其社交能力的发展，而这些他所需要的温暖和关爱本来是可以在其他人那里获得的。这也进一步导致了利昂和其父母的疏远，他陷入到做错事、受惩罚、更愤怒和沮丧的恶性循环中。接着他又被放入行为不良的同伴中，从学龄前开始就这样，于是又进一步加深了其有害的行为。

要是周围都是正常的同伴，那么他也许会发现有人向他伸出援手，会面对健康的友情，使他本来可以避免出现反社会的行为。但周围都是另外一些愤怒、沮丧和贫困的孩子，人们还不断给他们贴上一些负面的标签，利昂也只会变得更加沮丧和失控了，冲动和激进的行为也进一步升级。

利昂从来没有故意地想要伤害任何人，但他和家人所作出的每一个细小决定都把他进一步推向了反社会，而这些选择所带来的后果又可能使他作出下一个负面选择。前进的道路上有无数岔路口，任何一个不同的选择都有可能使利昂变成一个更好的人，任何一个更好的选择都有可能使他进入到良性的——而不是恶性的——循环当中。可不幸的是，他拒绝了每一个从狂暴和冲动中抽身的机会。在每个十字路口，没有人给予他适当的帮助，没有任何人给予他所需要的支持，没有人帮助他从陷落的轨道里抽身而出。

我们的大脑——包括我们自身——都是由若干个微小的决定构建而成的——有些决定是有意识作出的，大多数却不是。看上去毫无关联的选择却造成了事后巨大的不同。时机决定了这一切。我们不知道这些最微小的决定，或是"刺激物"，会将我们大脑的发展推向天才的道路，还是会使我们坠入地狱。我想强调的是，父母不是非十全十美不可。但必须要知道，年幼的孩子特别容易因为我们所做的选择——以及之后他们自己的选择——而受到或好或坏的影响。

幸运的是，良性循环与恶性循环一样都是急速下降和自我扩张的。例如，恰当时机里的一句表扬，就有可能让孩子对艺术产生相当大的兴趣，对此变得更有激情。这样的强度会上升，会使他发展出高超的技艺，受到更多的赞扬，最终形成他大脑中的艺术天分，而这之前不过是有可能而已。

最近的一些研究也强调了在体育运动中赞扬的效果。有半数的青年英格兰顶尖职业足球选手都出生在一年的头三个月。其余的则分布在一年中的其他月份。这是怎么回事呢？原来，所有的青年球队都是以年龄作为申请截止期的；如果你是一年中较早月份出生的，那么你很有可能在身体上发育更成熟，技巧更高超，与那些在同一个团队里出生较晚的相比，则更有可能因为自己的表现而获得更多的奖励。于是，在良性循环的积极反馈中，练习造就了技巧，技巧带来了奖励，奖励又敦促了练习。这样细微的不同，在练习中随着时间的推移而得到加强，就造成了显著的不同，使得那些出生较早的球员更容易达到职业水准。然而，这样的积极循环是很难预测的。我们永远都无法知道蝴蝶何时会扇起能带来一阵狂风骤雨的微风。

那么我在法庭上究竟应该如何谈及利昂，我该如何相信他有改过的可能？我需要证明他的大脑在发展过程中因为婴儿时期的某些事件而受到了扭曲。我还要确认他的注意力缺陷障碍会导致行为异常，这会减轻他的罪行，虽然不足以赦免他所犯下的罪行。

我还要告诉法庭，他所出现的情绪、社交和认知上的问题以及神经医学上的各种诊断，都与他的母亲无意识的忽略有关。他的压力反应系统显然接收到了异常输入：在婴儿时期就被单独留下，这无疑强化了异常的压力反应系统，身边又没有人在这样的关键时刻教导他该如何安静下来。与此同时，大脑中的低等系统就得到了过度发展，而围绕在其周围的更高级的大脑皮层区域则发展不足，该区域负责调整我们对世界的反应，以及我们自己的注意力和自我控制。

我还必须考虑到这样的事实，利昂在犯罪时喝过酒。酒精会让人摆脱束缚；会降低自我控制，让人更冲动。利昂一直以来都更倾向于不假思索就采取行动；酒精只不过加剧了这样的倾向，给他的受害者带来了致命的后果。要是此前他不喝酒的话，还会犯下这样的罪行吗？我想不会。是酒精松开了他行为中早就崩溃和运作不当的刹车，让他的狂暴和贪婪占了上风。要是他没有喝酒的话，也许早就在杀害两个女孩子，或者甚至在骚扰她们之前就住手了。

最后，我在法庭上证明利昂童年早期的经历，以及对他的人际关系、冲动控制、注意力等能力造成的影响。我探讨了幼年时期受到忽略将会如何影响孩子们变得执着和暴力的可能性。我陈述了所有能找到的可以减轻利昂罪行的因素。我能做的就只有这些了：还没有先例证明利昂可以不为自己的行为负上法律责任，而且我也不能否认，对他周围的人而言，他确实是一个危险人物。

在休庭的时候，我恰好站在控方律师附近，他正在安慰哭泣的受害者家庭。他们非常难过，泪水顺着脸庞滑落，彼此抓住对方，就好像抓着救生筏的幸存者一样。利昂对我说："他们哭什么？我才是那个要坐牢的人啊。"他的无知再一次让我感到心寒。他的确是个冷血的人。

之后，陪审团们退下讨论，利昂被带离了法庭。切尔西的妈妈朝我走来。她每走一步，双手的每一次缓慢摆动，以及她的表情，都表明了她的痛苦。"医生！医生！"她急切地呼唤着我，好像担心再不抓紧机会和我讲话，我就要离开似的。我停下来，转过身，看她慢慢地靠近我。她带着几乎是恳求的语气问道："他为什么要这么做？你和他交谈过，为什么他要杀害我的宝贝？请告诉我，为什么？"

我摇摇头，意识到就算凭借自己的专业知识，也无法给她一个满意的答案。

她哭着，抓住我的手臂，又问我："你懂得这些事情的。为什么他要杀害我的宝贝？"

"坦率地讲，我知道的也不是太确切。"我说道，无法用语言来表述，觉得很尴尬。我很想要帮助这位悲伤的母亲。"我想他的心太冷酷了。心里一定有什么东西被打碎了。他无法像你一样去爱——也无法像你的女儿那样去爱。你感到这么难过是因为你非常爱自己的女儿。但他却无法体会到像你这样的情感——不管是好事还是坏事。"

她沉默了一下。我可以看出她回忆起女儿的时候浮现出了一丝笑容，然后又涌出了更多的眼泪。她叹口气，点点头。"是的。他的内心里一定是有什么东西碎掉了，才会杀害这么漂亮的一个孩子。我的女儿从没有伤害过任何人。"我笨拙地拥抱了她一会儿之后，她朝着自己的家人走去。我想到了玛丽亚、艾伦和弗兰克。我们最初的研究目的是揭开大脑的秘密，以及造成像今天这类事故悲剧的原因，但在那一刻，我痛苦地意识到，我们知道的实在太少了。

第六章
狗笼里长大的孩子

是什么使人能够作出正确的选择，即便他未被赋予所需的最佳发展机会？是什么促使弗吉尼亚继续寻找对自己孩子的帮助，而不是将其抛弃？我们可以从妈妈 P 的书里学到什么，好帮助像劳拉那样的孩子？对孩子采取正确的方式，是否就能够防止像利昂那样的孩子变成对社会的威胁？时至今日，我能对切尔西的妈妈——还有弗兰克、艾伦、玛丽亚等——说些什么新内容，我是否能告诉他们为何利昂会犯下这样的滔天大罪？

我们已经逐渐明白，一个孩子的大脑会由于创伤和忽略而受到相应的影响。明白了这一点，也会让我们逐渐知道该如何找到相应的方式来帮助这些孩子。这些领悟也让我们在面对受到虐待和创伤的儿童时，发展出了叫神经序列的方法。我们用这个方法来诊治的第一个孩子，其所受到的忽略远远超过利昂。

我在 1995 年遇到贾斯汀的时候，他只有 6 岁。当时他正在儿童重症监护机构（PICU）。PICU 的医生邀请我去那里，用我们所擅长的所谓的精神治疗巫术，来制止这个孩子朝医护人员扔粪便和食物。PICU 里一直都是人满为患，而且

24 小时都保持忙碌。护士、医生、助手和家人挤满了病房。医疗器械、电话、交谈的杂音充斥着整个大房间，嗡嗡嗡的声响一直都没有停过。总是有灯亮着，总是有人在不停地走动，尽管每个走动都是有目的的，每个谈话都是有主题的，但整个房间里还是让人感觉一片混乱。

我不动声色地穿过一片嘈杂，来到护士站，研究告示牌上的信息以找到我要去见的那个男孩。接着，我就听到了他的声音—— 一种尖锐而又奇怪的叫声。我立刻朝声音的方向冲过去，一个笼子里关着一个瘦骨嶙峋的小孩，坐在一堆排泄物上。装着贾斯汀的这个铁栏杆制成的婴儿床顶部有一个夹板，看上去就像个狗笼一样，原来我要找寻的就是这么具有讽刺意味的景象。

这个小男孩前后摆动着，嘴里哼着原始的自我安抚的摇篮曲。他因为自身的排泄物而污秽不堪，脸上沾满了食物，包着的尿片也浸满了尿液。他被诊断患有严重的肺炎，但他拒绝接受所有治疗，只好被人按住才抽了血。他拔掉自己身上的静脉注射管子，冲着医护人员尖叫，乱扔食物。离医院最近的一家心理诊疗单位就是 PICU（这里的医患比例非常高），于是贾斯汀就被转到这里来了。在这里，他们临时给他配备了这个笼子。一旦被放到这个笼子里，这个孩子就会开始向外扔大便，以及任何自己能触到的东西。于是医护人员们叫来了精神科治疗师。

经过了这么多年，我已经非常清楚，不要用大惊小怪的态度来看待一个孩子。无法预测和未知的世界会让每个人都觉得焦虑，因此也就无法准确地处理所获得的信息。在医疗评估中也是这个道理，某个人越是焦虑，就越是难以准确地回忆和描述自己的感受、想法以及经历。但最困难的还在于，当一个孩子处于焦虑之中时，要形成积极的关系就更不容易，而这恰恰是所有治疗转变的必经之路。

我也非常清楚第一印象的重要性。如果一个孩子对我有好印象，或者至少能保持一个中立的第一印象，那么我就可以更好地预见到这个孩子的治疗效果。因此，我没有像通常对待信任我的孩子那样，以问题作为谈话的开始。因为这个孩子多半是受到惊吓而茫然不知所措的，我觉得最好的办法是让他先见到我。我们最好有一个简短幽默的，或是迷人的谈话，我要让他对我作出一些评估，要清晰简洁地向他解释我希望能从他那里知道些什么，然后再让他单独待一会儿，消化一下这些信息。我要确保他说了算。如果他不想说，可以什么都不说；如果有什么话题是他不愿意和我聊的，他完全可以告诉我，我会转换话题。任何时候他都可以终止谈话。这么多年来，我只遇到过一个处于青春期的女孩子说她不想谈下去。但不到一个星期，她又告诉医护人员说，自己唯一愿意交流的人就是那个"卷头发的精神科医师"。

当我见到贾斯汀的时候，我知道他的情况很不一样。在接近他之前，我需要多了解他一些。我拿到了他的档案，回到护士站，阅读他的病历，不时地抬眼瞟一下他，见他用膝盖支撑着自己摇晃着，手臂绕着大腿，自己给自己哼唱着歌曲，每隔几分钟他就会爆发出一声愤怒的尖叫。PICU 的工作人员对此已经习以为常了，甚至没有人会多看他一眼。

在我阅读他的记录的过程中，我渐渐了解到，贾斯汀早期的生活很不正常。他的母亲 15 岁就生下他，从他 2 个月大开始，就交由外婆抚养。而贾斯汀的外婆是一位心地善良，很有爱心的女性，她非常疼爱自己的外孙。不幸的是，她有病态的肥胖和相关的健康问题，她的身体非常不好。在贾斯汀大约 11 个月的时候，她住进了医院，几个星期之后去世了。

在她生病期间，同居的男友亚瑟，临时担当起了照顾贾斯汀的责任。还是婴儿的贾斯汀的行为变得非常糟糕，显然是因为在这么短的时间内失去了妈妈和外婆。亚瑟自己也沉浸在悲伤中，不知道该如何应对一个哭闹和备受创伤的孩子，而且他也 60 多岁了，身体和心理都不堪重负。于是他求助于儿童保护服务部，希望能为孩子找到永久的安身之处，毕竟他和这个孩子连亲戚都算不上。儿童保护服务部显然觉得孩子的处境很安全，于是询问亚瑟是否愿意在找到安置点之前继续照看贾斯汀。亚瑟同意了。亚瑟是一个被动的人，但还算有耐心。他以为儿童保护服务部会在附近为贾斯汀找到一户人家，但儿童保护服务部是一个重点关注危机事件的机构，要是没有人对其施加压力的话，事情就会被搁置下来。

亚瑟并无恶意，但他对孩子的需求一无所知。他靠养狗为生，可悲的是，他把养狗的方法用来照顾这个婴儿了。他开始将贾斯汀放在一个狗笼里，保证孩子有东西吃，食物有变化，但他却很少同孩子讲话，做游戏或是做其他普通父母在养育孩子时会做的事情。贾斯汀一直在狗笼里长到5岁，大多数时候都与狗做伴。

如果我们亲眼见证过一个孩子的舒适、好奇、探寻以及高兴的时刻——还有他害怕、屈辱、困乏的时刻——我们就会对他了解得更多，知道他是怎样的人，将来可能会成为什么样的人。大脑器官是有记忆的，是对我们个人经历的反映。只有当我们在恰当的时间得到了恰当的发展，自身的天赋才会被激发出来。而在早期生活里，这样的经历主要由我们身边的成年人所控制。

我一边读着贾斯汀的病历，一边想象着档案里展示出来的生活。在2岁时，贾斯汀就被诊断为"脑瘫"，这意味着他的大脑由于不知名的原因受到了严重损伤，而且不大可能有所改善。他曾经被送往医院，因为他的发育严重滞后：他不会走路，甚至无法讲出几个单词，而他这个年龄的大多数孩子正在积极地蹒跚学步，讲话开始成句了。可悲的是，当亚瑟带着贾斯汀去做检查时，没有人问起他的居住状况，没有人做出针对他的良好的发展记录。这个孩子接受了各种各样的身体疾病测试，大脑也接受了扫描，扫描显示其大脑皮层萎缩，脑中心的脑积液增多。事实上，他的大脑看上去像那些早期阿尔茨海默病患者的大脑一样，他的头围非常小，比同龄的孩子小两个百分点。

而在当时，许多医生都没有意识到，仅仅是忽略就足以对大脑造成这样的伤害。他们认为通过扫描一定能够清楚地找出证据，证明其基因上的缺陷，或是胚胎在子宫内就受过伤害，例如被某种毒素或是疾病影响；

他们无法想象,幼年的环境会产生这么深远的生理影响。但是我们团队和后来其他人的研究已经发现,那些在慈善机构里被忽略的孤儿,没有感受到足够的情感和个体关注,很明显其头围的确要小一些,大脑也更小。大脑表现出明显的异常,事实上和在贾斯汀身上看到的情形一致。

不幸的是,和劳拉的案例一样,贾斯汀的问题也因为缺乏连续的系统医疗而更加严重了。这么多年来,他接受了像脑部扫描以及染色体分析这样复杂的高科技测试,以便能发现其基因上的问题,但是他很少能够再次见到同一个医生。没有人一直跟踪他的病情,或是去了解一下他的居住环境。在他 5 岁的时候,扫描反复证明,他在主要的运动神经、行为、认知或是语言和言语能力上进展甚微。他还是不会走路和讲话。对医生而言,他们并不知道这个孩子所经历过的痛苦,只知道这个孩子与大脑相关的大多数能力似乎都运转不正常。虽然现在还不知道其确切原因,但他们认为贾斯汀的"脑瘫症状"是由于某种先天缺损造成的。对这一类儿童所呈现出的脑损伤,不成文的结论就是医疗干预没有什么作用。其实,医生已经告诉亚瑟,这个男孩是永久性的脑损伤,可能将来永远都无法照顾自己,因此亚瑟也就没有什么动力想再进一步为孩子寻求治疗了。

不知是因为医学上的悲观态度,还是因为治疗不规律,贾斯汀从来都没有接受过任何语言治疗、物理治疗,或是进行过职能治疗,也没有人对他年迈的看护者提供过上门的社会服务。亚瑟也只好就用他自己理解的方式来抚养孩子。他自己从未有过孩子,几乎一辈子都是一个人过,在见识方面非常有限,可能在心智上还有略微的迟钝。他养育贾斯汀的方式就像是饲养其他动物一样:给他食物、住处,训练他,并间歇性地伴有同情的话语。亚瑟并不是有意地这么冷酷:他每天也会有规律地将贾斯汀和其他的狗一起放出笼子一起玩耍,表现出自己的关爱。但是他不明白,贾斯汀的行为之所以会表现得像个动物,是因为他本就被人当成了动物,所以当这个男孩"不遵守规矩"时,就会被关回到笼子里。

大多数时候，贾斯汀只是被忽略了。

我是第一个知道亚瑟养育孩子的方法的专业医师，我是第一个向他询问的人，这也是贾斯汀的不幸。在见过亚瑟，读过贾斯汀的病历，以及观察过贾斯汀的行为之后，我意识到这个孩子的某些问题可能并不完全是由先天引起的。也许他不会讲话是因为几乎没有人和他讲话。也许，他不像那些正常的孩子，在 3 岁的时候就听到了大约三百万个词汇，他听到的要少得多。也许他无法站立和行走是因为没有人在前面伸出双手保护和鼓励他。他不知道该如何使用餐具吃饭，也许是因为自己的双手从来都没有握过任何餐具。我决定接近贾斯汀，希望他表现出的缺陷的确是因为缺乏足够的刺激，主要是缺乏机会，而不是能力方面的问题。

当我小心地靠近贾斯汀的婴儿床时，医护人员都看着我，"他马上要扔东西了。"一个员工不无嘲讽地说。我试着慢慢地移动。我想要他看到我。我猜想自己小心翼翼的步伐和 PICU 病房常见的匆忙节奏形成了鲜明对比，这样的新鲜感可能吸引了贾斯汀的注意。我没有看他。我知道眼神接触可能会有威胁的意味，对许多动物来说都是这样。我将婴儿床周围的帘子拉开了一部分，这样贾斯汀就只能看见我或是护士站，他就不容易受到相邻床位孩子的影响。

我试着从他的视角来想象这个世界。他还在生病，肺炎也只好了一点儿。他看上去既害怕又困惑；他无法理解自己所身处的这个全新的、嘈杂的环境。家里的狗窝至少是他所熟悉的；他了解身边的那些狗，知道怎样和它们相处。而且，我敢肯定他很饿，因为在过去三天里，他把大部分的食物都扔了出来。我再靠近了一点，他发出了讥笑声，开始在婴儿床周围的空间爬动着，随后发出了尖叫声。

我站住不动了，然后慢慢地将身上的白大褂脱去，任其滑落到地上。他盯住我。我又慢慢地解开领带，扔到地上。我将衬衣的袖子卷起来。每做一个动作，我就向前走近一小步。在移动的时候，我没有讲话。我试着尽量表现出没有威胁性：没有快速的移动，没有眼神的接触，尽量用低沉、有节奏、有旋律的语调讲话，几乎就像唱催眠曲一样。我把他看成一个吓坏了的小婴儿或是一个惊恐的小动物那样来接近。

"我是佩里医生，贾斯汀。你不知道这里发生了什么，是吗？我是来帮助你的，贾斯汀。看，我已经脱掉了我的白大褂。这样没问题，是吧？现在让我再靠近你一点儿。这样可以吗？好吧。我们来看看这里会发生什么。嗯，我会脱掉我的领带。你对领带不熟悉，我想一定是这样。我就这么做了。"

贾斯汀停止在婴儿床里四处爬动。我可以听到他的呼吸声：一种急促的呼噜噜的喘气声。他一定是饿了。我留意到一个餐盘上摆着一块儿松饼，他够不到，但是仍然能看到。我朝那块儿松饼走过去。贾斯汀发出了更加急促和嘈杂的呼噜声，我从松饼上掰了一小块儿下来，慢慢地放进嘴里，刻意地咀嚼起来，尽量表现出愉悦和满足的情绪。

"嗯，味道好极了。贾斯汀，你想来点儿吗？"我一边说着，一边将手伸了出去。我靠得更近了。事实上，我现在的距离已经可以让贾斯汀够到我伸过去的手和食物了。我站在那儿没动，保持着轻松善意的言语，递给他那块松饼。时间好像过去了几个小时，但就在这半分钟内，他试探性地将手伸出了婴儿床。在即将拿到松饼的半途中，他停了下来，又将手缩回去了，好像屏住了呼吸。然后，他突然一把抢过了松饼，放进了婴儿床。他移动到床里较远的角落，看着我。我还是站在原地，微笑着，尽量让自己的声音听上去很轻松："好样的，贾斯汀。这就是给你的松饼。没问题。很好。"

他开始吃起来。我朝他挥手道别，然后慢慢地走回护士站。

"嗯，稍微等一下，他会尖叫和扔东西的。"一个护士说道，好像很失望没看到贾斯汀对我展示出他的"坏"行为。

"但愿如此。"我边说边走了出去。

就我目前了解的关于忽略对大脑所产生的影响，我知道要想弄明白贾斯汀是有某些未知的先天问题，还是在能力上有缺陷，无法进一步发展，就要看他在一个安全和可以预期的环境中，其神经系统是否能被模式化的、重复的经历所塑造。但我还没有找到构建这种经历的最好方法。

我意识到，我应该做的第一件事情就是减轻贾斯汀周围环境的混乱和感官上的负荷。我们将他转移到 PICU 病房里的一间"私人"病房，然后减少了与他接触的工作人员数量。我们开始了物理、职能和语言方面的治疗。每天有一位我们团队中的精神科医师和他待在一起。我也每天去看他。

效果非常显著。贾斯汀每一天都有进步。每天他都好像感觉更有安全感。他也不再乱扔东西和乱涂排泄物了。他开始微笑。有明显迹象表明他能识别和理解语言指令。我们意识到，他从一起生活的狗群里获得了某些社交刺激与情感；狗是合群的社会动物，在其群体内部有着非常复杂的社会等级。有时他对不熟悉的人作出的反应就像是一只吓坏了的狗：短暂地靠近，后退，然后又再向前靠近。

随着时间的推移，他开始对我和其他几个工作人员表现出好感，甚至开始表现出幽默感。例如，他知道"扔便便"会让工作人员抓狂。于是有一次，其他人给了他糖果棒，他就故意让巧克力融化在手上，然后抬起手好像要将便便扔出来一样。周围的人赶忙后退。他见诡计得逞，哈哈大笑。这正是原始的幽默感——表明他明白自己的行为会对他人产生的影响，并与他人建立联系——这让我越来越有信心，他有能力做出转变。

然而，最初我要求物理治疗师来帮助贾斯汀站立起来，以改善他主要的神经力量和控制的时候，我的同事们认为我是在浪费医院的资源。但是不到一周，贾斯汀就能够在椅子上坐立，并能依靠帮助站起来了。大约三周，他就迈出了第一步。接下来，一位物理治疗师前来帮助他进行肌肉控制和自我照顾的基础训练，如自己穿衣服，使用汤匙，刷牙等。虽然许多有过类似经历的孩子都会有高度发达的味觉，并且经常会用嗅和舔的方式来接触食物和人，但贾斯汀表现得特别明显，这也许与他和狗群一起生活过有关。他必须要被教导这样的方式并不总是适宜的。

在这期间，语言治疗师帮助他开始讲话，让他听到自己在童年时期错过的词汇。他一度沉睡的、未经过开发的神经网络开始对这些重复的新鲜刺激模式有了反应。他的大脑就像是一块海绵，渴求着所需的一切体验。

两周以后，贾斯汀已经完全可以出院了，可以进入到寄养家庭里。在接下来的几个月里，他取得了显著的进步。这是我当时所见过的受到严重忽略以后恢复得最快的案例。这也改变了我对于改善早期忽略案例的看法。我对受忽略儿童的康复状况更有信心了。

6个月以后，贾斯汀被转移到另一家离医院更远的寄养家庭里去了。虽然我们也为他的继续治疗提供咨询服务，但最终还是因为要处理手头上堆积如山的案例而和他失去了联系。但是当其他收养了受到严重忽略儿童的家庭咨询我们时，我们常常都会提到贾斯汀，他使我们重新界定该如何评估和治疗这样的孩子。我们现在知道，至少他们中间的有些人会比我们之前想的要进展得更迅速。

在贾斯汀离开医院大约两年以后，诊所收到了一封小镇寄来的信函——是那个收养家庭寄给我们的，简要地说明了这个孩子的近况。他仍然在进步，而且迅速地取得了之前人们难以想象的进展。现在他已经8岁了，准备入托。随信附上的还有一张贾斯汀穿戴得整整齐齐的照片，手上握着一个午餐盒，背着一个双肩包，站在一辆校车的旁边。在信纸的背面，贾斯汀亲手用蜡笔写着"谢谢你，佩里医生。贾斯汀"。我热泪盈眶。

我从贾斯汀的故事得知孩子如果在安稳的环境下成长，接受模式化的、重复的体验，大脑发展就会有很大的进步。我开始将妈妈P的经验即我们在照顾孩子的时候的肢体情感以及刺激非常重要，融入到我们自己的治疗中去。接下来的案例之一会帮助我们继续拓展这种神经序列方法，这个案例中的十几岁少年，早期的经历与利昂的很相似，这样的经历导致利昂走上了毁灭的和最终犯下谋杀罪行的道路。

和利昂一样，康纳表面上看起来似乎是在正常的家庭长大，早期的童年生活从表面上来看似乎没有什么创伤。康纳的父母都是成功的、受过大学教育的生意人。与利昂一样，康纳有着超越平均值的智商；不同的是，他在学校里表现良好。在粗略翻看他之前的精神治疗病历的时候，我们注意到他在各个不同的阶段，被神经医学诊断出超过十几种不同的症状，从自闭症开始，之后就是各种普遍的发展障碍、儿童精神分裂、双相情感障碍、注意力缺陷与多动障碍、强迫症、抑郁症、焦虑症等。

当我第一次见到这位 14 岁的孩子时，他被诊断为患有间歇性爆发性精神障碍，精神病疾患，以及注意力缺乏障碍。他已经接受了 5 次精神治疗，有一位受过精神分析训练的医师对他进行过治疗。他走路的姿势歪歪倒倒，又很笨拙。在感到焦虑和沮丧的时候，他会摆动和有节奏地弯曲双手，自己哼出不成调的、让大家神经崩溃的嗡嗡声。他会经常坐下，前后晃动，就像我第一次见到婴儿床里的贾斯汀一样。他没有朋友；他没有变成像利昂那样的暴徒，却是暴徒们袭击的目标。康纳曾经被送到一个社交训练团体中去，以期可以改善他的孤立和糟糕的社交技巧，但到目前为止，这样的尝试都以失败告终。后来我很快就发现，这个团体似乎一直都在把康纳当成婴儿来看待。

康纳固然在人际交往上表现得很奇怪，但他并没有表现出自闭症或是精神分裂的典型症状。他的行为和有这些症状的孩子相似，但他并没有出现诸如"智盲"或是对人际交往冷漠等自闭症或精神分裂症等常见的障碍表现。在我对他进行检查的时候发现，他想要和其他人交往，这在真正的自闭症中是非常罕见的。他的确不善社交，但并非完全对社会联系没有兴趣，这是判定自闭症的本质特征。这个孩子正在接受多项药物治疗，没人能说清楚在他的这些"症状"里，哪些是以前就有的问题，哪些是由于药物治疗而产生的副作用。我决定停止用药。如果非采用药物治疗不可，我再重新使用。

康纳表现出的特殊症状与典型的自闭症和精神分裂症不吻合，这使得我想起之前接触过的其他早期受过创伤或被忽略的孩子，像贾斯汀一样。而且，从他奇怪而歪歪倒倒的步态中，我猜测，可能在他的婴儿早期出现过什么不对劲的事情，因为协调的步调取决于调节良好的中脑和脑干，这两个区域对于调节压力反应非常关键。由于脑干和中脑在发展过程中是最早组织和建立起来的区域，因此如果其中出现什么问题的话，很有可能是在生命的第一年里发生的。

我做了非常详细的发展记录，并且询问康纳的妈妈简关于孩子早期的一些情况，以及关于她自己的一些情况。她是一个聪明的女人，但是很焦虑，显然已经处于崩溃的边缘。她自己的童年并没有什么困扰。她是独生女，父母慈爱。可康纳却很不幸，他的妈妈没有和大家庭住在一起，也没有在十几岁时花太多时间照看过孩子。于是，在自己有了孩子以后，她仍然不太懂得该如何照顾一个蹒跚学步的孩子。在我们现今这个流动的社会里，人们通常都不会有太多孩子，和自己的家里人又住得很远，不同年代的人通常没住在一起。因此，我们大多数人的周围不仅不会有太多孩子，我们也不知道孩子们在不同的发展阶段会有怎样的行为方式。而且，我们的公共教育里并没有教授该如何在孩子的发展过程中对其进行训练，照顾他们，或是教授一些大脑发展的基本内容。结果就造成了"儿童教育盲"，这不幸的是康纳问题的原因，利昂也是如此。

在他们儿子出生前的几年，简和自己的丈夫马克从新泽西搬到了新墨西哥，开创了新的商业，生意兴旺发达。既然财务上已经稳定下来，这对夫妇决定要一个孩子，很快简怀孕了。她在孕期时受到了很好的照顾，正常生产，孩子生下来时也非常强壮和健康。由于家族生意实在走不开，简在生完孩子几周后就回到了办公室。简听说过一些关于日托中心的可怕传闻，于是和丈夫决定雇用一位保姆。巧的是，简的一位表亲最近刚好搬到这个社区，正在找工作，因此雇用这个表亲似乎正是解决双方问题的最佳办法。

不幸的是，这个表亲瞒着简和马克，在接受他们提供的工作之后又再找了一份工作。为了能够多赚一份外快，她没有告诉简和马克，自己把孩子独自留在家里，然后去工作。她在清晨给孩子喂食和换洗，然后出去工作，中午再回来给孩子喂食和换洗，然后在孩子父母下班回来之前再回家。她担心孩子会长尿疹，或是孩子一个人在家时发生火灾或是其他的危险，却从未想过自己的行为会给孩子带来怎样的伤害。这位表亲在孩子发展的问题上比简还要更加无知，她不知道婴儿需要关爱和关注，就像需要营养、水分、干净的衣服和住所一样。

简告诉我她很后悔这么早就回去工作。她向我描述了在回归工作的头两个星期里，每当离开康纳的时候，他的哭声是多么地令自己沮丧。但是在这之后，康纳就不再哭闹，于是简也认为一切没什么不妥了。"我的孩子很满足，"她这样告诉我，向我描述即便是不小心用安全别针扎到孩子，康纳也不会抽泣一下。"他从来不哭。"简这样特别强调，并没有意识到如果一个孩子从来不哭的话，比那些哭闹很多的孩子更有可能出现潜在的问题。同样的，简这么说完全是因为对基本的儿童发展知识不了解。就像玛丽亚一样，她也认为安静的婴儿就是快乐的婴儿。

然而，在短短的几个月之内，简开始意识到有什么不妥了。康纳似乎不像她朋友的孩子那样成长得快。他无法像其他同龄的孩子那样坐立或是做出翻身、爬行等标志性动作。由于担心孩子的成长，简把他带去看家庭儿科医生，这位医生非常擅长辨明和治疗生理疾病，但却不知道该如何辨明精神和情绪方面的问题。这位医生自己并没有孩子，因此本人并不熟悉儿童的心理发展，像其他医生一样，她也没有接受过太多的相关教育。医生和这对父母很熟悉，因此也绝对不会怀疑父母虐待或是忽略孩子。所以她没有询问康纳是否会哭泣，或是他如何对他人作出反应等。她只是告诉简，不同的孩子有不同的发展速度，安慰简说康纳很快会赶上来。

然而，在康纳一岁半左右时，一天，简因为不舒服提早回家休息。屋子里黑黑的，她还以为保姆带着孩子出门了。接着她就闻到了从康纳屋子里传出来的糟糕气味。门半开着，她向里面瞄了一眼，发现自己的儿子就这么坐在黑暗中，孤孤单单的，没有玩具，没有音乐，没有保姆，只有沾满了排泄物的尿布。简被吓坏了。当她质问自己的表亲时，那个女人承认将康纳独自留在屋里，然后自己出去工作。简解雇了这个表亲，自己也辞职待在家里看孩子。她认为自己可以免受责难：因为她认为儿子没有被绑架，没有受到火灾伤害，或是生病什么的，而之前的事件也不会有什么持续影响。她没有把儿子不断出现的奇怪行为与超过一年多时间被忽视的事件联系起来。

　　康纳在社交上渐渐表现出孤僻，开始出现奇怪而反复的行为，但是，所有他曾经咨询过的心理健康系统、学校，特教教师或是职能治疗师、咨询师等，都没有人发现他在早期受到忽视的历史。耗费了无数的时间和金钱，却一无所获，无法治疗他的各种"障碍"。结果就是，这个 14 岁的男孩子，摇晃着身体，自己给自己哼歌，没有朋友，孤独绝望；变成了一个和周围的人没有眼神交流的男孩，仍然会像三四岁的孩子那样发出尖叫，表现出坏脾气。这个孩子非常需要在生命的头几个月里其大脑所错过的必要刺激。

　　当照顾那些受到创伤和被忽略的孩子时，妈妈 P 会抱着他们轻轻晃动，她凭借直觉发现了我们的神经序列方法的基础：这些孩子需要模式化的、重复的体验，以适应他们发展的需要。这些需要反映出他们在不同的年龄阶段所缺失的重要刺激或是曾经受到的创伤，这些需要并不一定是现阶段的年龄所需。当她坐在摇椅里，抱着一个 7 岁大的孩子时，她给予这个孩子的是他在婴儿时期所缺乏的爱抚和节奏，而这样的体验对大脑的健康发展是必要的。大脑发展的基本原则就是神经系统会通过一系列的行为加以组织并运转正常。而且，不太成熟的区域的组织在某种程度上依赖于更低等的、更加成熟的区域所输入的信号。如果某个系统没有及时得到自己的所需，那么即便后期的发展系统所需的刺激得到了恰当满足，那些依赖其发展的部分也许仍然无法正常运转。健康发展的关键在于，在恰当的时间获得恰当程度的恰当体验。

贾斯汀之所以能对我们的治疗作出快速反应，我很快就发现，部分原因在于其生命的头一年里体会过关爱，也就是在其外婆去世之前。这意味着他大脑中最低级和核心的区域有过良好的开端。如果他从生下来就被关在笼子里的话，那么其未来也许令人担忧。我担心的是，康纳像利昂一样，他从出生到 18 个月一直被忽略。唯一的希望是，在夜晚和周末的时候，父母对他的照顾至少能让他体会到被关爱的感觉。

基于这样的认识，我们决定将方法系统化，以对应伤害最初发生的发展阶段。通过仔细查看康纳的症状以及他的发展历史，我们希望能够发现那些曾经遭受最严重伤害的区域，从而对其进行适当的干预。之后我们会运用丰富的经验以及专业的治疗，依次帮助受到影响的大脑区域，这些区域都是因为忽略或创伤而受到影响的（所以，我们将这个方法命名为神经序列法）。如果我们在进行了第一套干预之后，能够记录下运转改善的状况，那么就可以继续对下一个大脑区域和发展阶段进行第二套的相应干预，这样一直进行下去，希望他现在的年龄和发展阶段的年龄可以达到互相匹配的程度。

在康纳的案例中，可以很清楚地知道，他的问题起源于婴儿早期，当时大脑中较低等和最中心的区域正处于积极的发展阶段。这些系统会对节奏及爱抚作出反应：脑干的调整中心控制着心跳，控制着白天黑夜里影响神经系统的化学物质以及荷尔蒙的起落循环，还控制着人们行走的节奏，以及其他必须要保持节奏感才能运转正常的模式。肢体爱抚是某些区域化学活动所必需的刺激物。若是没有这些刺激，就像劳拉的案例里的一样，身体的成长（包括头和大脑）就会受到阻碍。

像利昂以及其他早期受到忽略的孩子一样，康纳无法忍受他人的触摸。才出生时，人类的触摸是一种新奇的体验，并且在最开始时，是一种充满压力的刺激。爱抚还没有和愉悦联系起来。正是因为在父母的怀抱里，或是充满爱心的抚养人的怀抱里，长时间的爱抚才让人对此熟悉起来，并将其和安全舒适联系在一起。当一个婴儿对爱抚的需求没有得到满足时，似乎就很难将人类接触和愉悦联系在一起，被人触摸也会感到不适。为了能克服这种情况，帮助他们体会错过的刺激，我们把康纳送到一位按摩医师那儿去。首先我们工作的重点在于满足康纳对肌肤与肌肤接触的需要，然后我们希望可以进一步处理他不协调的身体节奏。

正如我们在劳拉的案例中所看到的一样，爱抚对人类发展至关重要。与视力、嗅觉、味觉和听力相比，触摸体验所带来的感官神经传导是发展的第一步，也是出生时最复杂的体验。对发育不足的婴儿的研究表明，温柔的、肌肤对肌肤的接触能够使婴儿的体重增加，睡眠更好，更容易加快其成长。事实上，早产儿从医院回家以后，要比普通的婴儿早一周接受到这样温柔的按摩。对大一点的孩子以及成年人来说，按摩也能够减少由大脑所释放出来的压力荷尔蒙的数量，从而能降低血压，对抗抑郁和减轻压力。

我们从按摩开始治疗，也是有其策略意义的：研究表明，学会婴儿按摩以及儿童按摩技巧的父母更容易和自己的孩子形成良好关系，彼此之间感觉更亲近。患有自闭症或是患有看上去不易亲近的疾病的儿童，如果能为他们创造出这样的亲近感，通常会很快改善亲子之间的关系，因此也会加强父母们对治疗的责任感。

这一点对康纳的病例也至关重要，因为他的母亲对我们的治疗方法感到非常焦虑。毕竟，之前的心理治疗师、精神病医师、咨询师以及好心的邻居和老师们总是告诉她，不要太放纵康纳"孩子气"的行为，不要理会他的坏脾气。他们说，康纳需要更多的规则和限制，而不是更多的拥抱。其他人都告诉她，康纳发育不成熟，必须要强迫他放弃原始的自我安慰方式，比如摇晃和哼哼什么的。现在，我们告诉她，需要温柔地对待康纳，也许这在她看来有些过于娇纵孩子。事实上，并不像行为治疗师们通常建议的那样，在康纳行为要失控的时候忽视他，我们反而建议应该用按摩来"奖赏"他的反常行为。我们的方法看上去有悖常理，但由于之前的方法无一奏效，康纳的母亲同意试一试。

在康纳的按摩治疗过程中，他的妈妈一直在场，我们让她积极地参与到康纳的治疗中来。如果康纳觉得触摸给他带来压力的话，我们希望他的妈妈能安慰他、帮助他。我们还希望康纳的妈妈学会这种肢体关爱的方式，来表达自己对儿子的爱，来弥补康纳在婴儿时期所缺失的拥抱和关爱的触摸。这个按摩疗法是渐进的、系统化的、重复的。最初是康纳用自己的手来按摩自己的手臂、肩膀和躯干。

我们用心跳监测器来追踪他的紧张程度。当他用自己的手来触碰自己身体的时候，心跳速率没有任何改变，我们又用他妈妈的手来施以同样重复的、渐进的按摩过程。最后，只要他妈妈的按摩不会再引起焦虑，我们就让按摩治疗师开始进行更常见的按摩治疗。这个方法非常缓慢柔和，目的是让康纳逐渐适应身体接触，并且在可能的情况下，享受这样的感受。康纳的妈妈简学会了给自己的儿子做颈部以及肩膀的按摩，她也会在家里继续这么做，特别是当康纳看上去很沮丧，要求按摩的时候。我们向他们解释为何要尝试这样的方法。

一切都在自愿的方式下进行。我们知道康纳最初讨厌触碰，于是告诉治疗师要特别关注康纳发出的"够了"的信号。治疗师只有在康纳对之前的触碰变得熟悉和感到安全之后，才可以进行强度更大的刺激。治疗师可以经常让康纳用自己的一只手来"检测"按摩的程度，在适应之后，治疗师才会开始按摩他的指头和手掌。治疗师会慢慢地触碰和按摩康纳身体的所有合适的区域。而康纳的妈妈也要学会跟从儿子的引导，在儿子感到不适时，也不可以操之过急。

在接下来的 6 ~ 8 个月，康纳渐渐开始能够忍受并学会享受他人与自己的身体接触。当他走向我，伸出手来好像要和我握手的时候，我知道他已经完全可以进入到治疗的下个阶段了。他激动地拍着我的手，好像是老奶奶对小孩那样，但对他来说，即便是这样奇怪的握手方式也是一种进步。之前他绝对不可能想要有肢体接触——更不用说自己主动这么做了。事实上，以前他总是有意识地回避。

现在已经是时候开始训练他的节奏感了。这似乎看上去有点奇怪，但节奏的确非常重要。如果我们的身体无法保持生命的最基本节奏——心跳——那么我们也就无法存活了。调节这样的节奏并不是什么静止、始终如一的工作，就如同心脏和大脑会彼此不停地发送信号，以随时调整应对生活中的改变。例如，我们的心跳速率会因为抗争或逃跑而加快，而且还必须在各种环境变化下保持自己有节奏的脉动。在压力产生的时候调节心跳速率，以及控制压力荷尔蒙的产生，这是两项非常重要的任务，需要大脑保持一致。

而且，其他不计其数的荷尔蒙也要受到有节奏地调节。大脑不会只保持一种节奏：大脑有多种节奏，不仅要和白天黑夜的所有模式同步（在女性身上则还要与月经周期或是怀孕和哺乳期同步），还要让所有的模式彼此协调。大脑中保持节奏的区域如果受到干扰的话，通常会引起抑郁症和其他精神障碍。这就是睡眠问题（在某种程度上，是昼夜颠倒）总是会造成这些疾病的原因了。

但大多数人并不理解这些节奏在父母与子女互动的关系中所起到的重要作用。如果一个婴儿最原始的节拍器——他的脑干——无法正常运转的话，那么不仅他应对压力的荷尔蒙以及情感反应会很难调节，而且他的饮食以及睡眠规律也很难预测。这也使得对这个孩子的抚养变得异常困难。婴儿的需求如果在可以预测的时间内出现的话，就很容易让人捕捉到：如果小婴儿总是在固定的时间内饥饿或是疲倦的话，父母就能够更容易地满足他们的需求，降低周围环境给他们带来的压力。而没有规律的身体节奏所带来的影响则通常超过人们的预期。

婴儿通常会发展出一套有节奏的固定习惯，以驱动各种不同的行为模式。婴儿的母亲会在婴儿吃食的时候抱着他，而他也会伴随着母亲的心跳入睡。实际上，婴儿自己的心跳节奏很有可能在某种程度上受到这类身体接触的调节：根据某种理论，有些婴儿猝死症（SIDS）就是由于缺乏和成年人的身体接触，因而缺少了重要的感官输入，才引发了这样的状况。还有一些研究甚至说婴儿在胚胎时期的心跳会及时地与母体心跳保持一致。我们知道，母亲的心跳的确能够传递一种模式化的、重复的信号——该信号可听、可触、可感知——这对脑干的形成以及脑干中重要的压力调节神经传输系统的形成至关重要。

当一个婴儿感到饥饿或是哭闹的时候，其压力荷尔蒙水平会上升。但如果妈妈或爸爸能有规律地喂养他，其荷尔蒙水平就会下降。经过一段时间，就会形成因为日常规律而模式化和重复的状态。然而，有时候，婴儿也会感到焦虑，并会哭闹：不是因为饥饿，不是尿片湿了，也不是明显可见的身体疼痛，可就是无法安抚。每当出现这样的情况时，大多数父母都会抱着自己的孩子，轻轻摇晃，几乎都是下意识地采取有节奏的晃动，并且充满爱意地抚摸孩子，让他们安静下来。有趣的是，人们轻轻晃动婴儿的节奏大约是每分钟 80 次，和正常成年人休息时的心跳速率一样。要是比这个速率快的话，婴儿就会感受到晃动带来的刺激；要是比这个速率慢的话，婴儿有可能还会继续哭闹。要安抚我们的孩子，我们就得重新调整他们的身体节奏，以适应生命自然的节奏。

事实上，有些语言发展理论认为，人类在学会讲话之前就学会了舞蹈和歌唱，音乐就是人类最初的语言。的确如此，婴儿能够在明白语言内容之前就理解语言中的音乐成分——例如语调的含义。全世界的人在对婴儿讲话时，都采用了高音调，来表达出关爱、有感情、充满音乐感的语气。有趣的是，对宠物也是这样。在所有的文化里，即便做母亲的无法为自己的孩子哼唱出成调的歌曲，她们也会认为乐曲和歌声对婴儿的成长起着重要作用。

然而，康纳在最需要的时候却错过了这样的音乐和节奏。在婴幼儿期，当他在白天哭闹时，没有人前来轻轻摇晃他、安抚他，让他的压力反应系统与荷尔蒙回归到正常水平。虽然在他成长的头 18 个月里，每天晚上和周末都能得到正常的关爱，但每天那些孤单的 8 个小时一定给他留下了难以磨灭的痕迹。

为了帮助他弥补所损失的一切，我们决定让康纳参加一个音乐运动班，这个课程会帮助他有意识地学习保持节奏，我们希望能够帮助他的大脑对节奏建立起更完整的感觉。课程本身并没有什么特别之处：就像你在任何幼儿园或是学前班里看到的那种音乐课一样，孩子们学着有节奏地拍掌，一起唱歌，按照规律重复声音，在积木上或是简单的小鼓等物体上敲击出节奏。当然，这里的孩子年龄要更大些。不幸的是，我们有许多早期受到忽视的病人需要用这样的方法来加以治疗。

最初，康纳显得毫无节奏感：他几乎跟不上基本的节奏。他会无意识地摇晃和哼哼，却无法有意识地做出稳定的节奏或是模仿什么其他节奏。我认为这是由于脑干错过了早期的感知输入而造成的，这使得他的大脑高级区域与低级区域之间缺乏联系。我们希望，通过改善他对节奏的有意识控制，能够加强大脑各区域之间的联系。

对康纳来说，才开始上课的时候是令人沮丧的，简也变得没有信心了。这时我们已经治疗康纳将近 9 个月。他突然爆发的频率有所降低，但有一天却在学校里大发脾气。学校的老师在简上班的时候打电话给她，让她立刻把孩子带回去。我已经习惯了在一周内接到简打来的好几通有规律的、抓狂的电话，但这次的事情几乎把她推到了崩溃边缘。她认为这个事件说明康纳的治疗没有效果，我尽全力才说服她继续采用之前答应的非常规疗法。她已经见过若干非常优秀的治疗师、精神科医师和心理咨询师，而我们现在所做的一切和之前她的所见似乎都相去甚远。她和许多有着苦苦挣扎的孩子的父母一样，就是希望我们能找到"正确的"治疗方法，教会康纳有着自己年龄的"行为举止"。

那个周末，当我看见她的号码又出现在我的呼机上时，我退缩了。

我不想给她回电话，害怕听到的又是退步，或是要劝她不要接受某个新的"专家"的替代疗法，免得产生反效果。我强迫自己去回电话，先深吸了一口气让自己冷静下来。当我听到她从电话里传来的哭泣声时，心想自己最担心的情况还是发生了。

"出什么事了？"我马上问道。

"哦，佩里医生。"她说。停了一下，好像很难继续说下去。我心里一沉。

但接着她又继续说："我要感谢你。今天康纳走到我跟前来，拥抱我说他爱我。"这是他第一次发自内心做这样的事情。现在的简，不再担心我的方法了，而是成了我们庞大支持者群体的一员。

随着康纳在音乐运动课程上取得的进展，我们也开始看到了其他积极的改变。例如，他的行走姿势变得更加正常，就算紧张的时候也能保持。而且，随着时间的推移，摇晃身体以及自己哼哼的情况也在逐渐减少。在我们第一次见到他的时候，要是没有在做什么事情，比如完成学校作业或是玩游戏什么的，这些举动就会频频出现。但现在只有当什么事情让他感到非常害怕或是沮丧的时候，他才会再出现这样的举动。在他接受治疗大约一年的时候，他的父母和老师们才开始看到真正的康纳，而不仅仅是他怪异的行为。

在他学会成功地保持一种节奏之后，我开始加入游戏疗法。音乐运动课程以及按摩治疗已经改善了他的行为：到目前为止，经过那次几乎让简要放弃我们治疗方法的事件之后，康纳还没有发过脾气。但他在社交发展方面仍然有些滞后，还会受到欺负，仍然没有朋友。治疗出现这类问题的青少年，非常典型的方法就是让他们参加社交技巧团队，就像康纳第一次来到我们这里时所加入的那种团队。然而，由于他在早年所受到的忽视，造成了现在发展上的滞后，这样的训练对他而言还有些太早了。

人类的第一次社会交往起源于正常的父母与婴儿之间的连接。孩子学会如何在社会的环境中与他人发生联系，在这样的环境里，规则可以预期，并且很容易作出判断。当一个孩子不明白该如何做时，父母就会教导他。如果他还坚持自己的错误的话，父母就会反复纠正他。错误总是难免的，但很快就会被谅解。这个过程需要极大的耐心。就像妈妈 P 提醒我的那样，孩子们哭闹、呕吐，还会"搞得一团糟"，但之前你就会知道，无论怎样都还是会爱他们。

在社会领域里，孩子们必须要学会熟悉——同伴的世界——破坏社会规则是让人难以容忍的。在这个领域里，规则是固有而含蓄的，大多数时候需要通过观察来学习，而没有直接的教导指令。错误会导致长期的负面后果，比如同伴们会迅速抛弃那些"异类"，即那些不知道该如何与他人互动以及呼应的人。

如果某人没有能力理解父母与子女之间清晰的交往规则，那么也不太可能教会他理解同伴之间的关系，就像是高级的运动功能，比如行走，就依赖于大脑中如脑干等低级区域的有节奏的调节，高级的社交技巧也需要人们在此前已掌握一些初级的社交课程。

我得特别小心地接近康纳，因为最初他对我很怀疑：和精神科医师交谈并没有给他带来什么好处，而且通常情况下他发现与其他人发生联系很困难。所以我不打算直接和他接触。我让他来控制我们之间的互动；要是他想和我谈的话，我就和他谈；要是他不想的话，我也由着他。他可以来寻求诊疗，可以坐在我的办公室里。我也可以继续自己的工作。我们就只是在同一个空间里一起度过一段时间而已。我不逼迫他，他也不要求什么。

随着感觉越来越自在，他也变得越来越好奇。他会朝我靠近一些，然后再靠近一些，接着很快就过来站在我身旁了。最后，经过许多个星期，他问我："你在做什么？"我说："我在工作。你在做什么呢？"

"呃，我在做治疗？"他有些疑惑地说。

"嗯，你觉得什么是治疗？"

"就是我们坐着聊天？"

"是的，"我说，"你想聊什么呢？"

"什么都不想。"他很快回答道。我会告诉他这样也可以，我很忙，他可以做自己的家庭作业，我也可以做自己的工作。

然而，又过了几个星期，他说想和我聊聊。我们面对面地坐着，他问："我们为什么要这么做呢？"这和之前他所熟悉的治疗可完全不一样。于是，我开始教他关于大脑和大脑发展的知识。我告诉他在他还是婴儿的时候，我认为发生了什么。他逐渐开始理解了，接下来他很快就想知道："下一步要做什么呢？我们接下来要做什么？"我谈及了关于如何与他人建立关系的话题，我说在这方面他似乎并不擅长。

"我知道，我不喜欢！"他很用力地回答我，但是面带微笑。正是从这个时候起，我开始对他进行了清晰的社交训练，他很快也就急于想要参与其中了。事情进展得比我之前想象的要困难。康纳很难理解肢体语言以及社交信号：这些内容通常都很难言传。与康纳一起时，我常常感叹人类的交往是多么复杂和微妙。例如，我告诉他，人们认为在社会交往中，眼神交流很迷人，因此在倾听他人谈话或是对别人说话时，要看着他们。他同意试试看，但结果就是他直盯盯地看着我，就像之前他盯着地板看的神情一样。

我说："呃，人们并不想一直这样被盯着看。"

"好吧，那我该什么时候看他们？"

我试着向他解释说，他应当看一会儿，然后再将视线移开，因为在人类信号中，依据不同的情形，长时间的眼神接触意味着挑衅或是浪漫的情绪。他想知道究竟该看多久才合适，我当然无法回答他，因为这在很大程度上要取决于非言语的信号和场景。我试着告诉他等上3秒钟，结果他大声地数了出来，让事情变得更加糟糕。在我们实践的过程中，我很快就发现我们使用到了很多社交信号，之前我并没有意识到，所以我也就不知道该如何教导他。

例如，当康纳发起眼神交流之后又向旁边移开目光时，他会将整张脸都转开，而不仅仅是挪开眼睛。还有，之后他会向上看，眼珠子无意识地转动，表明他很无聊或是讽刺的心情。教导他的过程就好像是在教从外星球来的人讲人类语言一样。但是，最后他还是弄明白了该如何社交，尽管常常看上去还是有点机械。

每一步学习都很复杂。例如，教他如何正确地握手，结果不是软绵绵的像条死鱼，就是把人抓得紧紧的。由于他无法很好地解读别人发出的信号，因此常常没有意识到自己说的某些话伤害了别人的情感，或是让他人感到困惑，或是看上去特别古怪。他是个不错的年轻人：每次进来时，都会给秘书们打招呼，尽力想和他们说话。但是在交流中有些什么不太妥当，通常是他的用词或是说话的语气很奇怪，而他却没有注意到令人尴尬的沉默。一旦有人问到他住在哪里时，他就会回答："我刚刚搬家。"接下来就没有任何语言了。从他的语气以及简短的回答中，其他人会以为他不想聊了。他看起来很唐突、很奇怪，康纳不知道自己应当提供更多的信息才能让他人感到轻松。对话是有节奏的，但康纳还没有掌握好该如何把握这样的节奏。

有一次，我想要指出他的时尚感，这是他这个年龄阶段的同龄人的困扰。风格在某种程度上反映出了社交技巧；要想有时尚感，就得观察他人，了解关于"什么时髦""什么老土"的信息，然后找到适合自己的方式。这些信号都很微妙，而一个人的选择，要想取得成功的话，必须兼顾个性与得体。在年轻人中，忽略了这些信号就会带来社交上的灾难——而康纳对此却茫然不知。

例如，他会把衬衣的扣子一直扣到脖子。有天，我建议他不要扣上最顶端的扣子。他却用一种我好像疯了的神情看着我，问道："你是什么意思？"我回答说："呃，没有必要总是把那颗扣子扣上。"

"但明明这里就有一颗扣子啊！"他说，一副完全无法理解的样子。

于是我拿来一把剪刀，把那颗扣子剪掉了。简非常不高兴，把我叫出去问我："从什么时候开始，剪刀变成正常治疗的一部分了？"但是随着康纳的逐渐改善，简也冷静下来了。康纳甚至在我们的治疗过程中与另一个男孩子成为朋友，那是一个十几岁的男孩，也遭遇过忽略，与康纳有着相似的情感发展程度。他们一起上音乐运动班。当这个男孩子因为无法跟上节奏而沮丧的时候，康纳就会告诉他自己之前也是这么糟糕，鼓励他继续坚持。他们甚至还在更多的方面联系在了一起，首先就是，神奇宝贝卡。这是一种在当时的小学生中间很流行的卡片，但这些男孩的情感发展水平就正好处于这个阶段，尽管他们已经是高中二年级的学生了。他们想要和伙伴分享自己着迷的东西，而其他同龄的孩子当然会取笑他们。

顺便说一下，康纳最后又因为失控而爆发了一次，是因为沉迷于神奇宝贝卡而引起的。其他少年取笑他的朋友，还想要撕毁他的卡片，康纳挺身而出维护朋友。当然，简听到这件事以后又很抓狂，她认为我不应当鼓励这些孩子玩神奇卡片游戏，担心再出现这样的意外事件。我的确对两个男孩讲过该什么时候、什么地点才能亮出他们的神奇卡片，但我也认为最好还是保持这两个孩子之间的共同联系点，因为这可以使得他们有机会互相练习社交技巧。我认为如果没有经历过小学程度（比如神奇卡片）作为过渡阶段的话，他们是无法从学龄前的程度跨越到社交的高中程度的，还会像我之前了解的那么笨拙。我们将这样的状况对学校作出了说明，康纳和他的朋友又可以继续玩神奇卡片了，但是也要更谨慎了。

康纳继续完高中和大学的学业，再也没有出现情绪失控。在我们医疗团队的偶尔协助之下，他还在继续自己"有序"的发展；我们会在他从学校放学的休息时间碰面。他也渐渐地表现出社交上的成熟。当康纳——现在已经是一名电脑程序员——给我寄来一封电邮，标题是："下一课：交女朋友！"时，我知道我们的治疗取得了成功。

康纳仍然在社交上显得很笨拙，也许还常常"令人讨厌"。然而，尽管他和利昂一样，在相似的发展阶段中遭遇了几乎一样的忽略，但他从来没有像其他十几岁的年轻人那样表现出任何恶意的反社会行为。他成了被欺负的对象，而不是去欺负他人；虽然他显得格格不入，却不是那种充满仇恨的人。他的行为很怪异，坏脾气也挺吓人，但从来没有攻击过其他孩子或是偷过别人的东西，或是喜欢伤害他人。他的愤怒都出自对自身的沮丧与焦虑，而不是想要报复或是虐待他人，从而让别人也和自己一样难受。

是不是我们的方法以及之前的所有诊疗师采用的方法使得康纳的案例有些与众不同呢？他的家人在他还年幼的时候就带他进行医疗干预，是否也起到了重要作用？我们在康纳的青春期就及早地进行介入，是不是也很有关系？也许是吧。但是真的有什么在起作用，使得康纳没有变得像利昂那样反社会？当然无从得知。但是，通过我们对这两个截然不同的遭遇过早年忽略的男孩子的工作，我们已经发现了一些明确的因素，会对他们今后的道路产生影响，我们也竭力希望在治疗中更多地将其体现出来。

还有许多受基因影响的因素也非常关键。性格就受到基因和子宫内环境（母亲的心跳、营养、荷尔蒙水平，以及药物等）的影响。正如之前提到的，那些在出生时其压力反应系统就调解得较好的婴儿会比较容易抚养，因此父母们就不大可能会沮丧，也就不容易虐待或是忽略他们。

智力也是另一个至关重要的因素，而又常常不为人所知。基本上智力是一种比较快速的信息处理过程：一个人不需要太多的重复体验，就能发现联系。这种智力能力在很大程度上看上去是由基因所决定的。不需要太多次的重复体验就能学会东西说明，在本质上，更聪明的孩子能够事半功倍。例如，假设一个普通孩子需要重复 800 次才能学会在饥饿的时候让母亲给自己喂食，那么一个"比较聪明"的孩子只需要重复 400 次就能建立这样的联系了。

当然这不是说聪明的孩子就需要更少的关爱，而是说一旦他们缺乏关爱，更聪明的孩子也许能够更好地应对。能够重复更少的次数就建立起联系，这使得较聪明的孩子能够更快地将他人与爱和愉悦联系在一起，即便在没有接收到最少需要的刺激次数的时候也能产生这样的联系。这样的特质也许还能使得他们从家庭以外短暂的友爱关注中获益更多，这也通常会使得那些受到严重虐待或是忽略的孩子意识到，家里的那一套未必会处处存在，也会给他们带来更多的希望。

智力还会从其他方面保护这些年轻人不要发展出我们在利昂身上所看到的愤怒和反社会的样子。首先，智力会使得人们在作出决定时更有创造力，给他们更多的选择，降低作出糟糕决定的可能性，还会帮助人们避免逃避主义的态度，不会认为"自己什么事情都做不了"。能够想象出可能出现的情形，也能帮助人们控制冲动。如果你能想到更好的未来，那么也许会更有可能为其作出规划。能够更好地将自己投射进未来，也能提高你对他人的感受能力。假若你在对未来的结果作规划，那么从某种意义上来看，你是在感受"未来的我"。能够想象自己置身于另外的场景中，那么也很容易想象他人的观点立场，换句话说，就是共情。但是，智力并不足以保证一个孩子能处于正确的轨道，例如利昂，在某些领域上测试到的智商高于平均值，却好像也没什么帮助。

另外一个因素是创伤发生的时机：创伤出现得越早，就越难以治愈，造成的伤害就可能越严重。贾斯汀在被关入狗笼之前感受到了将近一年的关爱和照顾。这样的关爱为许多重要的大脑运转建立起了基础——包括共情能力，我相信，这对他后期的康复大有裨益。

也许决定这些孩子发展的最重要因素是他们成长的社会环境。当玛丽亚和艾伦与大家庭生活在一起时，其他的亲戚能够弥补玛丽亚的不足，因此弗兰克也就能拥有一个正常快乐的童年。利昂被忽略，也只是因为玛丽亚不再拥有支持她的社会网络来帮助她应对抚育孩子的挑战。在康纳的病例中，虽然父母有更好的经济来源，但对孩子成长的信息却了解不够。如果能多点相关知识的话，他们会更早地意识到康纳的问题所在。

在最近的这 15 年里，无数非营利性的组织以及政府机构已经开始关注儿童早期发展的恰当养育问题，关注大脑在生命头几年的发展是如何关键的问题。从希拉里·克林顿的"举全村之力"项目到罗伯·莱纳的"我是你的孩子"基金会，再到零到三岁协会，以及联合劝募会的"6岁成功"项目，已经有数以百万计的资金投入到公众教育中去。

人们所做这些努力就是希望——我参与过其中一些活动——不要再因为无知而出现更多的忽略。我相信这些努力的影响是巨大的。然而，我们社会中因为不同代际的隔离，公众教育将这些主要观念整合其中的缺乏，以及人们在拥有自己的孩子之前对儿童的有限认识，都使得许多父母和他们的孩子处于危险之中。目前，我们很难改变一个孩子的基因、性格或是大脑发展速度，但我们可以在他们的抚育和社会环境方面作出改变。我曾经遇到过的许多受过创伤的孩子，在与至少一位支持他的成年人接触后，都取得了进步：例如某位对他们特别关爱的老师、某位邻居、某个阿姨，或者甚至是某一位学校校车司机等。在贾斯汀的案例中，他的外婆在幼年时给予他的善意和关爱使得他的大脑能够发展出对关爱的潜在能力，当他离开匮乏的环境后，就会展示出来。有时即便是最细微的动作也会对孩子渴望关爱的大脑产生不一样的影响。

我们对康纳这样的青少年所采用的神经序列方法也表明，治疗能够减轻早期忽视所造成的伤害。本来应该是在伤害发生时的年龄阶段所拥有的爱抚，现在可以通过按摩治疗来弥补，还可以在家里重复，以加强孩子们渴望的联系。节奏保持则可以通过音乐运动课程来学习，这不但可以帮助调节不佳的脑干部分改善其控制重要肢体运动的能力（如行走等），而且我们认为还可以加强脑干在压力反应系统调节中的作用。社会化也可以得到改善，可以从教给孩子简单的、有规则的、一对一的关系开始，然后逐渐过渡到更复杂的群体挑战中去。

我相信，如果早点发现利昂母亲的忽略的话，利昂肯定不会变成他后来的样子。剥夺了利昂发展所需的必要刺激，对他的所需又没有回应，他自己又作出了许多糟糕的选择，所有这一切经过了长时间的演变，使得利昂变成了一个十恶不赦的杀人犯。在任何一个十字路口，特别是在早期，只要方向上有所改变，都有可能会造成完全不同的结果。如果我们能在他还比较年幼的时候治疗他，像对康纳那样，或者更乐观一点，在他小学的时候就开始治疗，像贾斯汀那样，那么我想他的未来一定会被改写的。要是在他还是蹒跚学步的小儿时，就对其进行某些干预，他也许就会变成一个完全不同的人，更像他的哥哥，而不是我在监狱里看到的那个攻击成性的年轻人。

因为创伤——包括那些不管是由于故意还是无心的忽视所造成的伤害——都会造成压力反应系统超负荷运转，表现出失控，要治疗创伤儿童就必须从创造安全的环境开始。在可以预期的、受人尊敬的关系下开展这样的治疗会更容易和有效。从这样抚育的"家庭环境"中，受到虐待的儿童会开始感受到控制力与能力。要想康复，他们就必须感到安全和可控。因此，强迫这些孩子接受治疗或是使用任何强制的手段都是不明智的选择。

接下来的这一章就会阐述由于强制手段而造成的某些伤害。

第七章
魔鬼恐慌

"我对魔鬼没有研究。"我告诉那个从得克萨斯州政府办公室来的急迫的年轻人。他正试图让我帮忙解决一个复杂案件，据报道，该案件中的一群孩子一直以来被一群邪教信徒虐待。此刻这些孩子正在寄养中心，远离他们崇拜魔鬼的父母，以及父母们的巫婆朋友，但是首席检察官办公室却担心，当地的儿童保护服务部的工作人员才把孩子们从魔鬼手中解救出来，却又将他们投入了人间地狱。

当时正是 1993 年末，所谓的"记忆之战"在精神医学界引起相当多的争论。我试图想要远离有争议的"记忆之战"，后来这场争论演变为之前没有回忆起的受到严重虐待的事件，在成年人的治疗过程中又被重新"记忆起"，是否具有真实性。人们还争论孩子对最近的虐待或是骚扰的描述是否准确。而我确切地知道，有多得吓人的孩子正在受到虐待：每天我都会目睹令人痛心的伤害事件。

但是从神经科学的训练以及与创伤儿童的诊疗工作中，我也知道叙述型的记忆不像录影带，可以做到完全准确。我们制造了记忆，同时记忆也制造了我们，这是一个动态的、不断改变的过程，受偏见和很多因素的影响，并非我们"储存"的事件就是准确的。我们先体验到的一切会影响后面发生的事件——就像蒂娜早期受到了性侵害，影响了她对男人的看法，利昂和康纳被忽略，改变了他们相应的世界观。然而，这个过程是双向的：我们现在的感受也会影响我们对以前事情的看法，以及我们对过去的回忆。结果就是，我们现在所能记忆起的一切会随着我们的情绪状态或心情而有所改变。例如，我们感到沮丧的时候，就很有可能会从悲伤的角度来过滤我们所有的往事。

我们都知道，当我们想要找到储存在大脑里的某段记忆时，就像是打开电脑中的文件一样，我们会自动点击它，然后进行"编辑"。你也许没有意识到，当下的心情和环境会影响你回忆的基调、你对事件的理解，甚至会影响到你相信某些事件是否真的发生过。于是当你再次"储存"这些记忆时，会不经意地对其进行修改。当你再次谈论曾经储存到"文件"里的对某个经历的记忆时，你从朋友、家人或是某个治疗师那里听来的解释都有可能会影响到你的叙事方式以及叙事内容。随着时间的推移，累加的这些变化甚至会创造出根本就没有发生过的事件的记忆。在实验室里，研究人员能够成功地鼓励那些受试者创造出童年没有发生过的事件的记忆：常见的有在大厦里迷路，极端的则有看见某人被魔鬼附身，等等。

然而，回到 1993 年，当时关于记忆的本质，以及其难以置信的可塑性还没有得到充分研究，而广大医师或是其他为孩子们工作的专业人士，也对现在所说的创伤记忆还不太了解。乱伦的受害者第一次勇敢地说出他们自己的经历，没有人想要质疑他们的故事，或是询问他们的伤痛。声称受到虐待的孩子们，比以前得到了更多的重视。人们再也不想回到那些糟糕的旧时光，那时虐待儿童的成年人还可以指望人们不相信孩子们的描述。不幸的是，认为怀疑对受害者有益，某些治疗师的天真烂漫或是他们的无知，以及他们不知道压力对记忆的影响作用，都结合起来导致了更严重的伤害。

也许20世纪90年代横扫得克萨斯州的吉尔墨地区的魔鬼恐慌算是最著名的。州政府的助手向我解释了他所知道的情形。

一名7岁大的男孩，小博比·弗农，被最近收养他的养父从楼梯上推倒摔下，正躺在医院里，处于深度昏迷之中。在小博比被送到医院后，其他的养子也被带走，养父和养母随后自杀——养父第二天枪击自己的头部，养母则在之后的一天服药自杀。

这个7岁大的孩子颅骨骨折，还有严重的脑损伤。小博比一直都拒绝在楼梯上跑上跑下，可他的"父母"强迫他这么做。根据亲眼所见这次侵害的兄弟姐妹说，养父母中至少有一个揪住小博比的头往木地板上撞，直到后脑勺"开花了"为止。更糟糕的是，这两个大人停手后过了很久，才意识到小男孩已经没有知觉了，他们没有拨打911，而是等了一个小时，做了一些奇怪的举动，比如将清洁剂喷到孩子的脸上，试图唤醒他。

紧急医疗服务（EMS）的工作人员对这对养父母的十个孩子所受到的惩罚感到无比震惊。这些孩子声称他们经常挨饿、被关禁闭、不断挨打。护理人员告知这对养父母，詹姆士和玛丽·拉萍，要求他们报告儿童保护服务部（CPS），随后他们却发现这对养父母本身就是CPS的员工。据拉萍夫妇说，这些孩子是受害者，他们的父母都是魔鬼仪式虐待（SRA）组织的成员；那些看上去好像是对孩子们的惩罚，实际是一种"治疗"。让人惊讶的是，东得克萨斯州的儿童保护服务部的社会工作人员还支持他们的说法，坚持认为孩子们在拉萍家里是不错的。然而，拉萍一家却没有待在东得克萨斯州，而是"秘密地"搬到了西得克萨斯州，以远离他们所说的活跃而危险的魔鬼崇拜，据说这个组织想要把孩子们抓回去，并不计一切手段。西得克萨斯州当地的儿童保护服务部的工作人员却全然不知，自己的社区里有这么一个"治疗型"的家庭，也不知道这个所谓的崇拜组织。这时，高层的国家儿童保护服务部才注意到这一情况。

根据东得克萨斯州的社会工作人员说，他们从拉萍一家的孩子那里取得的证词表明，一个谋杀性质的魔鬼崇拜组织最后被曝光了。据报道，该组织有杀戮、死尸、血酒以及食人肉等仪式活动。8个组织成员现在正在监狱里等待审判，他们犯下的罪行不仅仅有儿童虐待、性侵害，还在仪式上杀害一名17岁的高中啦啦队队长。被拘捕和投入监狱的成员中，有一人是警察，曾经还负责过那名啦啦队队长失踪的案件。两名专门研究魔鬼崇拜的专家和一名特别检举人已经开始着手调查该案，寻找进一步的指控证据。

但现在州办公室儿童保护服务部的官员开始担心这些调查的完整性。他们要求州检察官介入案件。对该案件的社会工作者直接负责的警官害怕自己会因为对调查提出过质疑而被捕。他的担心并不是毫无道理：那个警察被指控为具有谋杀性质的异教成员，随后就被拘捕了。他曾经受到仔细的盘查，最终因为表达出了相似的质疑而被控告。在此之前，他拥有完美的记录，赢得过无数的法律颁奖与赞扬。其他的警察、治安长官代理人、一名动物管制员，甚至一名FBI官员和吉尔墨地区的首席警官都有可能受到指控。在调查期间，16名孩子都被带离他们的父母，没有人知道接下来会发生什么事情。

难道这一切一直以来都是一个天大的错误吗？就是因为糟糕的调查技巧，无辜的父母们就要在与魔鬼癔症的交手中失去自己的孩子吗？得克萨斯州的吉尔墨地区究竟发生了什么？当我一知道在寄养中心的这16个孩子——年龄从2岁到10岁不等——身上发生了什么时，我就觉得有义务介入其中了。

这个州希望我做的主要事情就是帮助儿童保护服务部来判断，在寄养中心的哪个孩子是真正的受父母虐待的受害者，而哪个又是因为在调查过程中由于其他孩子被误导为"记忆起"受虐待情节而让父母遭受错误的指控，从而不得不远离父母的孩子。要完成这个任务，我需要重建每个孩子的历史。幸运的是，这里有成箱成箱的历史记录，还有无数关于一些孩子和他们的"异教徒"父母的录音或是录像访谈。我们的医疗团队开始将每个案例中的每个细节按照时间顺序排列好。很快这些记录就已经多达数十页。

所有的事件都开始于 1989 年，在吉尔墨地区边界的一个叫切诺基路的地方，一所周围都是废弃拖车的沥青毡房里。吉尔墨是位于东得克萨斯州的一个小镇，有 5 000 位居民，位于得克萨斯这个孤星之州与路易斯安那州和阿肯色州交会的地方，是厄普森县的中心，是不太会引起人注意的圣经地带的社区，但该地区是这个国家文盲率最高的地区之一，每 4 个成年人中就有 1 人不会阅读。在那时，贝蒂·弗农向警察报告说，她当时的丈夫沃德·弗农曾经对他们的两个女儿进行过性侵害，两个孩子分别为 5 岁和 6 岁。于是父母双方很快就被牵涉进了儿童虐待案中，他们抚养的 4 个孩子也被送到了寄养中心。经过虐待案调查之后，沃德·弗农被指控犯有儿童性虐待。但让人难以置信的是，他竟然被判以缓刑。

在缓刑期间，沃德·弗农与一名叫海伦·卡·希尔的女人一起搭建了一所房子，这个女人自己有 5 个孩子。当儿童保护服务部发现了他们之间的联系后，把那些孩子都带走了，而海伦最后和沃德结了婚，她放弃了自己做母亲的权利。在由于贝蒂·弗农打来的电话而引发的整个儿童虐待案的调查过程中，孩子们也指控自己的祖父母以及叔父（沃德的兄弟，博比·弗农）对自己进行过骚扰，于是博比·弗农的 5 个孩子也被送到了寄养中心。后来，也是因为之前孩子们的指控，家里朋友的 2 个孩子也被送到了这个寄养中心。

在我与这些受虐待的孩子共同工作的过程中，我遇到了不少大家庭里出现的普遍虐待情况，在这些家庭里面，存在着伤害性极大的多代乱伦状况和与世隔绝的"传统"，在这样的家庭里，性虐待、体罚以及忽视就这样代代相传，像其他家庭里传递传家宝或是圣诞食谱一样。在这样的时刻，我没有看见任何人"亮出红牌"，警告说儿童福利的社会工作者工作方式不对，或是过于热情什么的。因为性侵害而被发现的身体证据——如某些案件中出现在肛门和生殖器周围的伤痕——为人所揭露。有些 16 岁的孩子身上也能看到体罚所留下的标记。

但是对寄养地的选择却是整件事情走向歧途的开始。这些孩子都被安置在两个原教旨主义基督徒的"治疗型"的寄养家庭里，这两个家庭看上去和 20 世纪 80 年代晚期以及 90 年代早期的文化潮流格格不入，却要融入其中，这就带来了令人震惊的后果。

美国已经发现了极为广泛的儿童虐待现象，有许多案件都是真实发生的，值得人们真正地去了解和关注。虐待案之所以在新闻上和脱口秀中得到讨论的一个原因就是"康复运动"的流行，该运动鼓励美国人去发现自己"内心的孩子"，帮助内心从创伤中恢复，这些创伤是由于被父母忽视或是虐待而造成的。在这个时代，打开一份报纸，或是打开电视，就会很容易发现某位名人在谈及她（或是，偶尔是他）在孩提时代被性侵害的经历。一些自助类的精神导师宣称，有 90% 以上的家庭都不健康。一些治疗师也急切地宣传这样的观念，自己大多数病人的问题都可以追溯到其童年所遭遇的虐待，于是接下来就打算帮助自己的病人挖掘记忆，发现病根，哪怕病人最初说自己根本就想不起受到过虐待。在某些未受过良好训练且又过分自信的治疗师的协助下，某些人开始追寻自己的记忆，他们开始回忆起那些发生在自己身上的丑陋的性变态事件，甚至这些"记忆"已经严重偏离了本来就似是而非的现实。

第二个趋势就是福音教派的兴起。皈依者和信徒们都警告说，魔鬼一定就藏在这些普遍的性侵害暴行中。除此以外，还有什么能驱使这么多生病的灵魂，对无辜的孩子犯下了如此暴力和亵渎的行为？很快，一些有良知的企业家从这些问题中发现了商机，他们开办研习班讨论如何辨认一个孩子曾经遭受过魔鬼仪式的虐待。由于不大可能是基督徒的集会，女性主义的领军杂志《女士》于 1993 年 1 月在自己的首页用第一人称的形式描述了"幸存者"自己所遭受过的虐待。封面标题则是"千真万确——儿童仪式虐待的确存在"，在杂志内页，印有一位女性的故事，她声称被自己的父母用十字架凌辱，并被迫吃下遭遇斩首的婴儿妹妹的肉。

牵涉到弗农案件的儿童保护服务部社会工作者以及养父母们就在这样的文化融合中交汇到了一起。当时这些孩子在 1990 年被送去寄养，监护他们的养父母以及社会工作者还参加了一个名为"魔鬼仪式虐待"的研讨会。因为这位当地的检控官曾经做过辩护人，所以他主动从这个案件辞职了，儿童保护服务部的社会工作者们说服当地法官任命了一位特别检举人。这位特别检举人还找了两个特别的"魔鬼调查员"参与调查，于是由弗农一家引发的、发生于吉尔墨的魔鬼崇拜仪式就这样确定下来，该案件还涉及儿童性侵害与活人祭祀等违法行为。这些所谓的"调查员"曾因为其擅长揭露异教的罪行而闻名。其中一人是路易斯安那州的前浸信会牧师；另一个则是得克萨斯州公共安全处的体操教练。两人从来都没有过治安问询调查的经验。

与魔鬼仪式虐待或是"恢复记忆"相关的疗法，在被广泛使用之前就从未做过测试。"恢复记忆"的治疗师和工作室的培训师们教导孩子永远不要对性侵害经历撒谎，即便没有任何证据来支持自己的说法。他们甚至还告诉那些不确定自己是否虐待了孩子的成年病人说："如果你认为发生过，那么也许就真的发生过。"甚至说如果出现饮食紊乱和上瘾的症状，那么即便是没有任何关于虐待的记忆，也能证明虐待确实发生过。要判断是否有"魔鬼仪式虐待"存在，取决于更不靠谱的证据，然而却有上千家工作室的医师、社会工作者，以及儿童福利官员建议把这当成合理的诊断工具。

如果像在之后所做的那样，早一点对这些方法进行检测，那么研究就会表明，在催眠状态下，甚至在普通的治疗过程中，病人的记忆都很容易受到医师的影响，尽管许多人对自己的童年有着深刻的记忆，但这不一定就意味着他们受过虐待，或者说他们叙述的事件都是真实的。虽然孩子们很少会主动对性侵害经历撒谎（虽然也有这样的现象），但他们也很容易受到成年人的引导而编造故事，成年人却没有意识到孩子们只不过是在叙述大人们想听到的内容。正如我们将看到的那样，没有必要对孩子进行公开的强迫，这肯定会让事情变得更糟。而"魔鬼"清单里所列举出的项目，与当时对乱伦受害者以及对他人的爱成瘾的"互赖症"所列举出的清单相似，都非常模糊，而且涵盖范围过广，任何青少年只要对性、毒品和摇滚表现出哪怕是一丁点儿兴趣——换句话说，也就是任何正常的青少年——都会被看成这些虐待行为的受害者。同样，任何表现出做噩梦、怕鬼怪和尿床症状的更年幼的孩子也属于受害者的范畴。

　　另外一种形式的江湖医术在当时也得到了广泛的吹捧，并且非常不幸地给那些收养儿童们带来了痛苦。其表现形式多样，名称也五花八门，但最常见的就是一种叫作"拥抱疗法"，或是"依附疗法"。在这个所谓的"治疗"中，成年人将孩子紧紧地抱在怀里，强迫他们看着自己的抚养人的眼睛，并"敞开心怀"说出自己的记忆和恐惧。如果孩子说不出令人信服的早期受过虐待的故事，那么他就会受到语言上和身体上的攻击，直到他说出来为止。这种疗法常常用在被收养或寄养的孩子身上，目的是为了在孩子和新的家庭之间建立起养育的纽带。还有一种形式，是由一位叫作罗伯特·扎斯娄的加州心理学家于 20 世纪 70 年代创造的，该方法需要好几位"拥抱者"，其中一人固定孩子的头，其他人用自己四肢的关节抵住孩子的肋骨架，不断前后移动关节。这样就可以在身体上制造出瘀青。扎斯娄的"方法"最初被科罗拉多州的一群常青藤医师采用和发扬光大。然而，扎斯娄在被指控犯有虐待后，被吊销了行医执照。那些常青藤的医师也最终被指控因其"疗法"导致几起儿童虐待致死。

　　"拥抱疗法"要进行好几个小时，中间不休息，不能吃东西，也不准使用洗手间。同时，成年人们还要用语言来攻击孩子，激怒他，好像他们认为对这个小身体实施的折磨还不够似的。让孩子以这样的方式"释放"出自己的愤怒，是为了避免将来爆发出激愤的情绪，在他们看来，大脑储存愤怒的方式就好像是一个水壶一样，只要把里面的内容"倒"出来，就能放空这个容器。整个过程会在孩子们平静下来，不再对攻击作出反应，并且看起来好像臣服于自己的养育者以后结束。想要结束攻击，这个孩子还应当对施暴者表达自己的爱，表明寄养或者收养父母才是自己"真正"的父母，并且表现出完全的屈服。拉萍一家以及一位收养了弗农孩子的、叫作芭芭拉·巴斯的女人就使用了这种方法，而且还增加了自创的方式，例如让孩子们在楼梯上下不断奔跑，直到他们筋疲力尽，哭着求饶，然后又再进行"拥抱疗法"。

这正是若干例子中的一个而已，证明了无知即是危险。那些支持"拥抱疗法"的人相信（不幸的是，现在仍然还有一些这样的人），引起创伤儿童的问题的原因是孩子在童年早期受到虐待或者忽视而造成的与养育者关系不紧密。在许多病例中，的确存在这样的情况。正如我们发现的，早年缺乏关爱会使得某些孩子缺乏同情，就像利昂的例子一样。在我看来合理的是，"拥抱疗法"的支持者们也相信，幼年所体验到的缺失和伤害会影响大脑中形成健康关系的能力发展。

危险在于他们对问题的解决方法上。对受过创伤的、被虐待的或是忽略的孩子使用暴力或是任何形式的强迫手段，只会起到反效果，只会让这些孩子再次受到创伤。创伤给人带来可怕的失控感，使人们倒退回无法表述这种失控感的状态，从而阻碍了康复进程。这是毋庸置疑的，但是把一个孩子抱在怀里，一直伤害他，直到他说出你想听到的话为止，这样也无法建立起情感纽带。相反的，是通过恐惧让孩子产生了服从。不幸的是，这些"良好的行为"也许会被人们看成是积极的转变，而这些年幼的孩子甚至会自发地表现出对养育者的情感。这种"创伤联结"也就是我们熟知的斯德哥尔摩综合征：那些备受折磨的孩子向养父母表达出"爱"，就和被绑架的报纸女继承人佩蒂·赫斯特"信任"抓捕她的劫持者一样。顺便说一句，如果这样的虐待没有继续重复下去的话，孩子们的"爱"和顺从会随着时间而消失，就像赫斯特被释放以后，对激进的政治团体所作出的承诺一样。

东得克萨斯州的寄养父母们显然对"拥抱疗法"本身所带来的潜在危险一无所知，当然对那些儿童保护服务部的社会工作者来说也是，他们监控着抚养，而且有时候还会加入到对弗农的孩子的拥抱治疗中去。"拥抱疗法"适合有这样理念的家庭，他们认为没有挨过打的孩子会被宠坏，要让孩子远离犯罪和诱惑，就得好好收拾他们。寄养家庭和社会工作者都认为，在孩子的亲生父母家里出现的广泛虐待与乱伦的现象，都是因为魔鬼崇拜所引起的。而且，孩子们身上也出现了魔鬼仪式虐待工作室所提到要关注的所有症状。据报告称，一个孩子甚至还告诉社会工作者："爸爸说如果我们走到林子里去，魔鬼会把我们带走。"当然，几乎有任何宗教信仰的父母可能都会说出这样的话，但没有人会这么想。

因此，为了能够帮助孩子们"处理"自己的创伤，与父母建立联结，拉萍一家与芭芭拉·巴斯开始了"拥抱疗法"。当时还盛行另外一种有害的观点，可不幸的是，这个观点今天还在心理健康领域中盛行。我将之称为"精神上的脓疮"理论。该理论认为，就像是要把疖子切开一样，有些记忆是有害的，必须要将其挖掘出来加以讨论，这才能帮助人们从创伤中康复过来。许多人仍然在治疗过程中花费数小时去寻找自己人生经历中的"罗塞塔石碑"，希望能够找到某个记忆，赋予自己生活的意义，并且可以立即解决眼下的问题。

事实上，记忆并不是这样工作的。眼下出现的问题是过去创伤经历的体现，并不是由于回忆不起才造成的。当现在的生活受到影响时，讨论过去的创伤经历，并且明白这些经历是如何在无意识中影响我们行为的，这会大有裨益。例如，一个孩子因为过去差点儿被淹死的经历而怕水，那么在他去海滩之前和他讨论这个话题，有助于他重新安全地开始游泳。与此同时，有些人与自己的恐惧抗争，从来没有讨论过，或是公开地谈及自己的痛苦经历，也从创伤中恢复了过来。对那些人而言，过去的负面经历并没有影响到今天的生活，那么强迫他们专注于自己的创伤经历，反而会给他们带来伤害。

如果某个孩子拥有强大的支撑体系，那么就要对他的自我应对机制特别小心。我们在 20 世纪 90 年代中期曾经做过一项研究，我们发现，那些来自支持家庭的孩子和其他观察到具体症状的孩子相比，在接受创伤治疗后更有可能出现创伤后应激障碍。孩子们在治疗中，用每周一小时的时间来关注自己的症状，实际上让问题更严重，而不是解决了问题。每一周，孩子们在去治疗的头一天，都会开始想到自己受过的创伤；每一周，这些孩子都要离开学校或是放弃课外活动，去参加诊所的治疗。在某些病例中，孩子们开始对自己正常的压力反应出现了过度警觉，随时记录出现的状况，以便可以有话对治疗师讲。这样做严重干扰了他们的生活，加深了而不是缓解了他们的沮丧。然而，有趣的是，如果孩子们没有这么强大的人际网络支持他，反而能在治疗中获益颇多。可能是因为他们有机会可以感受到与日常生活不一样的体验吧。问题的底线在于，每个人的要求是不一致的，如果某人不想讨论创伤，那么就不应当逼迫他这么做。如果一个孩子身边都是敏感且有爱心的成年人，那么接受治疗的时机、长度以及强度应该循序渐进，由孩子的反应来决定。我们通过对大卫营的孩子们治疗而观察到这一切，我们认为，在健康的人际支撑体系中生活的孩子同样适用这一原则。

那种认为不回忆起过去的点点滴滴，就无法从创伤中恢复的观念，最后很有可能由想象变成事实。这样的观念会让人只关注过去，而忽略了面对现实。例如，某些研究就发现，人们可能因为回忆起过去的某个负面经历而变得更加抑郁。因为记忆的特性，所以回忆也能让人从新的角度来看待过去模糊的经历，随着时间的推移，这样的角度变得越来越悲观，结果最后就真的变成创伤，而事实上这样的创伤可能从来就没有发生过。对年幼的孩子而言，记忆本来就具有可塑性，再对他们施以强迫性的、身体攻击的"拥抱疗法"，只会让灾难加重。

在"拥抱疗法"中，养父母们和社会工作者，以及那些"魔鬼调查员"

会询问年幼的孩子一些关于他们崇拜魔鬼的父母的情况。他们会提出冗长和诱导性的问题，并用关节抵住孩子们的体侧，直到孩子们说出他们赞成的内容。孩子们很快就发现，如果自己"揭发"亲生父母的仪式活动，并描述仪式内容的话，这种"拥抱"很快就会结束。孩子们很快就承认，的确存在将婴儿作为祭祀、食人活动、魔鬼面具、丛林中戴面具的人围着火堆，以及魔鬼祭坛等传说，而这些传说都来源会面者对他们提出的问题与暗示，于是进一步证实了养父母们对孩子们的仪式化虐待。接下来，孩子们就会说，自己在一个仓库里被拍下了色情影碟，还目睹了无数谋杀。当养父母们问到其他孩子是否也受到了虐待时，为了能尽快逃离这种"拥抱"，孩子们开始绝望地编造出自己朋友的名字。于是，另外两个孩子也被带离了父母，更多的孩子变成了虐待的受害者。

　　幸运的是，许多"拥抱疗法"和相关的"会面"都有录音或录像资料。看着和听着这些可怕的资料，我们也尽力去分辨，哪些孩子的确是他们父母行为的受害者，哪些父母又是因为弗农的孩子们为了取悦调查者而让他们受到错误指控的，在弄清真相的同时，一些难以置信的事实也浮出了水面。有一件事情很明了：如果案件工作者认识并且喜欢那些受到指控的家庭时（要知道，这是一个非常小的小镇，大多数人都彼此认识），他们就不理会弗农家孩子的指控，并要求他们说出其他人的名字。然而，要是他们不喜欢这家人，这家的父母就会受到调查，孩子们就会被带走。

　　于是布莱恩就变成了寄养中心里接受"治疗"的16名孩子中的一个。布莱恩是一个聪明的二年级学生，理着小平头，本性善良。他喜欢看新闻节目，在警察指控他的父母性侵害他和弟弟，并带走他们的父母之前，布莱恩就已经从电视上了解到了弗农的案子。弗农一家就住在他们的街对面，布莱恩和那家的孩子也是朋友，因此他也听到了不少当地的闲言碎语。从媒体上，以及邻居们的议论中，布莱恩的父母猜想自己很有可能会是下一个被指控为魔鬼性虐待者的目标。在儿童保护服务部工作人员来带走布莱恩的那天，他正在屋外玩耍，看见警车开来，他急忙跑进屋里通知自己的父母。遗憾的是，他什么也做不了，只能眼看着自己一岁的弟弟被摇醒，父母们被戴上手铐。布莱恩被允许随身从家里带一件自己喜欢的东西——他带了一本《圣经》，而不是玩具。这本来应当是一个明显的线索：说明他所成长的环境并非是魔鬼崇拜的。

不幸的是，从新闻里布莱恩也知道了当地另外一起可怕的犯罪。17岁大的凯利·威尔逊，一个大眼睛的金发啦啦队队长，于 1992 年的 1月 5 号突然失踪。最后一次有人看见她是在吉尔墨的录影店，她正准备下班离开。直到今天，也没有找到她的尸体，或是发现有任何她还活着的证据。传唤她父母的当班警察叫詹姆士·布朗，后来被任命负责该案件。

从所有的记录来看，警官布朗工作得尽心尽力，他在整个小镇上贴满了关于失踪女孩的告示，甚至在感恩节有报告（后来证明是错误的）说在当地农田里发现的尸体可能是那个女孩时，这位警官还在办案。他还说服了一家当地的商业机构出资，竖起了一块公告牌，征集公众可能知道的关于凯利下落的信息。布朗很快就锁定了最大的嫌疑人：一个曾经与女孩约会过的年轻人，并有一次拿刀对人实施攻击的犯罪指控。在女孩失踪后的数天内，这个男人的车也被神秘地卖掉了。更让人生疑的是，当最后找到这辆车时，车里有一大块地毯不见了。但由于这辆车已经被里里外外地清洗过，所以无法找到确切的物理证据。

然而，这个嫌疑犯本来是不会引起弗农案件中的社会工作者以及特别检察官注意的。因为弗农的案件与这位啦啦队队长前男友之间毫无联系。就算是他杀了凯利，这也不过是另一起失控的年轻人恋爱事件，与弗农的孩子们所叙述的用人来作为祭祀毫不相干。但是调查员们却认为，弗农一家以及他们的魔鬼追随者们一定不仅仅是打骂或强奸几个孩子，或是杀死几只动物这么简单。可惜一直没有人发现任何尸体，也没有任何当地人报告失踪，直到凯利·威尔逊的案子出现。

于是案件工作人员和"魔鬼调查员"确认，这个年轻女孩的失踪一定与弗农一家有关。他们花了一整天的时间对 7 岁大的布莱恩进行了"拥抱疗法"，想要找出事件之间的联系。聪明的布莱恩马上就明白了，他被迫所编造出来的故事比其他孩子的都要连贯。当 9 个成年人围着他，压制住他，并对他大喊大叫时，他吓坏了，屎尿弄了自己一身，他编造出了使布朗警官受到指控的故事。根据记录，布莱恩说自己看见凯利成为弗农家魔鬼仪式的受害者。他还说看见一位"穿着蓝色制服的男人"也在场，而且还说警察都很"坏"。

当这些调查员和检察官对一位据说智商只有 70 的妇女进行长达 10 小时的录音讯问以后，其中一个"坏"警察就变成了詹姆士·布朗。佩蒂·克拉克是弗农家其中一个儿子的事实婚姻妻子。她在很长时间里处于被虐待状态，也是在寄养中心长大的。她在弗农家孩子的案件中也面临着被指控犯有虐待，但是她被告知，如果能说出凯利·威尔逊被谋杀的"真相"，说明詹姆士·布朗与之有关，她就能减轻自己的罪名。后来她说，调查员把要她供述的"证词"写在一块白板上，因为她无法准确复述他们让她说的话。她的讯问记录清楚地表明了她受到强迫而做出证词的状态，那些调查员反复地告诉她，他们知道布朗就在犯罪现场，并威胁她说"不讲出真相"的后果是什么。

最后在克拉克的"证词"中描述说，那位被绑架的拉拉队队长经受了 10 天的折磨，死于一次肛交，一只乳房还被挖去，尸体被吊起来，血被放干，供人饮用，尸体也被人吃掉。而小博比·弗农，那个被拉萍一家打得陷入昏迷的男孩就是克拉克的孩子。

强迫性的屈打成招在许多方面都产生了问题。最重要的是有可能将无辜的人判为有罪。另外一个问题则不为调查者们所知，他们这么做在今后有可能毁了那些证人的可信度，甚至是他们自己的可信度。这些事实最终阻止了吉尔墨的魔鬼调查者，以及案件中的特别检察官。警官布朗自己也发现了最重要的定罪证据，这也是为何许多人认为，特别检察官和他的代表团们指控这位警察是异教成员的原因。证据在多方面显示出问题：没有任何物理证据证明弗农一家与失踪的拉拉队队长有关；孩子们宣称自己被带到仓库里拍儿童色情影片的说法也无法得到证实，因为根本就没有这样一个仓库存在（这个县上的每个仓库都被搜查过了），也找不到相关的胶片、照片或是录像；在弗农家后院发现的骨头后来也证实是动物的，不是人骨；而在家里发现的"魔鬼面具"，不过是廉价的万圣节装扮，如果这也能算是证据的话，那么成百万上千万的美国人都是魔鬼了。

这些证据中最糟糕的就是，在凯利·威尔逊失踪的当晚，异教"领袖"沃德·弗农和他的妻子海伦——据报道说他们是绑架和杀害这名女孩的主要凶手——当时正在纽约。有无数文件可以证明这一点：沃德是一名卡车司机，他的老板保留有出车记录，包括有装船运输的发货清单，甚至沃德还有在纽约加气站的刷卡账单，证明他当时确实在那儿。当警官布朗坚持说，这些事实都意味着魔鬼调查者们在凯利的死亡案件中没有找到正确的嫌疑犯，并且证人的证词也不可靠，这位特别检察官告诉他："如果你以任何方式阻挡我的调查，那我也会用任何办法毁掉你本人、你的职业和收入。"

这位检察官果然没有食言。佩蒂·克拉克的问讯结果使得布莱恩证词里的"穿蓝色制服的男人"变成了詹姆士·布朗。于是布朗很快就被捕了——实际上是被反恐特别组（SWAT）野蛮地收押了。

现在我该如何判断，哪些受到虐待的证词是由于调查者们强迫做出的，哪些证词又是真正发生过的事情呢？我们该如何判断哪里才是收养创伤儿童的最安全的地方？我们应当把孩子们还给可能是虐待者的父母，还是应该把他们放到一个新的、更该被好好审查的寄养或是收养家庭中？我从记录中可以非常肯定，布莱恩和他的弟弟被带离自己的家是完全错误的，但假如他们的父母真有虐待倾向，而弗农的孩子们也的确了解的话，又该怎么办呢？而且，要是第二批孩子，博比和佩蒂的孩子被带离家庭，也仅仅是因为他们的表兄弟们被迫要多说出几个受害者的名字，又该怎么办呢？我们掌握的记录显示，的确有物理证据能够证明弗农的兄弟、他们的妻子，以及弗农的祖父母犯有虐待罪，但是调查有污点，让人难以判断该相信什么。

幸好我无意间发现了一个办法，加上其他证据，能够让我们在一片废墟中找出点线索。我也是在一路的摸索中无意发现的。我在 20 世纪 90 年代初从芝加哥搬到休斯敦的时候，跑过几次马拉松。在平时训练时，我会戴上一个持续的心跳速率感测器。有一天，练习跑步后，我顺道去拜访了一个在寄养家庭里的小男孩，当我到达那家时，还戴着感测器。那个小男孩问我那是什么东西，我就让他戴上试试看，并向他解释这种仪器的功能。当小男孩戴上感测器时，上面显示他的心跳速率为 100，这在他那个年龄的孩子里非常正常。然后，我想起自己把一些所需的文件落在车里了，于是问他是否愿意陪我一块儿去取。小男孩好像没听到我的问题似的，但我却看到他的心跳速率突然上升到了 148。我还以为可能是感测器坏了，于是靠近他想要看清楚。为防止我自言自语没说清楚，我又说了一遍。这个小男孩还是无动于衷，而心跳变得更快了。我觉得很困惑，但也觉得没必要敦促他和我一块儿去。于是我返回车里拿了文件，回到屋里继续进行访谈。

在我访问这个小男孩之前，对他的个人情况并不了解，我只是想看看他在当时的环境里过得怎么样。回到办公室后，我翻看了他的记录，结果发现他曾经被自己母亲的男朋友性侵害过——在一间车库里。当那个男人对他说"我们出去，到车里待一会儿"时，就意味着"我现在要侵害你了"。在不经意间，我提议他和我一起到车里，让他想起了过去的创伤经历。因此我决定，用心跳速率感测器来检测看看，是否能帮助我在其他孩子身上发现让他们出现创伤症状的信号。

我常常发现同样的反应：如果一个孩子接触到让他回忆起与创伤有关的气味、景象、声音，或是在这个案例中的语言暗示，他们的心跳速率会急速上升。对有些孩子来说，如果这些信号让他们出现解离症状而不是高警觉反应的话，他们的心跳速率会下降，而不是上升。高警觉状态让人们做好准备抗争或者逃离，需要心跳持续加速；而解离反应让人们准备好应对无法逃离的压力，于是会减缓心跳速率、呼吸与其他功能运转。虽然这样的说法并非放之四海而皆准，还需要进一步研究，但心跳速率感测器在我的工作中一直非常有用。如果知道某事或某人能够激起孩子们的创伤回忆，通常就能够帮助我们意识到是谁，或者什么事情伤害到了孩子，特别是针对那些年纪太小的蹒跚学步的孩子，他们还无法讲述清楚发生了什么事情。

我将这个方法用在了布莱恩身上，现在他被安置在一个护理之家里。当时他已经离开父母将近两年了，很显然，他非常想念自己的父母。我反复向他说明，如果他不想讨论任何话题，都可以说出来，如果他承认过去自己曾经说过谎，也不会对他造成任何伤害。我还告诉他，这是他可以从自己的角度来叙述事件的机会。然后我们一起做涂色游戏。布莱恩和芭芭拉·巴斯待在一起。在这个家里曾经进行过无数次"拥抱疗法"和有关魔鬼虐待的"调查"。

当我第一次问到布莱恩关于这个"治疗型"的寄养家庭时，他说"挺有趣的"。我鼓励他多告诉我一些内容，但没有给他任何关于我的喜好的提示。

"有一件事情我不喜欢，我们这里的'拥抱疗法'。"他立刻说道。

"告诉我什么是'拥抱疗法'。"我说。

"她让你在楼梯上跑上跑下，直到你累哭为止，然后我们就会进到一间屋子，躺在床上，她躺在你身边，抓你的身体，像是肋骨什么的，很痛，你就会尖叫，然后将自己所有的愤怒都释放出来，然后告诉她是什么让你生气。"

"当她说，'将你的愤怒释放出来'时，她是什么意思？"

"说出让你生气的事情，然后她就会让你说出你不想说的话。"

"比如什么？"

"比如说一些你的父母从来没有做过的事情。"

"她希望你们这样说吗？"

布莱恩此时眼中含满了泪水，心跳加快，点点头。

"给我举个例子。"

"比如说你的父母伤害你之类的。而且通常在我们要去看医师之前都会接受'拥抱疗法'。"

"一周有几次？"

"也许一个月一次，但是要取决于我们会去哪儿。如果我们要出庭作证或是去看医师什么的，我们在当天或者头一天就会接受'拥抱疗法'。"

我问他，芭芭拉是如何让他讲一些并不存在的事情的。"她会抓你的身子侧面，直到你痛为止，然后，你知道的，你只好屈服。真的很痛。"

"她会让你说哪一类事情呢？"

布莱恩开始放声大哭，眼泪从他的脸上滚落，从鼻尖上掉下来。"让我说我父母从来没有做过的事情。"他说道，哭泣着。我再次安慰他说，他不必非要告诉我一切，我也不会让他讲他不愿意说的事情，或者是逼迫他说谎。但布莱恩非常勇敢，在我递给他几张纸巾以后，他坚持告诉了我整个事件。他描述了被从父母身边带走的那天，看到妈妈哭喊着说"我走了"时，自己是如何明白过来的，以及他自己又是如何被允许"带一件他真正喜欢的东西"走，并且他选择了《圣经》的情形。他还谈到自己如何想要安抚一岁的弟弟，他说"弟弟根本就不知道发生了什么事情"，"因为他们把弟弟从睡梦中摇醒，他就闹脾气"。（这个小孩在最后被送回家时甚至认不出自己的妈妈。）

当我询问布莱恩，他曾经声称自己亲眼见到凯利·威尔逊在"魔鬼"仪式上被杀害以及其他发生的罪行时，布莱恩没有哭，心跳速率仍然保持稳定。他非常诚恳地说到，为了避免再受到伤害，他编造了那些故事。当讨论到像"杀害婴儿"一类的话题时，布莱恩没有在言语上或是身体上表现出任何害怕的情绪，这与他之前谈到从家里被带走或是"拥抱疗法"时的情形截然相反。他对自己弟弟的同情，以及为编造了自己父母的谎言而焦虑，都清楚地表明这是一个极其敏感、有良心和爱心的男孩子。这样一个孩子在目睹或是参与谋杀和食人事件时，应当表现出痛苦和恐惧；如果真有这样的事情发生，只有反社会的人才会在回忆起这些事件时不为所动。布莱恩不应当对这两类事件表现出截然不同的反应，我必须得仔细调查，才能让负责这起监护案件的法官允许布莱恩与自己的弟弟回家。

要判断出在弗农家的孩子身上到底发生了什么，非常复杂。没有人希望把带着肛门和生殖器伤痕的孩子再送回到反复强奸他们的人身边。但是对于谋杀和魔鬼仪式的虚假证词也使得孩子们的可信度降低，他们的父母现在可以宣称，孩子们说过谁侵害过他们，以及事情的来龙去脉其实都值得怀疑。我希望能够利用心跳速率感测器以及其他的心理和情绪信号来判定出到底是谁伤害了这些孩子，并为孩子们找到最好的长久居所。

我找了一个叫安妮的小女孩谈话，当她被带离父母家时还只是一个蹒跚学步的孩子。安妮已经和许多专业人士交谈过，所以她有可能模仿我们。在我们会面时，她坐在一把旋转椅上，前后晃动着，说道："给你讲讲我自己。我的名字叫安妮，我有棕色的头发和棕色的眼睛，我已经在 10 000 个寄养家庭里待过了。"她正从一听饮料罐里喝着汽水，非常享受地每喝一口就打个嗝。我问她，那些关于魔鬼与杀人的内容都是从哪里听来的。

"我从我的亲生爸爸那里知道的，他杀了所有的婴儿，还让我杀了他们，不然我就要死，那些婴儿也要死。"她说道，微笑着，打着汽水嗝。她的心跳速率没有变化。

"你怎么记得的呢？"我问她。

"因为我姐姐告诉了我，我就记得了。"她说道，晃动着双腿。当

我问她自己是否能想起任何细节时，她说不能，并解释说她记不起任何
3 岁以前发生的事情。

当我问她是否记得"拥抱疗法"时，她的情绪立刻低落下来。她用
一种严肃的语调说："是的，我记得，我不想谈。"但接着她又描述说
自己的养父母以及案件工作人员们是如何"不停地让我说自己的过去，
并且说我杀了那些婴儿"的。

后来，当我问到她是否受到父亲的性侵害时，她就更不愿意说话了。
"他让我触摸他的私处，我说我不想，他就把我的手拉到那里。"她说道，
从椅子上站起身来，走到窗边望着外面。当我问到这样的事情是否不止
发生一次时，她点点头，眼睛向下看，说道："他让我摩擦那个地方，
当我说不的时候，他就说：'不要告诉我该做什么，不然我就杀了你。'"

现在你可以看到恐惧的信号，当她在生理上想要逃避问题时就会出
现解离症状，而且心跳速率也有相应的反应。后来她又回到椅子上，说：
"我受不了沃德·弗农这个名字。"她用力地用之前画画的铅笔来回乱
画着，好像是想要把弗农的名字永远涂掉一样。在谈论到自己的继母时，
小女孩也有类似的反应，但却坚持说自己真正的妈妈从来没有伤害过
自己。

当我同她的一个姐姐琳达谈话时，琳达告诉我说，有魔鬼虐待这回
事的说法最先"起源于芭芭拉。芭芭拉会说，'好了，现在你们和海伦
一起被关在地牢里'，而且她还会一直给你施加压力，直到你哭出来为止。
她还会说这都是你的原话"。琳达描述了她的父亲和继母们对她进行的
性侵害，还详细描述说自己的祖父母也经常参与其中。"他们几乎每天
都会这样做。"她说道，但是当我追问她是否自己记得这是事实还是别
人告诉她这些事情时，她严肃地看着我说："如果这些事情是在你 7 岁
时发生的话，你也会记得的。"她的生理反应在谈及家人对她进行侵害
时保持不变，但是在谈到参与魔鬼仪式和谋杀的时候却发生了变化。最
后弗农家的孩子都没有回到自己的亲生父母身边，因为很显然，他们在

那样的大家庭里很有可能再次遭到虐待。

这个案件里最让人困扰的一个方面就是——而且这个方面对父母来讲也非常重要，在他们处理类似的情感占上风的情形时一定要记住——这个可怕的调查是如何引起了人们的恐惧，使得那些本来是理智的人也做出了怪异的举动。一旦关于魔鬼仪式虐待的证言公之于众之后，涉及其中的人呈现出了一种我行我素的状态。其中甚至包括一些在精神健康方面受过训练的专业人士和执法者，甚至还有我自己的员工，都无法幸免。

一旦孩子们被带离自己的家，关于魔鬼虐待的指控就会浮出水面，几乎每一个涉及孩子们看护的人都会相信，这些魔鬼信奉者会绑架孩子，并且屠杀那些要帮助孩子的人。虽然事实上那些所谓的"异教领袖"以及所有卷入儿童虐待中的人和杀人犯都被关进了监狱，那些魔鬼调查者、案件工作人员以及养父母们还是会坚信存在着更大的阴谋，他们都面临着致命的威胁。于是他们就会出现极端的妄想行为，甚至把孩子带到西得克萨斯州（博比·弗农就是在那里被打昏的），目的就是逃避他们想象中还存在的异教影响。拉萍一家的自杀行为也被看成是异教"抓住他们"的证据。一旦人们对异教力量及其恶行的看法确立起来，就很难再让他们相信相反的证据了。

我们不妨直接对大多数人表明拉萍一家自杀的原因：这对夫妇毒打了本应该是疼爱照顾的孩子，使得他的头盖骨裂开，让孩子处于长久的植物人状态。负罪感、愧疚、难过——任何情绪都会成为他们自杀的动机，并不是魔鬼异教的作为。暂且不管这些涉及调查的人最初有怎样的假设，但事实上他们离真相越来越远了。

吉尔墨小镇本身也出现了不同的观点。有人认为魔鬼性质的异教已经驻扎在了当地，并让人们丧命，而且还会继续发起报复的浩劫，而另外一些人则认为无辜的人们失去了自己的孩子，还被指控犯有难以启齿和莫须有的罪名。凯利·威尔逊的父母就分裂成了不同的两派。凯利的妈妈认为警官布朗牵涉到魔鬼崇拜，绑架并杀害了自己的女儿，而凯利的爸爸却同样固执地认为布朗和其他人被草率定罪了，杀害自己女儿的真正凶手还没落网。

负责孩子们监护权听证会的法官确信，魔鬼仪式的确发生过。当得克萨斯州的首席检察官在办公室试图向大陪审团成员解释说之前呈递给他们的证据不足为信时，指控布朗的大陪审团仍然拒绝撤回诉状。最后，另外一位法官撤销了这场起诉，但许多吉尔墨地区的人们仍然相信，那些魔鬼崇拜者已经聚集在当地，准备虐杀儿童了。在我为这个案件工作的整个过程中，我也被指控与异教有关，我的员工也向我报告说，路上的死猫就是吉尔墨地区"恐怖事件"的证据，整个地区充满了恐惧的气氛。没有任何证据，只是16个被强迫逼供的孩子的证词，这些20世纪的成年人就要指控半数以上的人有犯罪行为，其中包括一个无意中被任命为调查犯罪案的警官，还有一个雇主和加气站收条都说明在案发时几乎远离半个国家的男人。

人类是社会动物，很容易被情绪感染。训练、逻辑思维和智力常常无法和群体思考相匹敌。那些无法领会和追随他人情感信号的早期人类可能是没办法存活下来的。遵循这样的信号是在社交中取得成功的必要条件，无法察觉到这些信号是一种严重的不足，就像我们在康纳的案例中看到的一样。但这笔宝贵的遗产所带来的"副作用"也会使我们对其他人作出像得克萨斯州的吉尔墨地区那样的迫害。

第八章

乌　鸦

　　17 岁的高中生安柏有一天在学校的洗手间昏倒了。她的呼吸很浅，心跳很慢，血压非常低。毫不奇怪，她的妈妈吉尔在接到学校打来的电话后立刻就赶到了急症室，看起来心急如焚。当时我正好路过急症室。那个月我在那里做主治医师，正在与一位儿童精神科专家回顾一宗青少年自杀案例的评估。

　　正当一群医生要对安柏进行检查时，她的心跳突然停止了。医疗队立刻对女孩进行了复苏和稳定生命体征的抢救，但让吉尔亲眼见到这一切却很恐怖。尽管医生们尽了最大努力，安柏仍然没有知觉，无法苏醒过来。现在吉尔已经歇斯底里了。我的任务是要让这位母亲安静下来，其他的医生才好专心处理她女儿的问题。通过毒物学扫描，可以看到安柏身体内的任何药物。检测呈阴性，排除了在这样的情形下最有可能造成年轻人昏迷的原因：服药过量。吉尔也想不起来自己的女儿之前有什么健康问题，会造成现在的状况。因此，医生们也在思考到底是什么罕见的心脏病，还是脑瘤、中风。

　　我看见吉尔坐在女儿的床边，握着她的手哭泣。一位护士在调整安柏的静脉注射。吉尔看着我，眼含祈求。我想要安慰她说医院是一流的，她的女儿正在接受最好的治疗。但是当她问我是哪一类医生，并且知道我是儿童精神科医师后，变得更加沮丧了。

"你到这里来是因为她马上就要死了吗？"她追问我。

"不是。"我立马回答，并向她解释说，医疗组里的其他成员现在都在尽力找出安柏的病因。他们知道，如果能有人和你聊聊天的话，情况会更好，我的任务就在于此。她看着我的眼睛知道我说的是实话。我可以感觉到她放松下来了，于是我想，当然我不止一次地这么想过，坦诚在治疗中的作用不可低估，但也远远没有得到充分利用。

"为什么他们不告诉我发生了什么事？"她问。我向她解释说，其他的医生可能并不是想故意隐瞒信息，而是很有可能他们自己也不清楚安柏出了什么问题。我告诉她，我会亲自查看安柏的记录，尽力找出问题所在。

我离开了房间，开始阅读安柏的记录，并且和住院医生以及另一名医生谈了谈。他们向我描述了安柏是如何被发现昏倒在卫生间里的。她的重要生命体征都很平稳，但是，心跳速率却非常慢：每分钟在48～52次。而像她这个年纪的女孩，正常心跳速率应该在70～90次。护理人员将她送到了医院，诊疗团队正在对她的状况进行评估时，她的心跳就突然停止了。然后她接受了复苏抢救，这就像是"急症室"那类话剧中常见到的情形一样。

到现在为止，安柏已经在急症室里待了4个小时了。在此期间，她接受了神经病学检查以及 CAT 扫描（计算机轴向断层成像扫描），扫描显示其脑部并无异样。其他的神经病学测试也显示正常。心脏病学专家也检查过她，也没发现任何可以解释她目前状况的心脏疾病。所有的血液都看上去运转正常，毒物学扫描也不断显示阴性。我的怀疑是正确的，没有人告诉吉尔发生了什么，是因为没人知道原因。

我回到房间，告诉吉尔自己所看到的一切。然后我使用了一个小技巧，是用来帮助人们在催眠之前放松的。我开始问起安柏的生活，希望能够让这位母亲冷静下来，并且同时找到一些线索，看她的女儿在过去的经历中是否有什么状况。

"告诉我安柏小时候的事吧。"我说道。吉尔好像被这个看起来不太相关的问题搞得有点迷惑。"她出生在哪儿？"我提示她。吉尔开始回忆，然后向我讲起了自己女儿出生后可能愉快地讲述过上百遍的同样的故事。大多数人在回忆起这类事情的时候情绪都会有显著的转变。在谈到女儿的出生时，吉尔在我们的谈话中第一次露出了笑容。每次吉尔开始讲话有些犹豫的时候，我就会不断鼓励她，同时让话题保持在中立或是积极的内容上，例如安柏第一天上学，或是小时候喜欢的书籍，等等。

然而，我注意到吉尔似乎跳过了很长一段时间，通过观察她，我能够发现她过得不太容易。她比自己 30 多岁的实际年龄看上去要老 10 岁；她浅金色的头发稀薄，面容憔悴。当然，没有谁在医院里陪伴着生重病的孩子时能够看上去容光焕发，但是吉尔给我的印象就是经历过许多风霜，努力挣扎才得以为生。我可以肯定，她省略掉了很多信息，但最后，她都一笔带过，说自己没有遇到好男人，以及工作不愉快，导致她和安柏四处搬家，漂泊了好多年。但是现在，她终于找到了一份好工作，是做行政助理，很有可能要在得克萨斯州定居下来。

在吉尔讲话的过程中，我也在观察她的女儿。安柏染了黑头发。一只耳朵打了三个耳洞，另一只打了两个。接着我又注意到了某些东西，我立刻意识到这也许是非常重要的信息：她的前臂有十几条短而浅的刀疤。疤痕完全平行，偶尔有一条交叉。疤痕的位置、深度以及样式等都无一不显示出自残的特点。

为了弄清楚这些疤痕是否与安柏的医疗问题相关，我询问吉尔最近是否有什么事情可能会让安柏沮丧。这位母亲想了一会儿，然后用手捂住了嘴，好像是想要控制住自己的尖叫似的。事实是，头一天晚上安柏以前的父亲杜南打过电话来。吉尔在 8 年前发现杜南反复强奸自己当时才 9 岁的女儿，就和他分手了。这场虐待持续了好几年。安柏住院前的头天晚上接了电话。杜南想要来探访，吉尔告诉他，自己和女儿都不会再与他有任何关系。

许多"疤痕"——正如我很快会在安柏身上看到的一样——正是创伤的经历。当他们自残的时候，能够感觉到一种解离的状态，与之前在创伤时所经历的适应反应类似。切割对他们而言是一种安慰，因为这样可以远离焦虑，而焦虑是由不断回想的记忆，或是每天生活的挑战所引起。在解离的状态中，正如我们之前谈到的那样，人们会感到与现实没有关系，他们进入了梦幻般的意识中，没有什么是真实的，他们几乎感觉不到情绪上或是身体上的痛苦。这些体验都会使人释放出大量的镇静物质，这是一种大脑自然产生的类似于海洛因的物质，能够解除疼痛，让人产生远离自己麻烦的距离感。对啮齿目动物的研究表明，当这些动物完全受到限制的话——对他们而言是压力非常大的体验——他们的大脑就会涌出天然的镇静物质，也就是我们熟知的内啡肽和脑啡肽。当人们遭遇到威胁生命的体验时，经常会描述说自己感到"断裂感"和"不真实感"，以及像服用镇静类药物后的麻木感。内啡肽和脑啡肽是大脑压力反应系统中不可分割的一部分，以方便身体来应对生理和情绪上的痛苦。

在我看来，安柏躺在急症室里的生理状态就非常像那些吸食了过量海洛因的人，虽然她和大多数过量服用的受害者表现有些不同，她仍然在自主呼吸。鉴于她的自残行为，以及头天晚上没有预期的与对自己施以虐待的人的联系，我认为：这会不会是一种极端的解离反应，在本质上造成了她的大脑分泌出过量的镇静物质？

在我首先提出这个可能性之后，急症室的医生们都认为这太过荒唐。甚至我也不得不承认这样的状态似乎很难达到，我在之前也没有听说过任何类似的案例。而且我还知道有一种可以治疗过量服用镇静剂的药物，叫作纳洛酮，非常安全。在我们的诊疗中，我们也会使用类似的，但是效果更持久的药物，叫作环丙甲羟二羟吗啡酮，来帮助那些容易出现解离状态的孩子，在他们遭遇到与创伤相关的信息时，调节他们的反应。过了几个小时以后，安柏仍然没有反应，更多的测试结果也无法提供任何新的信息，她的医生决定试试纳洛酮。

就像针对那些普通的镇静剂服用过量的人一样，药物起效非常迅速。在接受注射 90 秒之后，安柏眨了眨眼睛，苏醒过来，并且在数分钟之内坐了起来，询问自己身在何处。随着我对她的生活了解得越多，我就越认为造成她症状的原因就是一种对创伤记忆的解离反应，这样的说法似乎能够非常清楚地解释她失去意识的原因，以及后来对纳洛酮的反应。

她被留在医院里过夜观察。第二天早晨我去探望她，发现她醒着，正坐在床上写日记。我向她作了自我介绍，说道："我昨天见过你，但你肯定不记得了。当时你有点神志不清。"

"你看起来不像个医生。"她说道，上上下下打量我一番，视线停留在我的 T 恤、牛仔裤和凉鞋上，而不是我的白大褂。她看上去有些怀疑，但同时也显得很有信心和沉着，于是她很快又继续接着写写画画了。

"你就是那个精神科医师吧？"她问我，没有再抬头。我试着偷偷地看了一眼她的日记。日记上都是一些刻意设计好的古书法。在每页的边缘都有一只像蛇一样的动物。她发现我正在看她，就慢慢地合上了日记。有趣的是，这也同时暴露出了一些信息：在她合上书的同时，书页对着我，封面正好遮挡住了光线，于是我可以很容易地看到书页上的内容。那么她的确想要和我聊聊，我这样想。

"我曾经和你妈妈聊起过你。"我说，"她很爱你，但是也非常担心。她觉得如果能有人和你聊聊以前发生过的事情的话，也许会有点帮助。"我停了一下，好让她消化一下我说的内容，并准备观察她的反应。"我妈妈对你印象挺好。"她回答，说话的同时直视着我的双眼。然后，她将视线移开，好像在思考什么。我会不会是另一个由她母亲带来的伤害她的男人呢？我猜想是否她会不信任所有男人，就像我的第一个病人蒂娜所表现的那样？她的大脑中是否有一部分会憎恨所有她母亲喜欢的男人？我是否应当让一位女性医师来面对她？然而我的直觉告诉我她会和我相处愉快的。最终，随着时间的推移，她可以通过体验一种诚实的、可以预期的、安全的、健康的关系，来取代过去对男性的某些负面联系。

"嗯，我想你的妈妈一定很高兴我们能帮到你。"我说道，试着重新提起话题。"她告诉我你和杜南之间发生的事情，这就是为什么我认为能够帮助到你的原因。我觉得如果你能和什么人谈谈所发生的事情，一定会对你很有帮助。也许能够阻止再发生类似的事情。"

"和他之间发生的一切已经过去了。"安柏说道，带着强调的语气。

我伸手去握住她的手，打开她的手掌，将她的前臂展开。我看着那些疤痕，然后又看着她，问道："你确定过去了吗？"

她将手缩回，双臂交叉着，不再看我。

我继续说："听着，你不认识我，你也一点都不了解我，所以在你了解我之前可以不信任我，但我要说几句话。在我离开以后，你有机会可以想一想是否愿意找时间和我谈一谈。你有最终决定权。不一定非要见我，这是你的选择，你完全可以自己决定。"我向她描述了在普通的疗程中，我们对待创伤儿童的诊疗工作，并解释说，这些也许会对她有所帮助，而且我们也许能从她的情况中学习到更多东西，在面对其他受虐儿童时能促进我们的工作。

我停了一会儿，看着她。她也看着我，仍然不确定是否该信任我。我希望让她明白，我自己的确了解她所经历的一切，于是我继续往下说。

"我知道，当你感到焦虑的时候，就会有伤害自己的冲动。当你第一次用刀片划割自己的肌肤，第一次感受到刀片割在身上的感觉时，会觉得是一种释放。"她看着我，那表情好像是说我说出了一个天大的秘密。"我知道，有时在学校里，你会感到内心的压力，甚至让你等不及要到浴室里去用刀片伤害自己，甚至一秒钟都让你承受不了。我还知道，即便是暖和的天气，你也会穿着长袖来遮住那些疤痕。"

我不再讲下去了。我们彼此就这么对视着。我伸出手去要和她握手。她盯着我看了一会儿，然后慢慢地将自己的手伸了出来。我们握手了。我告诉她，我会回来回答她的任何问题，到时也看看她是否愿意和我再见面。

当我回来时，安柏和她的妈妈正在等我。"我想你已经可以回家了。"我对她说，"那么你愿意下周再来看我吗？"

"愿意。"她回答说，给了我一个不太自然的微笑。"你是怎么知道所有的事情的？"她忍不住问我。

"我们可以下周见面时聊。现在你可以把那身讨厌的住院服脱掉，然后回家，和妈妈度过愉快的夜晚了。"我尽量让气氛轻松。创伤最好是慢慢消化，妈妈和女儿在过去的两天里已经经历得够多了。

当安柏开始诊疗后，我惊讶地发现她竟然如此迅速地对我敞开了心扉。通常情况下，病人在经过每周一次的心理治疗课程后，要过上好几个月，才会与医生分享自己内心的想法。可是安柏只经过了3到4个星期，就开口聊起了被杜南性侵害的经历。

"你希望我讲到被侵害的事情吗？"有一天她这么问我。

"我认为，当你准备好要谈的时候，就可以讲出来。"我说道。

"我没有常常想到这些事。我不喜欢这样的回忆。"

我问她什么时候会想起。

"有时快要入睡时，"她说，"但是接下来就走开了。"

"走开了？"

我知道她说的是解离状态，但我希望她描述出发生的情形。她改变了一下姿势：抬起头，凝视着空气，眼神停留在了下方，然后向左移动。我知道，在她的脑海中正浮现出某些痛苦的画面。

"第一次出现这样的事情时，我害怕极了，"她用一种安静的、几乎像是孩子般的声音说，"很痛。有时我都无法呼吸。我感到自己非常无助，那么渺小和虚弱。我不想告诉妈妈，我觉得很尴尬和迷惑。因此当事情发生的时候，我就会闭上眼睛，试着去想其他的事情。很快，我就能够在头脑中找到一个安全的地方。"

在她描述的同时，好像自己也在渐渐发生变化。"慢慢地，我就把那个地方当成了自己专属的逃避所。任何时候，只要我想去就能去，我感到很安全。没有人知道这个地方，也没有人可以随我进入到这个地方。在这里没有人可以伤害我。"她停下来了。现在她讲话的语调很低沉，是一种单调、近乎机械的声音。在讲述的同时她又开始进入了这个地方。她几乎没有眨眼。我们就这么沉默地坐了一会儿，接着她又继续说下去。

"当我身处这个地方的时候，我觉得自己好像在飞。我开始想象自己是一只鸟，一只乌鸦。我也想做一只漂亮的鸟，一只蓝鸟或是知更鸟，但在那里我就是没法变得漂亮。我也想变成一只庄严的鸟，比如雕或是鹰什么的，但也做不到。我的思维就是让我变成黑黑的东西，像一只乌鸦。但是我很有力量，我能够控制其他动物。我很聪明，又很友善，但在捕猎的时候又毫不留情，我会用我的力量消灭邪恶。对那些生物来说，对那些坏家伙而言，我就是黑色的死神。"

她又再次停住了。这次，她看着我。她的话令人触动。我知道她从来没有对任何人讲过这些，她知道想象能安抚自己的这件事只能是个秘密。在这样的时刻，当某人感到脆弱的时刻，最重要的是保护他们。

"你现在还是那个黑色的死神吗？"我问。她将眼神移开了，过了一会儿又看着我，然后号啕大哭。这时才是我们工作真正的开始。

时间又过去了好几个星期，我越来越了解她了。安柏的故事最终教会我很多与创伤有关的解离反应，也让我学习了很多该如何帮助这类人的知识。

安柏所经历的性侵害非常暴力和恐怖，是从她大约 7 岁时就开始。她的父母在她 2 岁时就分开了，几年后她的母亲找了一个新伴侣，并且要依靠这位伴侣来支撑家庭。杜南只在喝酒后骚扰她，大约 10 天一次。

然后，杜南似乎会表现出悔改之意，开始大量地给安柏买礼物，夸奖她，想要尽力弥补自己所做的一切，由于杜南醉酒的时间毫无规律，安柏就总是处于一种害怕的状态，总是在担心下一次会何时到来，担心这件事给她带来的痛苦和恐惧。她的成绩开始下滑，从过去快乐、开朗的孩子变成了一个孤僻和焦虑的小女孩。

她害怕极了，不敢告诉妈妈杜南所做的一切，杜南威胁说如果她说出去会遭到更严重的惩罚。安柏觉得自己无法摆脱这样的情形，就只好尽自己所能来控制。她开始给杜南倒酒，举止挑逗，目的就是希望性虐待能尽快结束。知道性侵害什么时候会发生，使得她在晚上可以学习和休息，而不用一直担心杜南何时会闯进她的卧室。从本质上看，她能够规划自己的恐惧，并将其独立出来，这样就不会干扰到其他部分的生活了。她的成绩又再次回升了，周围的人见到她，似乎又恢复了原来的样子。尽管她的行为可能会使骚扰的频率加倍，但自己对环境的控制使得她能够控制自己的焦虑，从而将侵害对日常生活的影响降低到了最小限度。当然，不幸的是，这么做终究会导致一系列新的问题，例如她对杜南行为的复杂内疚感，但同时，也使得她可以应对创伤。

当她在现实中被强奸或是被迫进行口交时，安柏就会解离退缩到自己的黑色死神的幻想世界。她遭遇到邪恶的生物以及魔鬼的追赶，但她最终总是会获胜，就像那些角色扮演的游戏一样。想象非常精巧，且充满细节。事实上，情节非常生动，令她几乎都感觉不到现实中自己身体所发生的一切了。她用自己能够运作和应对的方式，将创伤包裹了起来，尽管她仍然会受到这些事件的影响，例如当她看到会让她想起曾经发生过的事件的信息时，像是杜南的味道，或是某些他喜欢的酒的味道。这些信息都会激发解离反应，而安柏无法控制，在这样的时候，安柏就会退回到自己"安全的"世界里，对外界刺激没有反应。最极端的一次反应就是在杜南打过电话后，安柏被送进医院的那次。

这样的性侵害持续了好几年。然后，当安柏大约 9 岁的时候，她的妈妈捉住杜南和她躺在床上，立刻就将杜南赶了出去。她没有责怪安柏，不像许多母亲在这样的情形下会采取的不幸举动，但是，她也没有打电话报警，也没有为女儿寻求帮助。遗憾的是，当地律师在犯罪者搬出这个州以后也没有继续跟踪该案件。而吉尔也有自己的问题需要处理：作为一个没有什么技能的单亲母亲，她现在要努力支撑自己和女儿。她和安柏从一个州搬到另一个州，寻找更好的工作机会。安柏最后终于回到了学校，吉尔找到了一份收入更高的工作，但不稳定的生活以及侵害已经对安柏造成了伤害。

安柏则继续自己面对问题，她能够取得还不错，但算不上优异的分数。像她这么聪明，几乎是可以肯定本来能够做得更好的，但是也许至少有部分原因是过去的经历影响了她，使得她总是保持在 B 等级，并且成为一个后进生。虽然她并不是班上最受欢迎的人，但也绝不是最不受欢迎的。她和一群称作"哥特人"的十几岁少年一起出去玩，他们都穿着黑色衣服，但行为上并不会特别极端。例如，他们不会喝酒或是嗑药，但是由于他们对神秘主义和不同文化都有兴趣，所以他们对那些喝酒和嗑药的人也能容忍。事实上，最近一项对哥特年轻人文化的研究发现，这个文化比较容易吸引像安柏这样有过自我伤害经历的年轻人。有趣的是，成为哥特人并不会加重自我伤害：事实上，这些年轻人在找到组织接纳自己"黑暗"的爱好之前，他们更容易伤害自己。

在学校里，安柏发现掐或是用力抓自己的手臂能够缓解一部分焦虑。后来，在私下里，她发现用刀割皮肤会让她进入解离状态，可以使她逃离累积起来的无法忍受的压力。"就好像我拥有神奇的皮肤似的。"她告诉我，向我描述了刀子或是刀片切入皮肤时所产生出的令人难以置信的放松感，使她进入了"安全"的地方。当然，许多年轻人会从毒品中发现这种类似的逃避感。

虽然年轻人的毒品使用问题常常被看成单纯的享乐行为或是反叛表现，可事实上，大多数出现持续吸毒问题的年轻人都像安柏一样，其压力反应系统遭受过早期的和持续的打击。研究发现，有最严重的成瘾经历的人——特别是在女性中——都在童年时期受到过性侵害，或是因为离异或死亡而失去父母，或是目睹过严重暴力，遭遇过身体虐待和忽略，或是遭遇过其他创伤。对这些遭遇过创伤的人进行脑部扫描，经常可以发现某些区域的异常，而这些区域也会在成瘾的时候表现出变化。也许正是因为这些改变，使得这些人更脆弱，更容易上瘾。

虽然自残也常常被看成反叛或是寻求关注的行为，但在大多数情形下，也有可能将其理解为一种自我医治的尝试。切割会使大脑释放出镇静剂，这对那些之前受过创伤，且在解离状态中能放松自己的人尤其具有吸引力。虽然每个人都会在某种程度上感受到切割中的镇静剂释放的效果，但那些因为之前的创伤和情感痛苦而激活了解离反应的人则更有可能将这样的效果看成令人愉悦和让人着迷的效果。这样的情形也会出现在服用海洛因或是奥斯康定等药物的人身上。和人们通常的想法相反的是，大多数尝试这些药品的人并没有感受到强烈的幸福。事实上，大多数人并不喜欢药物所带来的麻木感。但对那些遭受到严重压力和创伤后影响的人来说，他们更有可能觉得药物会带来安抚和舒适的感觉，让人不那么无力。

让人奇怪的是，像可卡因和安非他命等刺激类药物取代了人们对创伤所作出的普遍正常反应，即高警觉反应。这两种药物都会增加神经递质如多巴胺和去甲肾上腺素（也叫降甲肾上腺素）的释放。这两种大脑中的化学物质含量都会在高警觉反应中急速上升。就像是解离状态所表现出的生理和心理特征与镇静剂"过量"的特征相似一样，从逻辑上看，刺激类药物在生理上和心理上所造成的状态也与高警觉状态相似。在刺激类药物"过量"与高警觉状态中，人们都会感受到心跳加速，力量感和潜能增加的感觉。这样的感觉有助于抗争或是逃离，但同时也能够解释为何刺激类药物会增强妄想症和激进举动。因为高警觉而引起的大脑改变使得某些创伤受害者更倾向于对刺激类药物上瘾，而那些产生解离反应的受害者则更喜欢像海洛因一类的镇静剂。

当我的同事们和我开始意识到创伤会影响大脑和身体时，我们开始寻找一些药理学的方法来治疗某些症状。我们希望这些方法能够帮助那些我们能见到的孩子，使他们在早年不要出现吸毒和之后自残的问题。例如，我们知道能够阻碍镇静剂的药物如纳洛酮和环丙甲羟二羟吗啡酮等，如使用得当，可以减弱被激活的解离反应。我们已经研究出可乐宁对降低高警觉反应的效用。尽管我们认为除了爱和关切以外，药物也是必需的，但是妈妈P有她一定的道理，害怕我们在用药的时候，可能会"毒害"她所照顾的孩子们，其实我们认为如果能在恰当的时候使用恰当的药物，对孩子们是有所帮助的。

我们第一次使用环丙甲羟二羟吗啡酮的对象是一个16岁的男孩，名叫特德。和安柏一样，他的生理症状，而不是心理问题，引起了我们的关注。特德似乎会不定期地晕倒：有时在学校里，他就这么昏过去了。就像安柏的病例一样，医疗检测没发现他有任何心脏疾病，也没有诊断出神经学上的问题，例如可能会造成这一症状的癫痫症或是脑肿瘤等。医生只好举手投降，认为特德的无意识症状是某种年轻人想要引起注意的奇怪举动，医生还排除了精神病学中的其他问题。

特德是个细高个儿，长相漂亮，但是看上去却有些沮丧：没精打采的，走起路来看起毫无自信，好像想要消失一样。但是，他却不符合抑郁症的标准。也没有报告说明他不开心，缺乏精力，有自杀倾向、社交紧张、睡眠问题或是其他许多典型的障碍表现。他唯一明显的问题就是大约一周会突然昏倒两次。

然而，当我和他交谈以后，却发现了更多的信息："我有时觉得自己像个机器人。"他告诉我，向我描述说自己感到好像在生活中没有情感，就像在看电影，或是机械地在做着事情，却完全感受不到周围发生的事情。他觉得自己超然局外，与外界分离，又很麻木，这些都是典型的解离症状。随着我对他的了解，我开始明白究竟是什么使得他的大脑保护他远离这个世界了。从上小学以前开始，特德就不断地目睹家庭暴力事件。他的继父经常殴打他的母亲，不是偶尔地扇一耳光或是推搡一下这么简单，而是全面地伤害，使他的母亲浑身伤痕，害怕到求饶。他的母亲不止一次被送进医院。特德渐渐长大后，就开始试着保护母亲，结果发现自己可以让那个男人把怒火转向他。就像他所说的，"我宁愿被打一顿，也不愿看到妈妈挨揍"。虽然不是马上就产生了后果，但可以看出来，特德的妈妈看到孩子受伤，也促使她最终结束了这段关系。

但当时特德已经满 10 岁了。他每天的大部分时间都在威胁或是真正的严重暴力中度过。于是他在社交上变得胆怯和孤僻。他的老师们叫他"做白日梦的家伙"，注意到他经常好像在"神游"，而不关注身边的课堂。但是，特德的投入还是能够使他获得基本学分，虽然并不出众。更甚于安柏，特德似乎发现了某种可以淡化到背景中的办法，他意识到如果分数过高或过低的话都会引起注意。他也不在乎对高分数的关注其实是积极的，因为他发现任何关注都会带来压力，甚至颇有威胁力。特德似乎已经下定了决心，认为躲避进一步的虐待的最好办法就是让自己隐形，消失在广大的、不引人注目的灰色中间地带。他就这么一直坚持着，直到初中时开始昏倒。

我建议使用环丙甲羟二羟吗啡酮，看看是否能阻止昏倒的情况。正如前面所提到的，当人们遭遇到极端的创伤压力时，大脑会对未来的压力变得异常"敏感"，只需要越来越少的压力，就会引爆整个系统，全面刺激整个压力反应。当压力非常严重而且似乎无可遁逃时，大脑作为整个压力反应的一部分，就会释放出镇静剂。通过使用长效的抗镇静剂药物，例如环丙甲羟二羟吗啡酮，我希望可以阻止特德被激活的系统所释放出来的镇静剂，由此治疗他的晕厥症状。

特德同意试试看，并且继续到我这里来接受诊疗。

他坚持服药 4 个星期，在此期间没有复发晕厥的症状。但是由于药物阻碍了镇静剂释放的反应，使特德无法进入到解离状态，所以当他现在面对崭新的或是充满压力的体验时，就开始变得非常焦虑。这在精神病学和一般内科中的许多药物使用上，是一个常见问题。某种药物在治疗某类特别症状上也许会非常有效，但是无法治愈整个人，也无法处理他所面临的问题的复杂性，因此也就有可能会使其他症状恶化。事实上，我们发现父母和老师们通常会认为环丙甲羟二羟吗啡酮"使孩子们情况更糟"，因为孩子们在面对压力时不但没有"不加理会"，反而有不少孩子开始出现高警觉症状。这些"抗争或是逃避"的反应在成年人看来太过混乱，因为孩子们现在显得更积极、更反叛，而且有时候甚至是更挑衅。我们可以使用可乐宁来减弱高警觉反应，但是在没有帮助的情况下，孩子们学会了两种交替使用的应对技巧，毕竟药物的持续时间有限。最终我们认为，既然环丙甲羟二羟吗啡酮在某些病例中有效，那么就可以在特别小心的情况下使用。

特德本身有比偶尔昏倒要更深的问题。他有解离障碍，严重地影响了他应对情感和身体控制的能力。为了能帮助这个年轻人，而不仅仅是"解决"他带给我们的医学问题，我们应当帮助他学会如何应对压力。幸好有环丙甲羟二羟吗啡酮，他的大脑不会关闭整个系统，自动对小压力作出反应了，但现在我们要帮助他在心智上学会如何以更健康、更舒适和更有创造力的方式来应对生活中的压力。

就像安柏一样，特德不仅仅是激活的压力系统导致了问题，而且还因为这些与压力相联系的事物阻碍了他。当我和特德开始交谈后，我开始了解到，他的晕厥经常会由于和男人打交道，以及男性化的服饰而引发——这些信息都让他想起虐待自己的人，那个人是个非常有男子气的军人。昏倒的情况在他进入青春期晚期后急速增加，因为这期间他会比以前更多地接触到成熟的男性，而且他自己和同伴们也开始显示出了成年人的迹象。还是小男孩的时候，他可以避开许多这类信号，但现在这些引发昏厥的信息却无处不在。

为了能帮助他在不服用环丙甲羟二羟吗啡酮的情况下，学习在应对这些信号时如何不过度反应，也不用解离的方式，我需要让他在安全的环境下体验这些信号。我决定给他服用持续效果更短暂的抗镇静剂药物纳诺酮。在诊疗开始的时候，就让他面对与男性相关的信号，并且帮助他应对，以使这些信号对他不那么强烈和有压力感。在我们诊疗结束的时候，纳诺酮的效力已经逐渐消失了，因此如果他之后确实体验到了这些信号，感受到极度的威胁的话，他就会出现解离反应。

为了能加强效果，我就得比通常情况下表现得更加有男性气概，如果我能回到再年轻点儿、状态再好点的时候的话，应该会更容易！在白天与特德一起进行诊疗的时候，我将衬衣塞进裤子里，刻意强调出腰部的男性特征，并且会将袖子卷起来，暴露出前臂的肌肉。这看上去挺蠢的（有时感觉挺傻），但这样使得特德能够与男性建立起健康的关系，并且熟悉这些男性的信号。当他开始体验到与虐待相关的感觉或是记忆时，我会让他安静下来，并向他保证一切安全，他可以亲眼看到自己不用逃避就能应对。

特德非常聪明，我向他解释了治疗的基本原理。他很快就能用自己的方法推进治疗了。他担任了学校篮球队的计分工作，这样就可以让自己进入到周围都是年轻男人的环境中了，而这样的环境又很安全和舒适，可以使他建立起新的联系，取代过去引发昏厥症状的负面联系。他再也没有出现昏厥的情况，虽然还是会想要"消失到背景中"，但特德已经变得能更好地体验自己的人生了。

我在安柏那里也取得了一些进展。从她第一次到急诊室开始后的头10个月里，我们每周都会见面。由于她的昏倒症状出现得并不规律，而且她也能在某种程度上控制自己的解离症状，所以我决定不使用纳诺酮或是环丙甲羟二羟吗啡酮。我很期待每期的诊疗。安柏的聪明、创造力以及幽默感使她在讲述自己的故事时，能让我从比其他无法清晰表述自己经历的孩子那里了解更多。但她也非常脆弱，过分敏感，内心黑暗和疲倦。要像安柏这样保持警惕性，并且"处于防卫"状态的话，需要耗费不少精力，而且将整个世界都看成潜在的威胁的话，实在是令人精疲力竭。同时，她并不只是担心身体上受到威胁，她还习惯于将他人积极的评价扭曲成中性的评论，而将中性的交往看成负面的交流，并且将任何负面的信号都解读为灾难性的人身攻击。

"他们都讨厌我。"安柏会这么说。她总是会发现别人表现出来的子虚乌有的轻视和怠慢，这使得她和别人的关系非常紧张，而且也阻碍了与其他人开始新的交往。结果，我们要花上大量的时间才能让她看清楚这些交往也是她生活中的一部分。我们的这部分工作在本质上是一种认知治疗，是治疗抑郁症的最有效方法之一。安柏受到的虐待已经导致她产生出了一些抑郁症状，其中之一就是自我憎恨。通常情况下，像安柏这样的人会认为，其他人"感觉到"他们是无用的、糟糕的，就该受到伤害和抛弃。他们于是把这种自我憎恨又投射到这个世界，对任何拒绝的信号都变得敏感——事实上是过分敏感。

那么，康复的关键就是要让病人明白，她的感觉不一定就是事实，这个世界也许并不像看上去的那么黑暗。从安柏的情况来看，这是个进展缓慢的工作。我想要帮助她明白，不是所有的人都想要伤害她。还是会有些人——老师们、同伴们、邻居们——是友善的、能帮助她的、积极的。但是她却经常因为杜南过去带给她的痛苦和恐惧而封闭自己。

有一天，她走到我的办公室门前，问道："你知不知道乌鸦是这个世界上最聪明的鸟？"她看着我的眼睛，近乎挑战。她扑通一声坐在一张椅子上，把脚搁在一张小咖啡桌上。

"不，我不知道。你怎么说起这个？"我将办公室的门关上，坐到办公桌前的椅子上，将椅子转过来面对着她。

"Corvus Corax。"她说出了普通乌鸦的拉丁学名。

"你懂拉丁语？"

"不懂。这是乌鸦的官方名称。"

"你喜欢乌鸦。"

"我就是一只乌鸦。"

"可是你是个女孩儿呀。"

"可笑。你明明知道我说的是什么意思。"

"在某种程度上知道。"她安静下来了，我继续说，"你想要讨论动物。那我们就来谈谈动物的世界吧。"

"好。"

"许多动物都有向其他动物传递信号的方式——比如向它们的同类或是掠夺者。"在我讲话的同时，安柏往椅子里面坐得更深了一些，变得很安静。我能看出来自己正在使她进入到逃避的状态。"有时候这些信号会说，不要打扰我，我会伤害你。"我继续说，"一头熊会立起前脚，并喷气；狗则会嚎叫和露出牙齿；响尾蛇就会发出咔嗒声。"我停了下来，让沉默充斥着整个房间。我尽量想要让她明白，她是如何散发出强烈的"让我一个人待着"的信号的。我知道她经常会说些亲自把它变成现实的预言，例如"别人都不喜欢我"之类的。她散发出负面的信号——当然也就引发了负面的反应。当然，接下来这些反应又进一步强化了她的观点，认为这个世界上净是不喜欢她的人。

她眨了眨眼睛，看着我。她暂时没有走神。"乌鸦会怎么做呢？"我问道。她轻轻地笑了一下。

"乌鸦会这么做。"她向前坐了一点儿，朝我靠近，然后将自己衬衣的袖子卷起。我以为会看到新的伤口。但我看到的却是一个新的文身，完全用黑墨水画成。文身是一只乌鸦展开翅膀蹲着。她把手臂伸向我，好让我看清楚点儿。

"墨水不错。谁画的这个文身？"至少现在她知道了，自己黑色的衣服，身上穿的洞，以及新的文身，正在传递着信号。

"蒙特罗斯的一个哥们儿。"她把袖子又放了下来。

"现在文了身，感觉和用刀子割伤自己是一样的效果吗？"

"不完全，但这个没有那么痛。"

"你还在用刀割伤自己吗？"

"没有。我正在尽力做那些放松练习，有时很管用。"我曾经教过她，在感到想要割伤自己的时候，用一种自我催眠的方式。催眠可以帮助人们用可控的方式进入到解离状态。我希望安柏掌握更健康的方式来控制自己何时以及在何种程度上使用这种有效的适应反应。

我曾经教过她一种专注于自己的呼吸的诱导技巧。在通过观察自己的一两次呼吸之后，她可以接着做一些有深度的、可控制的呼吸，并且倒计时呼吸的长度，从 10 数到 1。每次吸气的时候，她都可以想象自己朝楼梯走下一个台阶。在楼梯的底端，是一扇门，她打开门就可以处于"安全"地带，在那里没有人能够伤害她，她可以完全掌控局面。一旦她学会了这个技巧，我们就可以帮助她在任何感到沮丧和无助的时候使用，就无须割伤自己了。

渐渐地，她会敞开心扉，然后又退缩回去。她和我谈论到一点儿关于自己体会到的伤害与羞耻感，接着，如果事情让她觉得太痛苦的话，她又会退缩回去。我没有逼迫她。我知道她的防御自有其理由，当她准备好时，自然会告诉我更多信息。她继续拥有更多的文身，大多数图案都很小，但都是黑色的，有黑色的玫瑰花、黑色的盖尔特同心结，另外还有一只小乌鸦。而且，她总是全身都穿着黑色。

后来有一次会面，我们谈到了很多人如何天生能够明白和对他人作出反应的话题。我们谈到了我们发出的信号。

"你知道吗？我们人类的大脑有一些特别的神经系统，就是专门对他人的社交信号进行理解和作出反应的。"我举起一本自己正在阅读的神经科学杂志。我想再次让她意识到，她对别人释放出了负面信号，而且她可能误读了别人发出的社交信息。

"你是想说我掌管社交信号的神经出问题了吗？"她立刻就跳了起来，误解了我正想要表达的意思，她的反应本身倒正好说明了我想让她注意的问题。但现在我需要暂时后退一点儿。

"呀。你怎么会这样想？"

"我知道你在想什么。"

"那么现在你的能力拓展到可以读懂别人的心思了？你是能读懂所有人的心思还是只能读懂我的？"她没有体会到我话语里的幽默感。我认为，最安全的接近办法就是从认知层面入手，而不是从情感层面入手。

"当这些大脑中特定的神经元被激活时，几乎就是你所交往的某人大脑中被激活的神经元的反映。事实上，这些神经元被称作镜像神经元。这是我们大脑系统的一部分，用来帮助我们与其他人进行联系和沟通。挺酷的，是吧？"

她听着。我希望她听懂了部分内容，也许还会思考一下这些内容对她而言意味着什么。我继续说："当一位母亲抱着自己才出生的孩子，对着孩子微笑和低语的时候，所有的原始感官信号就会变成神经活动模式，进入到婴儿的大脑中，刺激到其大脑的相应部分，以呼应母亲的微笑，低语，晃动；视觉输入了母亲的微笑，听觉输入了母亲的低语，嗅觉则输入了母亲的味道，触觉则感受到母亲拥抱所带来的温暖和力量。婴儿的大脑就在与母亲的模式化和重复的互动过程中逐渐成形！"

她还在听。我能看出她完全听进去了，在不停点头。我说："真是神奇啊，我爱这样的大脑。"我将杂志放回到桌子上，看她有何反应。

"你是个奇怪的家伙。"她笑了。但是我能肯定她意识到自己误读了我的信息，就是我从来没有说过，或是暗示过说她的大脑"出问题了"。她现在开始明白，自己的看法和事实是多么不同，而自己对他人的反应也许不过是建立在扭曲的世界观上。

随着时间的推移，安柏变得越来越好。她在安静时的心跳速率现在大约为每分钟 60 次，也不会再出现心跳速率经常缓慢到危险的情况了，也没有再出现任何无意识的昏厥了。所有从家庭和学校里的反馈都表明她现在一切很好，在我们的诊疗过程中也变得更易相处了。现在她还会谈到自己的一小群朋友，他们都有点边缘化，不过总体还算健康。

接下来有一天，她走进来无精打采地坐在椅子里，宣布说："哎！我们又要搬家了。"她努力表现出无所谓的样子。

"你什么时候知道的？"

"昨天。妈妈在奥斯汀找到了一份更好的工作。所以我们要搬家了。"她盯着空气，眼睛里含满了泪水。

"你知道什么时候会动身吗？"

"就在几周以内。妈妈月初就会开始行动。"

"好吧，我们就来谈谈这件事。"

"为什么？"

"因为我猜，这件事让你感觉糟透了。"

"那么现在是谁在读别人的心思？你又不知道我的感受。"

"嗯。我记得刚才我说的是我猜你感觉糟透了。我猜错了吗？"她将腿盘了起来，低下头，不让我看到她的眼泪。一滴泪珠掉落在她黑色的裤子上。我伸出手去，递给她一张面巾纸。她接了过去。

"我讨厌这样。"她平静地说道。我让沉默充斥着房间。我把椅子拉得靠近她，一只手放在她的肩上，就这样待了一会儿。我们就这么坐着。

"你最讨厌的是什么？"

"都讨厌。新学校、新伙伴、小镇上新来的怪家伙。我讨厌每次都要重新来过。"

"这的确挺艰难。"我不想用积极的话语来打消她的感受。我知道以后可以再讨论新的开始有什么积极方面。现在只需让她倾诉自己的沮丧和悲伤。我聆听就好了。

第二个星期，她走进来，宣布说："我简直想赶快离开这个小镇了。"她现在已经进入了"谁在乎？"的模式。因为如果你"不在乎"某些人和地点，就能够更容易离开。

"那么我猜上个星期所有的眼泪都是……"她看着我，很愤怒。我迎着她的目光，让她看清我的脸和表情，表明我很难过，而且关心她，于是她的愤怒溶解了。我们开始了艰难的工作，帮助她面对这段过渡期。

在最后的几个星期，她一直纠结着该如何到新的学校展示自己。她准备好了"重新出发"吗？还是她总是需要展现出愤怒和阴暗？她还要一直穿黑色吗？她正在开始考虑，自己也许应该在新的关系中变得更柔和一些、更开放一些、更有魅力一些。我们对动物世界以及大脑运转的讨论已经让她慢慢开始去理解自己。

"我不知道该怎么做。我不知道是不是应该试试看重新开始，做回我自己，还是应该保护我自己。我不知道该做些什么，也不知道该怎么做。"

"当时机成熟，你就会作出正确选择的。"

"什么意思？"

"如果你作出了选择，那就是正确的。不要让任何人替你作选择；不要让你的妈妈，或者你的朋友，或者我，或者……"我停下来，看着她的眼睛，"或者杜南的阴影替你作选择。"

"杜南和这件事有什么关系？"

"我认为那些阴暗并不属于你。而之所以会存在，是因为当你受到虐待时——这些你投射到世界的游离、幻想，以及阴暗——都是杜南强加给你的。"

"不。是我自己创造了这样一个世界。"

"还记得吗，你告诉我，当你第一次退缩到那个世界的时候，曾经希望想象自己是一只会唱歌的鸟、一只蓝鸟或是一只知更鸟，但就是没法做到？"

"是的。"

"那些漂亮的、颜色鲜艳的鸟是你的第一选择，安柏。也许当时无法做到是因为它们太脆弱了，而你需要某些更有力量的、阴暗的、有威胁力的东西来保护自己。"

"是的。"

"也许现在你不需要了，安柏。也许现在可以让那些鸟儿开始唱歌了。"

"我不知道。"

"我也不知道。但只要时机成熟，你就会知道。只要时机成熟，你就会作出正确的选择。"

在搬家之前，我尽力地鼓励安柏和她的妈妈搬到奥斯汀后去看新的治疗师。我给吉尔列出了一个名单，并向她保证我经常和同事们提供远程服务。我告诉她仍然可以通过电话找我，也可以不时地向我咨询，查询安柏以前的进程。但比较理想的做法是，我希望她能够在奥斯汀找到一个主要的治疗师，这样她就可以继续我们现在已经开始做的工作。但是安柏并不喜欢这个提议。

"我不需要再看精神科医师了。我没有疯。"

"难道我一直把你当成疯子来对待吗？"

"没有。"她平静地回答。她知道自己的观点很可笑。

"听着，这取决于你。我的观点是，如果你花点时间找到合适的治疗师，对你会有所帮助。和这些人见见面，你就会知道与谁交谈比较舒服。"

"好吧。"她看着我，知道我希望她真的去试一试。

"好，一定要记住，不管作什么选择，都要是你自己真正的选择。"

我伸出手去和她约定。她握住了我的手。"一定会的，医生。"

在她们搬家以后，我们的确在头 6 个月里收到过好几次安柏的妈妈寄来的信。根据我们提供的参考名单，她已经带女儿去找过第一个治疗师，但是安柏不喜欢那个女士。她们还没有准备好尝试下一个。通常的情况是，当事情看上去还过得去的时候，父母们就没什么动力去继续治疗，因为要投入花费，又很不方便。既然安柏已经"表现得很棒"，又抗拒去见新的治疗师，她的妈妈也就不想再敦促这件事了。

在安柏搬去奥斯汀一年多以后，我在浏览邮件的时候看到一个名为蓝色乌鸦 232 的留言。最初我还以为是垃圾邮件，差点儿就删除了。然后我看到了标题："新的文身。"我打开了邮件：

亲爱的医生：

希望你是第一个知道的人。我有了一个新的文身：一束花——橘色的、红色的、紫色的和蓝色的。非常女孩子气。没有黑色了。

蓝色乌鸦

我回复了邮件。

谢谢你的留言，听上去像是不错的选择。你做得很好。

我有个问题：是像天空那样蓝的蓝色乌鸦吗？

佩里医生

当天晚些时候，她又回复我：

不。是海军蓝的蓝色乌鸦。

嘿，这是一个新开始，对吧？

我微笑着在键盘上回复：

这是一个好的开始，安柏。

现在不时地，我会接到蓝色乌鸦发给我的邮件。现在她已经是一个年轻的成年人了。她上了 4 年大学，和我们所有人一样，也会经历起起落落。但从我的角度看，她已经是一个健康、有活力和懂得关爱他人的年轻女性了。现在她在为小孩子们工作，还没有决定到底要不要回学校深造，还是做一个社会工作者、警察或是老师。但是我猜她一定会作出正确选择的。我之所以知道，是因为她曾经的经历，以及她所知道的创伤会如何影响孩子的世界观，会让她不管用怎样的能力来工作，都会让孩子们感觉到，遇到她是多么幸运。

第九章
撒谎的妈妈

　　为受虐待儿童以及创伤儿童开办诊所的危险之一就是办得太成功：如果你在帮助这些年轻人方面积累了一定的名声，那么就会不可避免地要面对分身乏术的情况。很难在增加了员工和服务的基础上仍旧保持满足孩子们需要的高质量、个性化和精细的照顾。这个原因促使我们的工作团队最后决定，要将我们的能力发挥到最大，能让大多数孩子都感受到最好的照顾，就要把精力放在研究和培训上。我们的培训对象主要是所有与受虐待儿童生活和工作在一起的成年人——从精神科医师到政策制定者、警局工作人员，以及孩子们的父母。我们现在仍然继续和其他服务伙伴一起在全国范围内开展诊疗服务，但是回到 1998 年的时候，大部分的工作都主要依靠我们在休斯敦的大诊所完成。詹姆士，一个 16 岁的男孩，是我的一个患者。我们对其案例的工作不能算是治疗。曾经有人要求我派出专家来处理他的复杂状况。詹姆士教会我很多关于勇气和决心的内容，而且提醒我倾听，密切关注孩子们本身是多么重要。

　　詹姆士是由一位法官转介到我们这里来的，他听到了关于这个孩子状况的许多不同意见，于是希望我们看看到底是什么情况。一个儿童法律倡导组织担心詹姆士正在受到其养父母的虐待。然而，许多精神科专家以及儿童保护服务部却认为詹姆士是个惹是生非的小孩儿，他的收养家庭也需要喘口气，应该暂时将他送走。老师们报告说在詹姆士身上发现了不明瘀痕和抓伤。这个男孩子是在快满一岁时由一对夫妇收养的，他们已经收养了3个孩子，还有一个自己生的孩子。詹姆士在所有孩子中排行第二。当我们见到他的时候，最大的孩子有8岁，而最小的女孩还只是个婴儿。

根据詹姆士妈妈默尔的描述，詹姆士完全是无药可救，而且无法控制。他经常离家出走，还试过从开着的车里往外跳，试图自杀，还弄湿自己睡的床。到6岁的时候，他已经被送到医院里好多次，还有一次是因为从两层楼高的阳台上往下跳。他常常撒谎，特别是谈到父母的时候，而且好像特别喜欢挑战自己的父母。医生给他开了抗抑郁药和其他药物，来治疗他的冲动行为和注意力问题。他看过无数的治疗师、精神科专家、法律顾问和社会工作者。他的妈妈说实在没辙了，只好假装邻居打电话给儿童保护服务部，说詹姆士的母亲无法照顾这个孩子，并担心孩子自身以及对其他兄弟姐妹的安全。事件的导火索是詹姆士过量地服用了重症监护病房开给他的药。他几乎快要死了，还是用直升机将他送到医院紧急抢救才活了下来。现在，他被送到一家住院治疗中心，好让他的妈妈"缓口气"。现在法官要决定接下来该怎么办。

儿童保护服务部的工作人员和几个治疗师认为詹姆士患有反应性依恋障碍（RAD），这种病症通常出现在早年遭遇过严重的忽略或是创伤的儿童身上。利昂，那个杀了两个女孩的男孩，也许就患有这样的病症：该障碍的特点就是缺乏对他人的同情，无法将自己与他人联系起来，经常还伴有奸诈的和反社会的行为。婴儿如果没有感受到足够的摇晃、拥抱，以及其他充满关爱的肢体和情绪关注的话，就会出现反应性依恋障碍。大脑中帮助他们形成人际关系，以及解读社交信号的区域就无法得到恰当发展，于是他们的神经生物学系统就会出现人际障碍，例如无法从健康的人际互动中获得愉悦等。

RAD 症状也包括"发育不良"和我们在劳拉案例中看到的身材矮小等。经常可以在例如劳拉的母亲弗吉尼亚的身上看到这样的障碍，弗吉尼亚每隔半年就换一家新的寄养家庭，无法在早年与一到两个主要看护人发展出持续的依恋感。那些在机构里抚养长大的孩子，例如在孤儿院里的孩子，也存在这样的危险，贾斯汀和康纳的情况也是一样。除了无法对所认识的人作出回应以外，许多患有 RAD 的孩子还会表现出对陌生人的特别依恋，在他们看来，所有人似乎都是可以替代的，因为他们从出生起就没有机会发展出和双亲或是替代双亲的人之间原始而持续的纽带。然而，这样没有区分的友善行为并不是与他人之间的联系，而更多的像是一种"权宜之计"，对那些占主导地位和有权力的成年人而言，这样的行为表明你会服从、顺从，没有威胁。患有 RAD 的孩子明白，充满感情的行为会消解成年人的潜在威胁，但他们似乎并没有和成年人形成持续而有感情的纽带。

幸运的是，患有 RAD 的人非常少见。而不幸的是，许多父母和心理健康工作者把这看成解释许多不良行为的原因，特别是用在那些收养和寄养的孩子身上。"监禁"等所谓的治疗手段，以及一些其他的强制性和潜在的虐待手段，如情感攻击、严格的戒律等，对得克萨斯州吉尔墨地区的孩子们造成了伤害，却被当成了治疗 RAD 的"良方"。例如，詹姆士的治疗师就曾经建议他的妈妈，在他行为失控的时候将他锁在储藏室里。

治疗师和詹姆士的妈妈对他行为的描述似乎正好符合这样的症状。但在詹姆士的记录中也有些很奇怪的东西。当在医院里，或是在住院治疗中心时，他表现良好。他不会想要逃跑，也没有威胁说要自杀。在学校里，除了对其他男孩子有些轻微的挑衅行为以外，其他的行为举止根本就谈不上会引人注目，简直不像他妈妈经常抱怨的那个失控的魔鬼。还有一些其他的信息：他的养父母行为很反常。他们会在詹姆士和我们见面的时候出现（詹姆士当时住在治疗中心），有一次他的养父还给他带来了礼物，在外面等了好几个小时。但我们明确告诉过他们不要这样。我们的一个员工和詹姆士的妈妈面谈时，她好像只是关心她自己和自己的问题，不停地说和孩子分开是多么沮丧，却一点也没表现出对孩子现在状况的关心。

我一见到詹姆士，就立刻喜欢上了他。他比同龄的孩子个头要小一点儿，有着卷曲的金发，很迷人，举止得体，有眼神交流和微笑。事实上，他会和我一起开怀大笑，一起开玩笑，他就像是我的伙伴。在我们这个跨学科团队里，斯蒂芬妮是他的主治医师，和我有同样的感觉。经过 4 个疗程后，我们觉得没有必要再见他了，因为我们已有足够的信息可以作出判断。

在我们的诊所，大家会在员工会议上一起合作，并讨论病人的病例，在这样的会议上，每个牵涉到与某个孩子病例的员工都会聚到一起，成为这个孩子的"雇员"。我们会详细讨论每位医生和病人互动的情况，以及病人给他或她本人留下的印象。在讨论詹姆士病例的员工会上，斯蒂芬妮显得很动感情。她喜欢这个小男孩，不能再继续为他工作，让斯蒂芬妮感到舍不得。当我看到她快要夺眶而出的眼泪时，我改变了原来的看法。

如果一个孩子患有 RAD，那么缺乏和他人的联系以及归属感是双向的。在人际交往中存在着一个互惠的神经生物学系统——由我们的"镜像神经元"所制造。所以，那些患有 RAD 的孩子不善于交际，是因为他们缺乏对他人的兴趣，而且没有同情心也使得他们很难喜欢别人。与他们交往令人感到空泛，毫无吸引力。如果一个孩子患有 RAD，斯蒂芬妮应该是不会因为和他分开而感到难过的，因为本来就没有人际之间的交往可以失去。治疗师也和所有的人一样，与那些患有 RAD 的孩子的互动缺乏回应，让人感觉到工作也是一种负担，毫无愉悦可言。由于他们的冷漠，以及令人不快的行为常常会激起人们的愤怒和失望，也许这就是为什么许多父母愿意去求助治疗师，也许这也是为什么治疗师们常常会采取粗暴和惩罚性的有害措施。大部分治疗师会在疗程结束时觉得松了一口气，但詹姆士却和斯蒂芬妮以及我发展出了亲近的关系，在我们讨论他的案例时，我意识到他并不是真正的 RAD 患者。

我们开始更加仔细地查看记录，以及关于事件的不同描述版本。例如，关于服药过量那件事。稍加调查，我们发现詹姆士在当天早些时候就已经离家出走，后来被代理治安长官交回给他妈妈。据默尔描述，在一个小时之内，他就"服用了过量的"抗抑郁药物。她打电话给毒物控制热线，接线员让她立刻将孩子送去医院。无法说明的是，默尔并没有开车去医院。相反，她去了附近的一家超市，本来只需要十分钟就可以从家里开车到达的超市，却不知道什么原因花费了她半个小时。停车后，她尖叫着冲进超市，好像因为孩子失去知觉而歇斯底里了。立刻有人拨打了紧急医疗救护系统。医护人员意识到事情的紧迫性，立刻打电话叫了救护直升机，才将詹姆士送进了医院。

现在我们知道，医护人员几乎每次和默尔接触时，都对她有所怀疑。当紧急医疗救护系统的成员们在超市里拼命挽救小男孩的时候，默尔平静地坐在旁边，吸着苏打水，尽管当时还不确定是否能救活詹姆士，但她对孩子表现出的歇斯底里和担心都神秘地消失了。在医院里，当听到詹姆士苏醒过来的好消息时，默尔竟然要求撤去维持孩子生命的补给，令医生们无比震惊。一位紧急救护中心的护士怀疑默尔故意干扰治疗。当詹姆士醒过来以后，默尔就再也没有出现了，詹姆士告诉医院的员工："妈妈在撒谎。妈妈在伤害我。请帮我报警。"

突然，我明白了詹姆士的行为。在他的故事中有许多"矛盾"的地方，这和我理解的儿童行为有所出入。随着时间的积累，人们对某类年轻人会在某种情形下做出某些行为，是一种类似于直觉的理解，如果有什么"看上去不对劲"的地方，那就说明需要特别留意了。例如，我知道，如果詹姆士真的是 RAD 患儿的话，我和斯蒂芬妮就不会有现在这样的表现。这些"训练出的直觉",在很大程度上从许多领域区分了专家和业余者的不同。我们也并不能总是判断出究竟有什么矛盾的地方,但大脑中的某个部分可以意识到缺失的谜图,让我们意识到有什么地方不对劲(这种"内心的感受"其实是压力反应系统中低层次的激活,与输入的不协调信息相呼应)。

我清楚地知道詹姆士之所以离家出走,是因为他的妈妈在伤害他,而不是因为他故意要行为不端。在他这个年纪的孩子,离家出走很不寻常,即便那些受虐待的孩子。即便遭到毒打和忽略,小学生年纪的孩子也更害怕变化和陌生环境,而不愿意失去他们唯一的父母。孩子们更愿意接受确定的不幸,而不愿意接受不确定的不幸。孩子的年龄越小,通常熟悉的人和环境对他们就越重要。许多这样的孩子就恳求我将他们送回到暴力和危险的父母身旁,但詹姆士却不一样。他的行为说明他是个需要帮助的人,而不是难以和他人形成依恋和联系的人。

基于这样新的观点,我明白,这个小男孩不是从二楼跳下或是想要从开着的车里跳出。他是被迫的。詹姆士并不是自愿地吞下一整瓶抗抑郁药:他是被强迫"服用过量"的药物。他并没有使用什么奸计,也不是在"演戏",他只是用自己唯一知道的办法,希望能为自己和兄弟姐妹们寻找帮助。虽然被轻视、忽略、不被人相信,甚至因为说出真相而受到惩罚,他也没有放弃。

默尔至少有两次就差点成功地谋杀了詹姆士:他在"服药过量"之后被送上直升机,可这并不是他第一次坐直升机。上一次他从二楼的阳台上"掉下来"后,也被直升机送到了医院。本来按照计划,詹姆士在接受了"缓冲照顾"之后将返回家里,可是糟糕的是,正如我们大家讨论的那样,他的其他被收养的手足还待在那个危险的家里。通常情况下我都非常谨慎,但是当我们发现这个家庭所发生的事情时,那个家里的孩子就处在危险之中了。于是我联系了权威部门,并且让那位法官授权儿童保护服务部,将其他孩子立刻转移出来,中止那对夫妇的永久监护权。

詹姆士的病例使我陷入到儿童精神病学的主要矛盾之一中：虽然患者是孩子，但大多数情况下他却无法对自己的关照和治疗作出决定，通常情况下他无法为自己的病例提供首要的信息。是默尔告诉我们詹姆士有病，但詹姆士的病完全是由默尔一手造成的。詹姆士曾经被冠以"难缠的"儿童所具有的"行为问题"。但他的确是一个勇敢的、坚韧的、有道德的孩子，被放置进了一个难以忍受的环境——在这样的环境中，他为了帮助自己和手足的种种努力都被看成是"不良行为"的证据。

我们这些和问题儿童打交道的人要时时刻刻警惕这些先入为主的观念：某个人嘴里的"问题少年"可能正是另一个人所说的"性虐待的受害者"，孩子们身上贴的标签常常会决定他们接受治疗的方式。一个被看成"不良"的孩子所受到的待遇与被看成"疯狂的"可大不一样，两者所表现出的行为都可以从不同的角度来解读，关键取决于医师将他们看成是"受害者"还是"作恶者"。而且，由于人们观念不同，即便是完全一样的行为也可能会被解读为"离家出走"或是"寻求帮助"，而这些观念将会深深地影响到人们在对待这些孩子时所采取的措施。

虽然大多数父母会将孩子的最高利益放在心中，但是也的确存在这样的情况，不正常的孩子拥有不正常的父母，而这些父母也许正是导致孩子出现问题的直接原因。要说服这些父母，让孩子们来接受治疗，的确是一个大挑战，但是不支持这些父母的下一步行动可能又会给孩子们带来伤害。许多孩子在治疗中迷失了自己，因为他们的父母要么是不愿意，要么是没有能力来改变自己有害的行为模式，这样的父母通常对任何不把问题归责于孩子的治疗都表示怀疑。

在詹姆士的案例中，默尔不停地拜访"医生工作室"，寻找那些将詹姆士看成"反应性依恋障碍"的专业人士，而舍弃那些置疑她的行为或是判断的专家。她将这些治疗师和社会工作者的观点呈现给儿童福利专家，而摒弃了那些对诊断持不同意见的观点，以获取对自己的支持。

但是，公平地看，我也必须要指出，许多父母的确有理由来避免那些关于精神疾病的污名化的、指责父母的理论。就在不久以前，人们还认为精神分裂症是由于"有精神分裂基因的母亲"所引发的，而自闭症则被归咎为"电冰箱妈妈"（指那些"冷漠"和不关心人的母亲）。我们现在知道基因学和生物学在这些状况的病原学中起到重要作用。但虐待和创伤也会导致类似症状出现。正如我们看到的那样，像康纳和贾斯汀这样的孩子，他们出现的问题完全就是由虐待和忽略所导致的，通常被认定为自闭症、精神分裂或者大脑损伤。然而，他们的问题是由有害的环境造成的。要区分出像精神分裂以及自闭症等疾病与早期虐待和忽略所造成的障碍之间的区别，对儿童精神病学来说是一个持续的挑战。更困难的是，要去理解和考虑早期的儿童创伤如何体现出潜在的基因脆弱性。例如，基因上有精神分裂的人比正常人更有可能遭遇儿童虐待以及创伤；所有复杂的人类处境，甚至是那些有着强大的基因元素的人，都会受到环境的影响。在詹姆士这类的病例中，父母故意撒谎，那么要处理这些孩子和应对他们的父母就更加具有挑战性了。

　　最后证明默尔患有孟乔森综合征。该症状得名于一位18世纪的德国男爵——孟乔森，因其夸张的大话而命名。孟乔森综合征的患者通常是女性，会故意让自己生病，目的就是得到医生的关注和他人的同情。他们辗转于一个又一个医生之间，经历着不必要的痛苦和检测。为了能制造出令人信服的症状，他们还会走向极端——例如，用粪便来污染静脉血管，以造成感染。在孟乔森综合征中，病人会想办法让另外一个人生病，通常是孩子，他们会采取类似的策略来获得关注和支持。

　　产生病症的原因还没有确定，但是很显然，与依赖有关。像默尔这样的人就有一种病态的需要，希望自己被他人需要，他们的自我认知是抚育者或能帮得上忙的人。要是拥有一个生病或是受伤的孩子的话，就能让他们展现出自己的这一面：他们存在的目的就是在孩子入院时得到他人关切的目光、支持的拥抱，以及医院的关注。他们经常会吸引那些特别被动的伴侣，这些伴侣需要他人关照和指引，正好与他们强烈的控制欲和表演欲契合。默尔的丈夫就完全符合这样的描述。患有孟乔森综合征的人无法应对孩子们的逐渐成熟，以及随之而来对他们需求的降低和独立性的增强。通常情况下，这些患者"解决"问题的方式就是再生一个或是再收养一个年纪更小或是病情更严重的孩子。但是在默尔的案例中，好像她特别希望詹姆士生病。然而，詹姆士的抵抗和离家出走，使得她无法再得到专业人士的关注和支持，对她而言威胁越来越强烈。一个母亲失去了自己年幼的孩子，这将是所有同情的最终目标，而詹姆士的行为会将她暴露出来，使她失去对其他孩子的监护权，于是詹姆士的危险就越来越大了。患有孟乔森综合征的母亲特别危险。她们可能会在被捕之前成功地杀害几个孩子，因为通常人们都不会认为母亲能做出这样魔鬼般的行为。人们自然而然地会对失去孩子的父母表示同情，于是也就常常没有仔细调查死因。在许多案例中，孩子都是在婴儿期被杀害的，他们夭折的原因被归咎为婴儿猝死综合征（SIDS）。事实上，最初的研究报告宣称SIDS有基因原因，主要是基于某位母亲连续5个孩子死于SIDS。结果事后发现，这位母亲患有孟乔森综合征，自己闷死了孩子。她最后被控犯有谋杀罪。

对孟乔森综合征最早的研究之一就包含有偷拍下怀疑患有此症的母亲的录影带。有39位患有孟乔森综合征的母亲被录到证据：有些人故意破坏维持生命的医疗器械；有些人用枕头闷死自己的孩子；还有一位母亲甚至将食指伸入婴儿的喉咙。这些孩子的12位手足突然死亡，在面对录影带的时候，有4位母亲承认她们杀死了其中的8个婴儿。

不幸的是，随着对这一病症的逐渐重视，也导致了人们对有些母亲的错误指控，她们的孩子的确是死于SIDS。幸运的是，一个家庭里同时出现SIDS和孟乔森综合征患者的情况非常罕见，由于数据有限，要区分这两种死因的确很棘手。最早为这个症状命名的英国儿科医生罗伊·梅多，对婴儿死亡作出了规定，成为我们现在都知道的《梅多法令》："一个婴儿突然死亡，这是悲剧；两个突然死亡就令人怀疑；三个婴儿突然死亡，这就是谋杀，除非能作出证明。"然而，最近他却被吊销了医疗执照，因为以他的"法令"为基础所作出的专业证词缺乏数据支撑。尽管后来梅多又拿回了执照，但有无数妇女因为这个"法令"而被判刑的现在正在被重审。至少有 3 起判决已经得到了重判。

尽管《梅多法令》让人对孟乔森综合征也可能是某种儿童虐待产生怀疑，但的确也有像默尔和录影带里的父母那样故意伤害自己孩子的明确的案例，他们的目的就是获取支持和医疗关注。大约有 9% 的母亲是这种障碍的孩子死于母亲之手，或者遭受了严重的创伤，或者被迫接受若干没有必要的和痛苦的医疗救治。不幸的是，很少有人知道这个病症的起因，也很少有方法可以诊断出该病症。极少有男性患有孟乔森综合征，该症状常常大量见于健康护理领域的女性中。其中不少人本身遭遇过童年创伤或是虐待——通常是严重的忽略——但绝大多数在健康护理中心工作的女性或是曾在童年遭遇过创伤的女性受害者并没有出现这样的症状。也许这是处于健康行为末端的一种病理现象，根源于看护他人，并从中体现价值的欲望——这是物极必反的例子。同样的依赖心理也许会驱使其他人采取极端的关爱手段和利他行为。至于某些人是如何从特别想要帮助他人陷入到要伤害他人才能使别人对自己的需要持续下去，我就不得而知了。

谢天谢地，法官采纳了我们的建议，并且采取紧急措施转移了詹姆士和他的手足们，使他们远离默尔和其丈夫。后来民事陪审团一致认为，詹姆士受到了其养母的虐待，而养父没有加以阻止。已有的证据表明，詹姆士的妈妈歪曲詹姆士的话语和行为，把他描述成一个制造麻烦的小孩，其实是为了隐藏自己败坏的行为。这对夫妇与所有 5 个孩子之间的养育关系——包括一个他们自己亲生的孩子——就这样被终止了，他们也被提起诉讼，犯有虐待儿童罪。

我不时还会收到这个案件检举人的消息，这位检举人与詹姆士以及他的新养父母保持着联系。詹姆士已经改了名字，上次我听说他还过得不错。他的"混乱"行为以及离家出逃完全出于想要寻求帮助。我相信他不仅仅救了自己的命，也救了其他兄弟姐妹。他的故事提醒我要相信自己的直觉，并且不管其他治疗师、官方报告或者甚至父母怎么说，都要相信自己的直觉，倾听孩子们的心声。

第十章

孩子们的善意

　　我在候诊室外观察了一会儿才走进去。小男孩看起来天真可爱。我看见他微笑着爬向妈妈的大腿，扭动着身子，以便能和妈妈面对面坐着。然后，他温柔地伸出手去摸妈妈的嘴，去触碰妈妈，带着玩闹的性质，探索着。这两人之间安静的互动正是母亲和婴儿、蹒跚学步的孩子之间最典型的亲密举动。但是彼得已经 7 岁了。在我观察他们的时候，我能够很清楚地明白这位母亲和孩子之间经常会出现这样温柔的、安慰人心的举动。当我走进房间时，我也注意到，艾米，这位母亲，对此很尴尬。她的丈夫，詹森，也就是彼得的父亲，当我出现在那儿，当场"抓住"他们时，似乎显得更加不好意思。

　　"坐起来，彼得。"詹森一边说一边站起来，和我握了握手。

　　我走向那个孩子，站在他面前，俯视他，笑着说："嘿，彼得。"然后伸出手。彼得抬起手碰了碰我的手。

　　"彼得，站起来，和佩里医生握手。"詹森说道。艾米想要把彼得从腿上推下来。彼得歪倒在一旁，笑了起来。看起来这也是他们游戏的一部分。

"彼得，站起来。"詹森又说道，他的声音听上去很有耐心，但是很坚决。我能感受到他的失望和疲惫。我知道他们已经忙得团团转了。

"没关系的。孩子怎么舒服怎么来。我就是来看看你们今天感觉如何。"我坐在他们中间，"第一次会面实际就是让彼得有机会能和我们中的一些人见见面，开始和我们熟悉起来。希望你们今天觉得还愉快。"

彼得点点头。

"说话啊，宝贝。"艾米说道。

彼得坐直了，说："好的。"

这次是我们初次碰面，这家人已经在我们的诊所里待了3个小时。他们来诊所是因为彼得长期以来存在着言语和语言障碍，以及注意力和控制力问题。毫不奇怪，他在学校里也有社交和学业问题，偶尔还会出现奇怪的和强烈的情绪爆发，看上去似乎完全失控。彼得的情绪爆发非常可怕，因为这可不像普通的发脾气，而且这样的爆发会持续好几个小时。

彼得的父母在他3岁的时候从一所俄罗斯孤儿院收养了他。他们立马就爱上了这个金头发、蓝眼睛、有着玫瑰脸颊的像个小天使一样的孩子。孤儿院的工作人员骄傲地炫耀他受到的良好养护，以及孤儿院设备是多么干净，但事实上，彼得和住在那里的其他孩子受到了严重忽略。艾米和詹森从其他养父母那里听说了我们对受虐待儿童的工作。我们约定了两天的诊疗，当时第一天已经接近尾声。这家人旅途奔波了800多公里，就是为了来做评估。

"那么，彼得，你明天还会回来看我们吗？"我问道。

"是的。"他说道，露出灿烂的微笑。

在此之前，我们的医师就做过许多准备工作。在一次典型的评估过程中，我们这个跨学科团队里的心理学家、社会工作者、儿童精神科工作者、儿童精神科专家常常会在数周之内展开多次的访问，以了解这个孩子及其家庭。在彼得的病例中，因为他住得太远，所以这个过程被压缩了。我们可以参看学校的记录，访问他的儿科医生，之前的心理健康咨询师以及其他的专业人士，将这些内容融合到我们对这个孩子及其家庭的印象中。我们还对他做过一次脑部扫描、一次核磁共振成像，这是我们研究的一部分，目的是想看看早期的忽略对其大脑造成了什么影响。我们的研究数据表明，相当程度的早年忽略，例如像彼得这样以前生活在机构抚养里的孩子，在他们身上就会发现这些早年受到忽略的痕迹，这会导致整个大脑的尺寸偏小，脑部在某些区域萎缩，以及出现许多与大脑相关的功能问题。通过寻找彼得大脑中受到影响最严重的区域，我们希望能够有的放矢，达到最佳治疗效果。

在评估过程中，我们这十几个工作人员有时会聚在一起讨论在这个孩子身上所看到的和感受到的一切。这个过程是为了辨明这个孩子身上的长处与弱点，以便能仔细判断他现在在各个方面所处的主要发展阶段——从认知能力，到运动技巧；从情感的、认知的和行为的能力到道德情感。这使我们能作出初步诊断，并提出初步干预的建议。虽然要花上很多时间和金钱来重现不少场景，但我们希望可以以此为基础来发展出一种关照模式，而不必投入大量的人力。

在开始为彼得和他的家人工作的时候，我们也在治疗受虐待儿童的神经序列方法上取得了良好进展。我们已经意识到，早期创伤和忽略的受害者需要一些适合他们遭受伤害和被忽略的年龄，而不是生理年龄的体验——例如摇晃和被拥抱等。我们发现，这些符合他们发展的恰当补充以及治疗体验应当不断重复出现，并且应该持续以一种尊重和关爱的方式出现。强迫的、惩罚的和暴力性的方式只会让事情变得更糟。我们也开始在治疗进程中加入音乐、舞蹈和按摩，以刺激和组织病人大脑中的低等区域，因为这些区域包含有与压力系统相关的主要调节性神经传输系统。正如我们之前所看到的一样，这些区域极有可能受到早期创伤的影响，因为早年是这些区域最重要和快速的发展阶段。最后，我们开始使用药物来帮助那些出现麻烦的解离行为或是高警觉症状的孩子。

虽然我们已经意识到眼下正在进行的关系对孩子们的治疗非常关键，但我们还不太能够确定伙伴关系究竟有多重要，尤其是在孩子们越来越大的时候。

彼得过去生活的细节使我关注到他在人际关系中的关键作用。在人生的头三年，彼得的成长过程中都没有成年人关注。他基本上都是待在一个婴儿养育室的：一个大而明亮的房间，里面有 60 个婴儿，一眼望去，是排成直线的、似乎望不到头的整洁的婴儿床。有两个养护员轮班倒，机械地从一张床走到另一张床，给每个孩子喂食，换尿布，然后又到下一张床。这就是婴儿们能够接收到的全部单个成年人的关注：大约每 8 个小时换班就有 15 分钟。除了这些短暂的互动以外，很少有人会对婴儿们讲话或是抱他们；也没有人把他们抱在怀里摇来摇去，或是推动他们的摇篮，或是对他们嘤嘤低语，因为对员工来说，除了喂食和换尿布，实在是没有别的时间了。即便是蹒跚学步的孩子也不分白天黑夜地被关在婴儿床里。

除了彼此之外，再没有别人作为同伴。这些孩子会把手伸出婴儿床的栏杆，伸向另一张婴儿床，互相握手，发出咿咿呀呀的声音，一起玩儿童拍手游戏。在大人缺席的情况下，他们成了彼此的父母。他们之间的互动，尽管很贫乏，却有可能减轻了某些严重匮乏所带来的伤害。

当彼得的养父母第一次把他带回家时，他们发现这个孩子试图和他们交流。他们非常开心，找了一个俄语翻译。但是俄语翻译说他讲的并不是俄语——也许孤儿院里的工作人员是从东欧某个国家来的移民，或许曾教这些孩子说自己的语言。一位会讲捷克语的人说这不是捷克语，而且很快艾米和詹森就发现彼得讲的也不是匈牙利语或是波兰语。

令他们惊奇的是，他们发现彼得讲的话不属于任何一种语言。显然，孤儿们已经发展出了自己最初的语言，就像是双胞胎之间的私密对话，或是共同长大的聋哑儿童临时使用的信号。就像是埃及的布桑提克国王，据希罗多德的记载，他将两个孩子单独关在一起，想看看如果没有机会接触其他人，两个孩子之间会发展出怎样"自然的"语言，孤儿院的工作人员意外地创造出了语言学意义上的可怕实验。很显然，孩子们凭借着自己的力量，创造出了几十个单词，并彼此达成了共识。翻译们能猜出来的一个词是"妈姆"，意思是"成年人"或"护理人"，和大多数已知的人类语言中表示母亲的词汇发音接近，因为"姆"的声音是婴儿在吮吸时学会发出的第一个声音。

在诊断会上，我的团队和我回顾了关于这个孩子早期的所有信息，包括与成年人的有限接触，语言学习上的匮乏等。我们也讨论了他的养父母。我对艾米和詹森的最初印象得到了其余同事的确认：大家都认为他们俩很不寻常。甚至在他们收养彼得之前，他们就在阅读父母读物，观看育儿录影带，并且多次与儿科医生讨论如果收养一个像彼得一样的孩子可能会出现什么状况。在将彼得带回家后，他们拜访了若干语言治疗师、行为治疗师、生理医师以及心理健康服务者，以帮助彼得取得进步。

他们坚持不懈地遵循医师给出的建议。他们花费金钱、时间和精力，来给予彼得所需的一切，让他健康、快乐、有活力和拥有同情心地成长。但是，尽管他们尽了最大的努力，数十位专家也尽了自己的最大努力，彼得仍然还在挣扎之中。他在许多方面都有显著提高，但进度是不稳定的、缓慢的和渐增的。

他会在重复了数百次以后学会新的技巧，而不像一般孩子在重复数十次之后就可以掌握。他也学习了英语，但表述很奇怪，语法也乱七八糟。行动也不协调，即便是想要坐直了，也会歪倒在一旁。而且，他很少能够恰当地建立或者保持与他人的眼神接触。在 7 岁的时候，他仍然还会有一些原始的自我安慰的举止出现，主要是晃动身体和吮吸大拇指。在吃任何食物之前，把东西放进嘴里之前，他都会使劲嗅食物的气味，而且不管什么时候与别人相遇，他都会努力捕捉这个人的气味。他的注意力很容易被分散，而且经常自己对自己笑，让人感觉他好像"活在自己的小世界里"。去年，他的发展似乎遇上了平台期，好像甚至还有点退步。

我们首先从彼得的长处说起，首先得说的是他友善的、几乎是有点可笑的行为。同样，他也在语言等某些方面表现得优于平均值，而且似乎还有点儿数学天赋。他非常友善，但是却用一种喧闹的、不成熟的方式，一个蹒跚学步的孩子的方式来面对自己的同伴和成年人。

通过我们的讨论，可以很清楚地看到，虽然彼得的认知在某种程度上已经达到了 7 岁，但在其他的领域却表现得很幼稚。我们观察到，大脑在发展中有使用依赖的特性，因此彼得表现良好的那些区域就是接受到刺激的区域，而那些缺陷所代表的大脑区域要么是严重发育不足，要么是没有接受到足够刺激，无法弥补早年时的缺失。通过对彼得大脑的扫描，加强了我们对于断裂的神经发展所做出的观察：他的大脑皮层萎缩，有巨大的脑室（这意味着脊髓液占据了本来应该是脑组织占据的空间），而且较低等的脑组织在同龄人中偏小，并且有可能发育不良。

像这样断裂的发展，很容易在那些成长于混乱和忽略环境的孩子身上看到。这让他们的父母、老师和同伴们无比困惑。从外表上看，彼得是个 7 岁大的孩子，但在某些方面，他的表现只像是个 3 岁孩子。在某些技巧和能力方面，他表现得有如 18 个月大的孩子，在某些方面他又表现得有如八九岁的孩子。

这些不协调是造成家庭问题的主要原因。而且他的父母在与彼得互动的时候也采取了非常不一样的方式。当彼得单独和艾米在家时，艾米会非常配合彼得的需要。如果彼得表现得像一个婴儿，艾米就会用这个年龄的方式与他互动，如果彼得表现得像个大孩子，艾米也会以相应的方式来和他互动。我相信，正是因为艾米本能地迎合了彼得的发展需要，才使得彼得取得了今天的进步。但是随着彼得越来越大，詹森开始质疑艾米的某些行为，认为她把孩子当"婴儿看待"。这就造成了他们婚姻中的压力，因为詹森认为艾米造成了彼得进步缓慢，艾米"窒息了"孩子，而艾米却坚持说彼得之前的经历使得他需要更多关爱。这样的不同观点几乎可以在所有育儿过程中看到。然而，当分歧达到像艾米和詹森这种程度时，就会导致严重的婚姻问题。

在等候室里和这家人的简短互动中，我就亲眼看到了他们的冲突。我的工作之一就是要帮助这对夫妇了解彼得的需要，并且向他们解释，为什么有必要满足彼得的发展需求。这样的话，他们就可以不必要求彼得做出和自己年龄相符的行为，因为他还暂时不具备这样的能力，这样也就避免打击彼得，也不会让他们失望。

当这家人第二天再来进行评估时，我们让彼得做了一些正式的心理测试。之后我们又观察到了更多彼得和父母之间的互动，并将彼得送出去玩耍休息。接下来我将告诉他的父母，我们对彼得案例的看法，以及我们计划如何帮助他。我能看出来当我走进屋子里时，艾米和詹森非常焦急。

"你是怎么看的？"詹森说，很明显想要避开坏消息的语气。

"我认为彼得真的是个非常幸运的孩子。"我开口说，"你们是非常棒的父母。他在过去的4年中已经表现出了明显的进步。"我停了一下，让他们有时间消化我说的内容。接着，我又说道："你们的努力让人敬佩。这段日子以来，你们一定累坏了。"艾米开始抽泣起来。她的丈夫温柔地用手抱住她。我拿来一些纸巾，递给艾米。她擦了擦眼泪。

我开始告诉他们我的想法，并且说，如果有什么表述不确切或是不清楚的地方，他们可以打断我。我向他们叙述了自己所了解到的彼得的历史，详细描述了孤儿院里的细节，以及彼得所经历到的一系列发展延迟的状况。

然后我询问他们说，我猜想彼得在沮丧的时候，所有取得的进步似乎看上去都消失了，而他也会用一种原始的、几乎是让人害怕的方式来行事，不知道我的猜想是否正确。也许彼得会像婴儿一样躺在地板上，呜咽和晃动着身体，或许他会发出怪异的尖叫。我还补充说，我认为他一旦被激怒或是受到打击，也可能会出现"无路可退"的情形，他似乎回归到了原点，之后才会慢慢恢复过来。他们点头称是。于是我就向他们解释，情感状态的改变是如何影响我们所学习到的知识的。我们所掌握的某些技巧，例如对概念的理解，甚至是语言本身的使用等，都有可能在我们烦躁不安的时候出现退步的情况。我向他们说明，陌生的，或是令人害怕的环境对彼得这样的孩子会造成怎样的压力，会很有可能导致退步的出现。

我将评估中所了解到的信息做了一个总结，"因此，我们已经对彼得的问题有了不少好的想法，也对该如何解决问题有了办法。我们还了解到他的一些长处——不全面，但有一部分。现在的关键就是我们是否能用自己所了解到的一切信息来帮助他。"我停了下来，试着在希望和谨慎之间找到平衡点。

"我再花一点时间向你们讲讲大脑是如何发展的。"我开口说，"我认为如果你们能多了解一点这方面的知识的话，会对彼得所取得的进展感觉更好，而且你们也能更好地理解为何现在进展这么缓慢。"在我讲话的时候，我的思维第一次将理论和多年的工作经验整合成了一个整体。

我在一张白纸上画了几个图表。第一个图（参见附录，图1）展示了大脑发展与身体发展之间的简单对比，说明在青春期之前，身体还没有达到成年人的身高和体重的时候，大脑的成长就已经体现出了不同的发展状态。在3岁左右，大脑就已经达到了成年人脑体积的85%。

"在早期，人类的大脑发展最迅速。"我解释说，"事实上，大部分大脑的成长都出现在出生后的头3年里。"我希望能帮助他们明白，彼得曾经在大脑迅速发展的阶段待在贫瘠的、被疏忽的孤儿院里，这件事情的影响是多么深远。

然后我画了一个金字塔，然后将纸张调了个头（参见附录，图2），"大脑是从底端到顶端进行发展的。"我说，"这里是顶端，"我指着这个倒转的金字塔上的最宽的部分，"这是大脑皮层，大脑中最复杂的部分，负责掌管我们思考的能力，以及协调我们的各种功能。"我也描述了一些低级区域是如何工作的，中央的情感区域如何使我们能够进行社会联系，控制自己的压力，以及脑干的中心区域又是如何驱动压力反应系统的。我还解释说，这些区域在发展过程中是如何一个接一个地"清醒"过来的，随着孩子的成长，从最中心的脑干一直向外发展到大脑皮层。我也谈到，更高级和更复杂的大脑区域是如何依赖于低级的、简单区域的恰当发展的。我还向他们解释，匮乏会如何影响这些区域，造成他们儿子的行为出现这样的变化。

"因此，对彼得的照顾要看他发展到了哪个阶段，而不是他今年几岁。"我说道。詹森点点头，开始明白我讲的内容了。"这件事做起来挺难的，对吧？"

这次，两个人都点头表示同意。

"挑战就在于，某个时刻，你们要有正确的预期，并为一个 5 岁大的孩子提供恰当的体验，例如，教导他学习某个特定的认知理念。然而，十分钟之后，这些预期和体验可能又得变化成契合年纪更小的孩子才行，例如，教他学习社交技巧。彼得在发展的过程中，是一个移动的标靶。这也就是养育这样的孩子让人感到沮丧的原因了。这一刻你还在做着正确的事情，下一刻却又完全不搭调了。"

艾米和詹森已经多次体会过这样的不协调，但直到这次谈话之前，他们都还无法表述出来。我的解释极大地帮助了他们，立刻缓解了他们对于把彼得"当成孩子看"的矛盾，也让詹森不再担心妻子的行为。事实上，现在他也可以这么做了。然而，艾米现在也能从我们对她的教导中明白，詹森有时要求很高的教育方式其实也很有用。

但光是解释还不够。养育彼得的关键挑战还是没有变——对父母双方来说，在大部分时间没有更多支持的情况下，要总是配合彼得的要求，实在是不可能完成的事情。彼得的父母都已经筋疲力尽了，在情感上和身体上都是这样。我们应当帮助他们，好让他们缓冲一下。于是我们建议夫妻俩动用自己的社交网络，抽出点时间来享受二人世界，做点自己喜欢的事情，这样他们就能"重新充电"，能更好地照顾彼得。

艾米和詹森对所有的建议都持开放态度。由于他们的住处离诊所不近，我们也只好通过当地的家庭养护员来一起合作。幸运的是，当地能找到必备条件良好的诊所。彼得拥有一位杰出的语言治疗师、行为治疗师、大师级水准的医师，以及一位善解人意的儿科医生。我们和这些人都交谈过。我们希望能够在他的常规疗程中再增加治疗型的按摩，以及音乐和运动课程，这些内容对其他遭遇过早年忽视的孩子都非常有用，例如康纳。

但是我首先考虑到另外一件令人迷惑，现在却变成最重要事件的因素：彼得的学校，特别是他的同学。在我回顾他的病历时，突然意识到，彼得所取得的大部分进步是在他来到美国后的头 3 年：当时他单独与父母，或是其他成年人，以及大人们所挑选的一两个玩伴在一起。

然而，当他开始上幼儿园以后，进步就停止了，行为问题也频繁出现。他的妈妈本能上感觉到，虽然他已经满 6 岁，但行为还像个 2 岁的孩子，而他的同班同学却不能理解他怪异的行为。甚至他的老师也不知道该如何面对他，虽然知道他之前的经历。彼得会不经过询问就从别的孩子手里抢走玩具，也不像其他幼儿园的孩子，他无法辨认出社交信号，不懂得什么时候可以拿走物件，什么时候不行。他也不明白什么时候该和他人分享物品，什么时候该自己保留，什么时候该讲话，什么时候该安静。大家围成一圈的时候，他会突然站起来爬到老师的膝盖上，或者开始四处乱走，而意识不到自己不应该这样做。而且有时他会尖叫，大发脾气。

结果其他的孩子开始害怕他、孤立他。他奇怪的英语表达也帮不上忙。同班同学把他看成奇怪和可怕的男孩子。在收养家庭里，在被他人庇护的环境中，与了解他、爱他的成年人在一起，一对一地相处，他可以做得很好。但是在幼儿园这样复杂的社交环境中，面对各种各样的同伴和老师，有各种关系需要沟通，他的能力就不足以应对了。

不像在家里，他可以得到耐心的、关心的、关爱的回应，在幼儿园里，他的行为遭到了质疑，而且常常被直接拒绝。教室里面充满了孩子的吵闹声、拥挤的玩具，不停有人跑来跑去，这些对他而言都非常有压力。在家里，他能明白他人对自己的期待，而且如果做不到的话也能得到友善的对待，但是现在他却无法判断发生了什么事情。不管彼得每个星期能够体验到多少个小时的健康而积极的经验，在学校里被边缘化和嘲笑的时刻总是很容易就留下了阴影。

彼得没有真正的朋友，他喜欢和比自己年龄小很多的孩子玩耍：他觉得与三四岁的孩子在一起很自在。他的同班同学不知道该如何了解这个讲话滑稽，举止常常像个婴儿的男孩儿。在很多情形下，孩子们都会对那些看起来年纪更小、更脆弱的孩子表现出友善与关爱，但是彼得吓到他们了。

其实他同班同学的行为完全可以理解。在他们身上发生的状况无非是在我们这个星球上每天都会以各种形式出现的一个小小版本。人类害怕那些自己不能理解的事物。未知的世界让我们恐慌。当遇到的人看上去或是表现出不为我们所熟悉或是奇怪的举动时，我们的第一反应就是要和他们保持距离。有时，我们会通过剥夺他人权利或是羞辱那些看上去和我们不同的人，使自己感到更优越、更聪明或是更有能力。有许多我们这个种族所做出的最丑陋行为——种族歧视、年龄歧视、厌女症、反犹太主义等，不一而足——根源都在于人类感受到威胁，是所作出的基本的大脑调节反应。我们倾向于害怕那些自己不明白的东西，而害怕很容易就会变成仇恨或是暴力，因为害怕会抑制我们大脑中的理性部分。

彼得在成长过程中被排斥，社交上被拒绝，面对这样的情况，艾米和詹森都想知道该怎么办：他们是否应当让彼得继续待在幼儿园，这样他就能通过第二次体验而多学习到一些社交技巧。然而彼得的认知能力已经达到了一年级的水平，也许还更高。

彼得在智力上发育得很好，但在社交上却很笨拙。我意识到，他要想赶上别人的话，还得需要同伴们的帮助。在我看来，我们不妨让他到一年级开始试试看。当我为青少年们工作的时候，他们中间有些人同意我把他们的创伤经历，以及该经历对自己大脑的影响告诉自己的同班同学。稍微多加理解，就能让他们在改善社交生活上取得长足进步。但是这样的方法适合一年级的学生吗？而且彼得能够接受吗？

我知道，自己应该在评估之后几个星期，去彼得的家乡，并且和他的同班同学们谈一谈。我又转回来和彼得探讨这样做的可行性。在我们一起做涂色练习时，我问："彼得，你还记得在俄罗斯生活的情景吗？"

他停下了，看了我一会儿。我仍然在慢慢涂色，没有迎接他的目光。他涂色的速度慢了下来。当他取了一张纸，在整张纸上画了一个大大的蓝色圆圈时，我准备再问他一次。

"这就是俄罗斯。"他将那张纸递给我。他将纸放回到地板上，拿来一只颜色笔，画了一个小小的、精致的、几乎看不见的点。"这就是彼得。"我看了看他，他非常难过的样子。他非常恰当地表达了自己对孤儿院的感觉，在那个地方，他对任何人都没有特别意义，不过就是数十个无名婴儿中的一个。

我对他报以同情的微笑，然后抬起眼睛，对他说："但这样的彼得已经不复存在了，对吧？"他表示赞同，回报我以微笑。

"彼得，我在想，我应该到你的一年级班上去做个访问。"我不确定他是否明白，但我希望他知道我要做什么，以及原因何在。

"可以啊。"

"你知道吗？我们谈论过你的大脑是如何生长改变的。我就在想，如果你不介意的话，我是否也能和你的同班同学谈谈你的大脑。并且也许可以谈一点在你和现在父母生活之前的生活状况？"

"好的。"他说道，仔细思考着，又补充说，"你会把那些照片带过去吗？"

"什么照片？"

"我的大脑的照片。"

"当然啦。你不介意我把你大脑的照片给班上同学看吗？"

"不介意。我的大脑挺酷的。"

"你说得对，彼得，你的大脑是挺酷的。"于是，在他和他的父母，以及学校同意的情况下，我决定试试看，能否让一年级的学生们也变成彼得的"治疗师"团队。

在新学年开始的时候，我到一年级去做了这个演讲。"我是彼得的朋友，"我说，"我专门研究大脑，彼得让我从休斯敦来到这里告诉大家一些关于大脑的事情，我曾经教过他这些知识。"我让彼得站到前面来，做我的助手。

我给这些一年级的学生谈到大脑的知识，并且告诉他们大脑如何在某些程度上与肌肉相似。我讲到，在学校里他们是如何训练自己的"ABC"肌肉的，并且说到重复的重要性。我还向他们描述，在他们的大脑中还有许多其他类似的"肌肉"，同样需要某种关注，才能变得更加强大。我还谈到大脑是如何发展的，是什么使得每个人的大脑运转，强调了大脑是如何变化的。

"还记得吗，彼得，我们讨论过要学会任何新东西都需要多次练习？是因为当你不断地使用，使用，使用的时候，大脑就发生了改变。"我看着这些孩子，然后回头看彼得，"是这样吗，彼得？"他微笑着点点头。"这也就是为什么你们的老师会让你们不断地练习写作，一遍又一遍地练习字母的原因了。"

我向他们展示了一些幻灯片。我还带来了一个大脑模型，彼得把模型传给大家。我还提了一些问题。大脑的哪个部分使你能够讲话？大脑是什么颜色的？大脑能够保存你人生的记忆吗？

我告诉他们，对一个正在发育的婴儿大脑而言，接受谈话、抚摸，以及人际交往是多么重要。我对他们讲的内容也就是我告诉父母们、法官们、儿科医生们，以及我自己的同事们的内容，没有什么大话空话。

接着我讲到了不同的孩子们如何在不同的家庭里成长。日本孩子如何学习日语。在某些文化里，母亲如何在孩子出生后的头一年里，整天都背着孩子。有些孩子在出生后的头一年里又是如何没有太多的触摸，或是交谈，或是关爱，以及这些状况是如何影响到大脑的。他们都觉得很有趣。我们开怀大笑。

彼得也在微笑。接下来，就是关键时刻了。我不知道自己应该讲多少，甚至不知道该怎么说。我决定就让孩子们的反应，以及彼得的反应来引导我。我跳转了话题，说："好，谢谢你们让我来到这个教室。彼得到休斯敦来看我的时候讲到你们大伙儿。我知道他和你们中间的许多人是一起上过幼儿园的。"有几个孩子举起了手。"我们让彼得到休斯敦的诊所来，是因为我们想要了解他神奇的大脑。"

孩子们都看着彼得。"你们知道吗，当彼得还是个小男孩的时候，在出生后的头三年里，很多时候，他都是在一张婴儿床里度过的。"孩子们看上去很感兴趣，但也有些困惑。"彼得出生在另外一个国家，那个地方的人对大脑了解得不多。他的父母不能照顾他，因此，当彼得还是个小婴儿的时候，他就被送到了孤儿院。在这家孤儿院里，每个孩子都被放到一张婴儿床里，那就是他们的家。他们无法四处走动，到处爬行，甚至无法练习站立，因此他们都没学会走路。彼得现在的父母在他3岁发现他时，彼得还从来没有四处走动过，也没有和朋友一起玩耍过，也没有任何大人给过他一个拥抱。他的大脑没有接受到足够的刺激。"教室里一片寂静：26个6岁大的孩子没有动，也没有说话或是坐立不安。

"接着当彼得3岁的时候，他的新父母来接走了他，生活在塔尔萨。"我暂停了一下，让压力稍微缓解一下。"于是彼得神奇的大脑从这个时候开始，学会了许多东西。虽然他从来没有听过英语，却在几年之内学会了英语。他以前从来没有机会走动或是跑跳，但是现在却学会了所有的这些事情。"彼得看上去有些尴尬。我也不想太逼迫他。"因此，即便是今天，彼得神奇的大脑还在继续学习。他真的做得很好。这也就是我们想见彼得的原因，我们想知道一个人如何能够在开头这么困难的情况下，还做得这么好。"

然后我总结说："我们知道的部分原因就是，每天在学校里，彼得会从你们所有人身上学到东西。他观察你们如何做事，他从与你们每个人的玩耍中学习到知识，并且他还学着和你们成为朋友。因此谢谢你们帮助彼得。也谢谢你们让我来到这里，和大家讨论大脑。"

这是一个非常简短的演讲。我试着把这个未知的事物——彼得——介绍给这些孩子，让彼得看上去没有那么可怕。随着时间的推移，孩子们善良的天性就表现了出来。彼得不再是一个奇怪和让人害怕的孩子了，他变得很受欢迎——非常受欢迎，事实上，他的同伴们会争论谁可以坐在他身边，谁可以做他的搭档，谁可以加入到他的那一组。班上个头最大、最强壮的孩子对彼得特别关注，他们的领导地位左右了局面。他们把彼得算在自己这一伙，保护他，最终达到了治疗所需的体验，使得彼得尽快赶上了大家。

孩子们容忍了彼得的发展障碍，非常有耐心地纠正彼得的社交错误，在互动中表现得非常友善。这些孩子提供了许多积极的治疗体验，远远多过我们能够给予彼得的体验。

孩子，就和我们成年人一样，会以恶劣的方式对待未知的、奇怪的、不熟悉的事物，特别是当他们自己也要试着适应新环境的时候，例如新学年开始的时候。虽然他们的社交等级并不总是能发挥影响力，但是大多数欺负和社交排斥的情形还是始于对不熟悉事物的恐惧，成年人对此的影响远远超过人们的想象。当孩子们明白为何某人表现怪异的时候，通常情况下他们就不会给他/她太多压力。越是年纪小的孩子，就越容易受到成年人的影响，不论这种影响是明显的或是微妙的排斥和接受的信号。这些信号通常为孩子们的身份系统确定了基调，通过对那些"不一样的"替罪羊似的行为的劝阻或是容忍，老师和父母们要么减弱了欺负现象，要么不幸地强化了这一现象。

当了解了彼得不成熟的行为来自过去匮乏的经历之后，他的同班同学们会重新看待他。当彼得再次从别人手里抢过东西，或是说了什么不合时宜的话，他们不会再认为这是个人攻击或是刺眼的怪异行为，而只会认为这不过是彼得过去经历带来的影响，而这正是我们教导的目的。效果非常显著，几乎是立竿见影的，彼得不再发脾气和情绪爆发，也许之前是因为沮丧、被排挤和感到被误解，才导致了这些现象。由于其他孩子变得更加体谅，在向他发出社交信号的时候更明晰，彼得能够更好地明白他们的意思，因此也就能更好地适应。以前曾经是劈头盖脸的排斥、困惑与沮丧，现在却沐浴在积极的强化行为中，这样的行为形成了良性循环。以前在情感、社交、运动和认知领域中存在着发展年龄之间的巨大鸿沟，现在也慢慢地弥合起来。上高中的时候，彼得已经不再引人侧目了，他在学业上和社交上继续表现得很好。

他的伙伴和家人创造出了一个丰富的社交环境、一个关爱的团体，治愈了他。尽管神经序列方法可以帮助我们给他的大脑提供所缺乏的特定刺激，按摩也能够给予他所没感受到的肢体关爱，音乐和运动能够帮助他的大脑重建身体节奏，但如果没有艾米和詹森的关爱与敏感，没有他的同班同学的耐心和支持，所有的这一切都远远不够。一个孩子拥有越多的健康关系，他就越有可能从创伤中恢复过来，得以健康成长。关系是改变的催化剂，最有效的治疗手段就是人类的爱。

第十一章
治疗团队

能够为前面章节里提到的这些孩子工作，是我最大的荣幸——我从他们身上学到了不少东西。我常常被他们的勇气、力量以及能力所震惊，他们可以面对那些大多数成年人都觉得难以忍受的环境。虽然像神经序列法这样的治疗模式的出现，的确带来了很多希望，但我的经验和研究结果都表明，对创伤儿童来说，生命中最重要的治疗体验并非来自治疗本身。

我们应当将创伤以及我们对创伤的反应放入到人际交往的背景中去理解。不论人们是在地震中存活下来，还是遭受过多次性侵害，最关键的还是要看这些经历如何影响了他们的人际交往——他们如何面对自己深爱的人，如何面对自己和这个世界。所有经历过灾难的人，呈现出的最受创伤的反应之一就是人际联结断裂。这在孩子身上表现得特别明显。被那些本来应该是爱自己的人所伤害，所抛弃，被剥夺了一对一的让人拥有安全感和被珍视感以及变得有人性的关系——这些都是非常具有毁灭性的经历。因为人是社会动物，所以落到我们身上的最大灾难肯定包括人际关系的缺失。

因此，要从创伤和忽略中恢复过来，也一定和人际联结有关——重建信任，重新获得信心，回归安全和重新建立关爱。当然，药物有助于缓解病症，和医师交谈也会非常有用。但如果没有和他人持续的、关爱的联结，是无法完全治愈和康复的——即便用世界上最好的药物和最好的治疗手段也无法做到。的确，能够让治疗起作用的本质是与医师的交往，而不是医师的方法和话语。所有在经过我们治疗后最终能健康成长的孩子，都是因为周围有强大的社会网络在支持他们。

　　使彼得、贾斯汀、安柏和劳拉最后康复的正是他们周围的人，他们的家人、朋友，以及尊重他们的人。人们容忍这些孩子的缺点和脆弱，充满耐心地帮助他们慢慢建立起新的技巧。不论是让特德到球队里记录比分的教练，还是教导弗吉尼亚如何抚育劳拉的妈妈 P，还是那些接纳彼得，保护他的一年级学生，或者是那些让人惊叹的养父母——正是他们给孩子提供了最重要的治疗。因为孩子们最需要的就是丰富的社交环境，在这样的环境中他们能有归属感，能够感受到关爱。

　　受过虐待和创伤的孩子们最需要的就是健康的团体，能够帮助他们缓冲早年所经受的痛苦、悲伤和丧失。起到治疗作用的是那些能够增强孩子们人际联结的数量和质量的事物。有效的正是那些持续的、有耐心的和不断重复的关爱。而且，我要补充说明的是，没有效果的恰恰是在创伤事件发生后，匆忙介入的那些心怀好意却又水平欠佳的"专业人士"，或者是那些强迫孩子们"敞开心怀"或"释放愤怒"的行为。

　　然而，正是因为这些对创伤易感的孩子恰是不大可能拥有健康的、支持的家庭关系和人际团体的，因此通过我们现有的条件来为他们提供有效的帮助也就非常困难。因为健康的团体本身就能在第一时间防止人际互动间的创伤事件（比如家庭暴力和其他的暴力犯罪），而社交联结之间的断裂常常出现在我们这个高度流动的社会里，因此也就加强了人们的脆弱性。

　　如果我们能成功地培养出健康的孩子，那么这些孩子将来在面对任何可能出现的创伤时，都能够灵活应对（在成为成年人之前，大约有40%的孩子会经历至少一次潜在的创伤事件），因此我们应当建立一个健康的社会。我们人类这个物种的奇妙之处就在于我们能够学习；我们的记忆和我们的科技能够让我们从过去的经验，以及前人的经验中获益。但与此同时，这些本来是使我们联结在一起的科学技术，又加深了我们彼此之间的距离。现代社会破坏，甚至在很多情况下抛弃了人类社会生活中的基本生物单位：大家族式的家庭。我们已经有太多关于核心家庭崩溃的讨论，但是我认为，在很多情形下大家庭的作用虽然被讨论得较少，但至少同样重要。正如我们在利昂的故事中所看到的那样，大家庭的确能够在一对年轻夫妇应对和养育健康的孩子上起到作用，尤其夫妇两人中有一人或者都处于崩溃和无力的状态。

过去人类世世代代生活在小群体中，由 40 到 150 人组成，大多数人彼此间联结紧密，共同生活。到 1500 年前，欧洲的普通家庭规模大约包含 20 人，彼此间有着亲密的日常联系。但是到了 1850 年，这个数字下降到 10 人左右，到 1960 年，数字为 5。到了 2000 年，普通家庭的人口数少于 4 人，美国则竟然有 26% 的人独居。

随着科技的进步，我们渐渐远离塑造我们的环境。我们现在所生活的世界对生物学毫无敬意；这个社会没有考虑到我们人类的许多最基本要求，反而经常使我们远离健康的行为，做一些对自己有害的事。不幸的是，我所从事的领域也正是这个趋势的一部分。

多年以来，心理健康专家们教导人们说，即便没有社交支撑，人们也能在心理上保持健康，例如"除非自己爱自己，否则不会有人爱你。"专家们告诉女性说，她们不需要男人，反之亦然。人们相信，没有任何社交联系的人与那些有许多社交往来的人一样健康。这些观念都有悖于人类这个物种的基本生物性。我们是社会型的哺乳动物，没有人类彼此之间的互相联系与支撑，根本无法存活至今。事实上，唯有曾经被爱且正在被爱，才知如何去爱。爱的能力无法独自建立。

我相信，我们正处在历史的过渡期，人们正逐渐意识到，现代社会抛弃了许多人类心理健康的基本元素。我们从全世界不断急剧上升的抑郁症发病率可以看出，这些病症不能单单靠更好的治疗和诊断来解决。一个出生于 1905 年的人到 75 岁时患上抑郁症的概率只有 1%，但是那些生于 1955 年的人到 24 岁时患上抑郁症的概率是 6%。其他的研究还表明，在最近几十年里，青少年抑郁症的比率呈上升趋势。我们可以从婚姻以及离婚的变化模式中，从人们难以发现浪漫关系的报告中，从人们不断挣扎着要保持工作和家庭生活的平衡中，意识到这一趋势的出现。为了保持心理健康而需要的一切，与现代社会能提供给我们的一切之间毫无联系，这也可以从父母们不断的担心中看到——父母们担心网络、媒体、药品、暴力侵害、恋童癖、经济不平等，以及最重要的是，担心塑造我们对这些事件的反应的文化价值观。不论是激进的观点，还是保守的观点，尽管我们不能确切地说出什么是错的，我们应当怎么办，但没有人会认为我们现在的生活方式健康。

我们的领导人现在应当向前一步，问问看："我们应该如何在现代社会里建立社区团队？如何在这样一个拥有电视、电子邮件，被电灯拉长了的日子，以及拥有汽车、飞机、心理类药物、整容手术，以及一切都与先进的科技相关的社会里，建立起人际关系？我们如何处理眼下出现的事物，创造出一个尊重我们的基因需要，强化我们彼此之间联结，而不是忽略和破坏这些生物需要的世界？"

我当然无法为上述所有问题提供答案，但我确实知道，现在许多照顾孩子的方式实际是在伤害孩子。例如，在加利福尼亚州，一家规模巨大的医疗中心，专为 3~5 岁的孩子服务，就禁止里面的员工们触摸孩子。如果孩子们希望被拥抱或抱起来的话，成年人就应该推开他们。这就是好点子反而带来严重负面效果的典型例子——本意在于保护孩子们不受性侵害。孩子们需要健康的抚摸。正如我们之前看到的一样，婴儿会因为缺乏触摸而死亡。这是我们的生物性。

不幸的是，因为我们过于担心不健康的触碰，也许就不能满足孩子们对健康的身体关爱的需求。这会使他们更容易受到恋童癖的侵害，因为孩子们会本能地寻找那些对他们表现出关爱的人。因为对他人越来越不信任，我们将孩子锁在屋里，不让他们自由地出去和邻里的朋友一起玩耍，严格规定他们的生活，实际上我们也就摧毁了让我们所有人保持健康的团体联结。

我当然明白性骚扰给孩子们所带来的可怕影响。在吉尔墨地区的案例，蒂娜的故事以及许多其他的例子中，可以很清楚地看到。我比大多数人都清楚性侵害的可怕现实。但是我也知道，那些侵害者总是会选择最脆弱的孩子，总是会从团体中最弱小的人身上下手。任何捕猎者都会寻找最虚弱的猎物，这也是另一方面的生物性。因此，为了能保证孩子们的安全，我们应当与他人建立起健康的关系和联结，我们应当拥抱自己的孩子。通过加强社区间的联结，而不是分裂来尊重孩子们的需要，达到保护他们的目的。要在看护中保证孩子的安全，不让单个的成年人在无人注意到的情况下触摸孩子，但同时，也不能禁止肢体上的关爱和安抚。要创造一个安全的邻里环境，就得了解自己的邻居。不要把孩子锁起来，或是只让他做一些规定好的事情。我们已经非常清楚人性是如何形成的了，应当以一种尊重和反映其生物性的方式来进行，而不是忽略其生物性，还意识不到这么做带来的恶果。

我们还能采取哪些措施，保护孩子免受创伤、忽视和虐待呢？又该如何有效地帮助那些已经受到伤害的孩子呢？首先，我们应该意识到，现有的政策和方法并没有将人际交往放在首位，现有的帮助孩子的体系也没有什么效果。我们应当承认，许多解决社会问题的"方法"并没有起到很好的效果，反而从长远上加剧了问题。我们应当理解自己不断进化中的需要，然后在现代社会中找出方法，来满足这些需要。

最好就是从头开始，用我们对待婴儿和新父母的方式来开始。正如我们之前看到的那样，为了能够正常发育，婴儿需要一到两个主要的、持续的养育者对他们付出关爱，而那些养育者需要处于一个有爱的团体中，对他们给予日常的支持，这个团体能够意识到新父母们筋疲力尽的需求，并能够缓解这些疲倦。在人类进化的过程中，并非一个女性应该全天单独和自己的子女待在一起，而伴侣待在办公室里。男性和女性都要为生存而努力奋斗，但女性要照顾年幼的孩子，而大一点的男孩子则陪伴在男人的身边，接受训练。快要撑不下去的母亲可以把自己的婴儿交给某位阿姨，或是某个姐妹，或是祖母：平均来说，应由 4 个年轻人和成年人来共同照顾一个年幼的孩子。今天，我们却认为日托中心的成年人与儿童比例恰当，在那里，一个保育员要照顾 5 个孩子。

灵长类动物学家和进化理论家萨拉·布拉夫·哈迪在接受《新科学家》杂志的访问时说："政策制定者们想当然地认为核心家庭就是'黄金时代'的缩影，但是从人类家庭的悠久历史来看，孩子只由父母抚养并不是普遍现象。那些接受过其他成员关爱的孩子会把世界看成一个友善的地方，并会作出相应的反应。"哈迪的著作，《母爱：母亲的直觉如何塑造了人类》，就强调了大家庭的重要性，她把大家庭的成员称为"共同的父母"。她提出："孩子可能会处于被忽略的危险中，而（共同的父母）的干预，例如，来自祖母的关爱，就能在很大程度上缓解该状况。"我们可以看到在全书中都贯穿了这一观点。

而且，在人类进化的过程中，婴儿并没有自己的婴儿房——甚至没有自己的婴儿床。通常情况下，他们会随时处于一位成年人或是手足的附近，还常常被抱着。今天婴儿出现的许多睡眠和哭闹问题很有可能是婴儿一个人待着而引起的。在人类的发展历史上，看不到成年人的婴儿是可能要面临死亡的。所以单独入睡的婴儿常常很难入睡，这也就不奇怪了。事实上，令人震惊的是（这正好反映出了人脑的适应性），这么多婴儿很快就适应了这一状况。那些独自睡觉的婴儿最终有可能不太容易开启自己的压力系统，人类社会经历了数千万年的演变历史，这可不是按照大多数父母喜欢的节奏来进化的。

我们应当教育人们了解婴儿的需求，并且形成更好的办法来告知他们。我们需要建立一个了解婴儿和孩子的社会，每个与孩子们打交道的人都应当知道孩子们的需求。例如，一个婴儿根本就不哭，像康纳那样，那么应该像关注哭闹过多的婴儿一样，对他付出同样的关注，更有意识地关注与他们年龄相符的行为，这样可以保证在必要的时候尽快帮助到这些孩子。

并且，我们应当立即叫停"妈咪战争"，并且意识到，当新生儿父母有花更多的时间与自己的孩子待在一起，并且有一群人支持他们，让他们能够更好地照顾孩子时，这对所有人来说都是受益匪浅的。正如哈迪所说："我们应当处于这样的环境中，母亲们能够得到更多的群居支持。婴儿需要这样的群居体验，才能完全发展出自己的人类潜能。"许多欧洲国家——尤其是斯堪的纳维亚地区的国家——正在尝试拥有高速经济发展的同时，提供高质量的儿童养护，以及许多的带薪家庭假期。相信我们也能够制定出类似的政策。

为了建立更有利于生物性的家庭环境，父母们也可以做一些简单的事情，例如对媒体和高科技设定界限——例如，有固定的吃饭时间，此时所有的电话、电视和电脑都要关掉。而且，人们还可以在与他人交往互动的过程中，不管是和亲戚、邻居、商店店主还是平时遇到的别的什么人，通过强调人际关系、同情和友善的重要性来树立行为模范。

学校同样需要做出改变。我们的教育体系过分强调认知的发展，几乎完全忽略了孩子们的情感和生理需求。仅仅是20多年前，小学才意识到午餐时间与休息时间的重要性，也才强行要求一周要上几天体育课。家庭作业每晚很少超过一个小时，孩子们应当记住最后期限，并独立完成作业。每年也会举行几次需要父母们协助的大型活动。

以上提到的这些事情，都是对年幼孩子生物性的尊重，特别是男孩子，因为他们比女孩子要成熟得晚。校方也意识到，注意力时间短，正是孩童的特点，孩子们需要有自由的时间来奔跑和玩耍，学习如何彼此相处。我的共同作者迈亚，其9岁的侄子有一次告诉他的妈妈，说不知道谁是自己的朋友。他在学校里的生活受到严格规定，他没有足够的自由时间来建立起真正的关系，也没有休息的时间。这真是太疯狂了。在我们匆忙的生活中，总是想着要确保我们的孩子有一个和邻居家孩子一样"富有"的环境，实际上却剥夺了孩子们在情感上的需求。孩子的大脑不仅仅需要单词、课文和有组织的活动，还需要关爱、友谊，以及玩耍和做白日梦的自由。了解这些，也许可以使更多的父母能抵抗社会的压力，并且能够督促学校向更理智的方向发展。

而且，我们的教育系统和我们的社会对人际交往的重要性的普遍轻视，也阻碍了孩子们同情心的发展。和语言一样，同情是一种人类基本的能力，也是决定人之所以为人的因素之一。但是同情也和语言一样，必须通过学习才能掌握。通常情况下，我们在童年早期就能掌握这两种技巧，但是正如在康纳和利昂的故事里表现出的那样，同情以及人际关系的发展依赖于环境的输入。虽然幸运的是，很少有孩子会像康纳和利昂那样长时间自己待着，但许多年幼的孩子正在越来越多地把时间花到设定好的系统的环境中，很少有时间可以建立真正的友谊，缺乏足够的练习和重复，以发展出富有同情的关爱。更糟糕的是，和父母相处的时间也受到了限制，时间被数小时的家庭作业填满，或被数小时的电视、电脑和游戏所填满。

大脑的发展是依赖于使用的，即：用进废退。如果我们不给孩子时间来学习如何与他人相处、联系，以及处理冲突和协调复杂的社会关系，那么他们大脑中的这些区域就会发育不良。正如哈迪所说："关于同情，我们所知道的就是，只有在某些抚育的状况下，才有可能产生出来。"如果你没有为孩子提供一个有爱的、充满活力的社交网络，那么同情就无法完全显现出来。

我们也应当意识到，并非所有的压力都是坏事，孩子们对挑战和冒险的需求与对安全的需求并无二致。想要保护孩子是很自然的，但我们也应当问问自己，从何时开始，想要让孩子们远离冒险的愿望走得过了头。毕竟，最安全的游乐场应该是没有秋千，没有滑板，没有粗糙的地面，没有树木，也没有孩子的游乐场——但同时也没了乐趣。随着时间的推移，孩子的大脑会被他们的活动缓慢而重复地塑造着。如果他们没有机会去练习该怎样应对小小的冒险，没有机会去应对这些选择所带来的后果，他们就无法应对更大的冒险，无法承担更大的后果。在如今的安全文化里，我们好像在两极中摇摆：从婴儿时期一直到整个高中阶段对他们进行严格的监控和指导，然后将他们释放到绝对自由的大学生活（虽然也不乏一些想要侵占这一地盘的父母）。我们必须记住，在人类历史的大多数时期，青少年更早地承担起成年人的角色，长大成人后更能优秀地应对挑战。今天青少年面临的许多问题都起源于大脑在成长过程中，没有面对足够的挑战。尽管现在我们知道，大脑中作出决定的区域要直到二十几岁时才能完全发育成熟，但也只有体验过作出决定，才能让这些区域成熟起来，如果不冒些险的话，是永远无法完成这一进程的。我们应当让孩子们去尝试和犯错。当他们真的因为经验不足而作出愚蠢和短视的决定时，我们就应当让他们承受结果。与此同时，我们也需要制定出相应措施来保持平衡，不能放大错误，例如吸毒或是斗殴等，以免酿成毁了一生的大祸。不幸的是，这正是我们当下的"零容忍"政策（因为违反了一条规则就将孩子们驱逐出校）所正在干的傻事。

我们知道，我们的生物性会使我们很容易模仿周围人的言行。我们知道自己所重复的一切，最终会得以强化并和环境成为一体。我们做某件事情做得越多，我们的大脑就会形成与之相关的越强大的体系。如果周围重复的是关爱和培育，那么事情就会变得很棒，可现实很可怕，想想那些暴力，以及围绕在我们和孩子周围的不断增加的引起暴力的刺激吧。

生活在暴力蔓延的社区，经济上拮据，目睹暴力行为或者本人就是暴力行为的受害者，这些都是决定哪些孩子会成长为使用暴力的人的非常重要的因素，这不是简单的暴力游戏或是电视画面就能影响的。如果我们想要减少暴力和犯罪，关键就在于减少经济上的不平等，帮助家庭暴力和儿童虐待的受害者。虽然大多数受虐待的孩子长大后并没有成为施虐者，但是相比较那些早年没有受过虐待和忽略的孩子而言，他们长大后成为虐待或忽略孩子的父母的概率要大得多。如果这些孩子住在充满冲突的社区，周围充斥着引发暴力的事件，又很少有积极的社交来作为弥补，情况就会变得更加糟糕。

　　虽然还没有研究记录下孩子们观看暴力的电子游戏的数据，或是探讨它们对孩子们行为的影响，但美国精神病学会估计，普通的孩子在成长到 18 岁时，仅是在电视上就平均观看过大约 16 000 起受到刺激而引发的谋杀案，以及 200 000 起暴力事件。要建立起激发我们天性中"更好的天使"的社会，那么限制孩子们接触这类暴力是非常重要的。我们在这本书里已经看到，一些微小的影响和决定最后如何随着时间的推移累积成了巨大的问题。因此，改变若干细小的负面影响能够最终带来更大的效果。

　　而且，人类是在合作的环境中演变出来的，这对我们的生存至关重要。虽然我们生活的世界一直不太平，但有些社会抚育孩子并解决争端以降低我们的暴力倾向，而另外一些社会却将这样的倾向放大。进化论学家们面临的最困难的问题之一就是理解合作是如何进化演变的。因为在进化中的"胜利者"正是这样一些动物，它们的繁衍最成功，并且通常是通过自私的举动，最大化自己存活与繁衍的机会。进化论学者们长期以来都强调"野蛮残酷的自然界"，但是人们在强调适者生存的竞争时，忽略了人类和其他少数物种最奇妙也最重要的一个特质：利他性。

　　随着时间的推移，研究者们发现在某些平衡非常微妙的情形中，自然界会出现合作，因为在这样的情形下，那些能够合作的动物比那些单枪匹马的动物更有可能存活下来。然而，合作要坚持下去，良好的环境也是必不可少的。在人类社会里，要保持合作的条件是：认定他人也有可能同样公平地对待你，并且认识到那些违背信任，靠欺骗获取利益的人最终会受到惩罚（不管是法律的惩罚还是被社会所唾弃）。

不幸的是，像公平和对他人报以良好愿望的基础认知却在我们的社会里受到威胁。在全球化的竞争中富人更富，而其余的人则被抛弃。我们的媒体和学校系统越来越多地强调物质成功，强调在体育比赛中、在教室里，要胜过他人的重要性。在这样一个竞争越来越激烈的氛围中，中上阶层的父母们渐渐被逼到绝境，要给予自己的孩子他们所能创造的一切"优秀"的条件。对竞争的不断强调压过了合作、同情和利他的声音，而这些声音对人类的心理健康与社会凝聚力至关重要。

人们经常要求我在创伤事件后搭建心理健康反应系统，我却认为创伤事件本身就是破碎社会以及对竞争过分强调的直接反映。我常常在这些案例中发现学校里"赢家通吃"的文化，在这样的校园里，恃强凌弱随处可见，人们习以为常，而没有人认为那些"失败者"需要理解和支持，活该被排挤和孤单。在这样的情形中，不仅仅是十几岁的青少年建立和强化了严格的社会等级，老师、家长和学校的管理者同样也加入进了其中，这样的等级使得处于底层的人的痛苦永远无法缓解。当然，人类一直都是分等级的物种——这也是我们生物性的一部分——但是当你以牺牲他人为代价，强调无情的竞争时，就会产生崇拜暴力的文化，那么感觉到被排挤的人偶尔以暴力来起义也就不足为奇了。我知道，我们无法阻止所有的这些状况发生，除非我们能够更加努力，确保所有的学生都感到自己属于学校这个团体。

大脑随着不断地重复与学习，渐渐发展起来，每个时刻都在强化积极或是消极的模式。一旦某个模式开始，就像是一条凹槽或是一个轨迹，会更容易积累相似的行为，相似的行为也更有可能得到重复。我们社交型大脑中的模仿系统会使得行为之间具有传染性。这样的奇迹也会发生在你从事运动，练习钢琴，做出善举的时刻，但是当你面对压力做出冲动而挑衅的重复反应时，可就没有这么美好了。我又再一次想到了利昂，他是如何能够在一次次漫不经心的、看似无关紧要的选择中，把真正美好的选择拒之门外。

由于大脑本身的特性，早一点进行干预总是会好过晚一点进行。但是干预的手段也要得当。在利昂的案例中，之前做过的很多"帮助"他的行为实际上让事情变得更糟。当孩子们开始出现不良行为时，我们首先就会想要惩罚他们或是剥夺他们的权利，但往往效果不佳；我们常常把那些烦人的、费力的、好斗的孩子看成"被宠坏了的"和"被骄纵的"，而没有意识到，这些行为通常都是由于他们的需要没有得到满足，没有开发出他们的潜能而引发的，并不是孩子们拥有太多或是自我感觉过于良好。为了能让孩子成长为友善的、奉献的和有同情心的人，我们就要以同样的方式来对待他。惩戒无法创造或塑造这些品质。虽然在我们希望孩子品行端正的过程中，需要设定一些限制，但我们必须要善待他们。一个在关爱中长大的孩子会让周围的人都感觉到快乐，因为他发现自己的快乐会让别人也快乐，而不只是单单要逃避惩罚。这些积极的反馈循环与消极的反馈同样有效，只不过人们有时会依赖于违背直觉的反应，先要弄清楚什么导致了不良行为，然后才处理这些行为，而不是凭直觉就作出反应。我完全相信，如果利昂在童年早期就能够得到干预，即便其遭遇了母亲的忽略，也不会变成我所遇到的那个冷酷的杀人犯。

然而，要和那些经历过早期创伤的孩子如康纳、彼得、贾斯汀、利昂和劳拉等一起工作，需要做到两件事情，而这两件事情在我们的现代社会里常常缺失：时间和耐心。受过创伤的儿童通常有着过于活跃的压力反应系统，正如我们所知道的那样，这会让他们好斗、冲动、索求无度。这些孩子非常难以相处，他们很容易沮丧，又很难平静下来，他们可能会对最细微的小事情或者变化而反应过度，而且他们在行动前常常不知道该如何思考。要想让他们在行动中作出任何持续长久的改变，必须要让他们先感觉到安全和被爱。然而，不幸的是，许多治疗项目和针对他们的干预措施背道而驰：人们采取了惩罚性的措施，希望可以引诱孩子们表现良好，希望可以在孩子们首先表现得"更好"的情况下重建关爱和安全的感觉。虽然这些手段暂时会让孩子们做出大人希望的举动，但却不能激发孩子们长期的、发自内心的动机，而只有这些长期的、发自内心的动机才能最终帮助孩子们更好地控制自己，变得更关爱他人。

烦人的孩子总是有某些痛苦——是痛苦让人变得易怒、焦虑和好斗。唯有耐心、关爱、持续的照顾才能起到作用；没有什么短期就能创造奇迹的良方。不管是对3岁或者4岁的孩子，还是对十几岁的青少年，都一样。孩子的年龄更大并不意味着惩戒手段就更适合或者更有效。再次让人感到不幸的是，现行的体制似乎没有意识到这一点。社会喜欢给我们提供"快速的解决方案"，当行不通的时候，就会面临长期的惩罚。我们需要各种项目和资源来确认：惩罚、剥夺和强迫只会使这些孩子再次遭遇创伤，并加重他们的问题。

我从工作中学习到的最重要的一课就是知道了付出时间的重要性，在采取任何行动之前，先关注和倾听。因为大脑的镜像神经机制，所以要帮助他人平静和精神镇定的最好方式就是自己先平静和镇定下来——然后再付出关注。

如果你能以这样的角度来接近一个孩子，而不是假设自己知道发生了什么事情，知道该如何去做，那么你得到的反应将会截然不同。例如，当我第一次靠近贾斯汀的婴儿床的时候，他对我的反应就和对之前的探视者不一样，因为我很冷静地意识到，在他可怕的行为之下正潜藏着他内心的害怕与饥饿。当然，如果自己的孩子出现不良行为时，很难保持这样的旁观态度——特别是当孩子做了什么让你生气或是沮丧的事情时——但是当你越是尽力从孩子的角度来看待这个世界，你就越能够让他感觉到安全，他也才越有可能表现良好，你也才更有可能找到改善的方法。

我们的镜像生物性还有另外一个重要的意思：把好斗和冲动的孩子集中在一块儿可不是个好主意，因为他们会相互模仿，并将其扩大，而不是彼此冷静下来。虽然研究已经证明了类似团体治疗带来的负面影响，但我们还是非常不幸地保留了把同类孩子组织成一个治疗团队的习惯。

就像我们在利昂的案例中所看到的一样，最后使事情变得更糟。

　　我还要再次强调日常活动与重复对康复的重要性。大脑会因为模式化的、重复的体验而发生改变：你越多地重复某件事情，这件事情也就越加根深蒂固。这就意味着，因为不断的重复需要消耗不少时间，那么康复也需要假以时日，因此也就需要耐心来做重复的事情。创伤的阶段越长，或者越严重，那么要重新获得平衡所需要的重复次数也就越多。而且，因为创伤在本质上是一种完全无助和失控的体验，所以要康复的话，就需要病人在治疗的互动过程中掌控关键层面。研究一再发现，如果你使用强迫的方式，如果你在别人没有准备好的情况下催促他敞开心扉，如果你要求对方参与到治疗中，如果你不尊重个体差异，那么你的治疗方式很有可能带来严重危害。因为对康复而言，安全至关重要，而强迫只会带来害怕，强迫性的治疗方式对有创伤的受害者来说是非常危险的，而且毫无效果。创伤会引发其他的心理健康问题，例如许多青少年行为问题，以及高比率的成瘾问题。不幸的是，强迫性的治疗方法在这些领域里还非常普遍，这又是另一起解决问题反而使问题加剧的状况。我们应当向父母和专业人士们说明这些道理，并且努力确保司法系统、收养体制、儿童福利及精神健康关照体系采纳循证支持的治疗方法，这些方法至少是得到了知识验证的，只会减轻伤害，而不是加重伤害。

　　当然，要为孩子们创造一个更安全的社会并不容易。为此所做的努力也必然会涉及当今最大的政治分歧：全球化，"妈咪战争"，经济发展不均等，不一而足。美国一直以来所采取的实际行动太少，只不过是嘴上说说要关注儿童问题，两个党派都举着大旗说要提倡"家庭价值"，而实际上却很少解决生活中影响父母和孩子的常见问题。我也没有所有的答案。但是我的确认为，将我们自己看成社会性的物种，意识到大脑在发展过程中的某些独特能力与缺陷，知道大脑会因为实践而得以塑造，那么我们至少可以提出正确的问题。而这也正是建立一个充满关爱的社会的出发点。

第十二章
绘制图谱，而非贴标签

"浅尝辄止的学问最危险；

除非痛饮，否则无法品尝到皮耶利亚泉水的甜：

浮光掠影地了解知识，只会让大脑沉醉，

只有在知识的海洋里遨游，才能让我们再次清醒。"

——《论批评》，1711 年，亚历山大·蒲柏

在我们出版《登天之梯》这本书几年后，一位来自其他州的儿童保护服务部的主管打电话给我们诊所。他希望能了解某位"在系统内"为受虐待和被忽视儿童工作的外包合同方，是如何施行某种治疗手段的。通常情况下，在儿童保护服务部，很少有机构有自己内部的临床团队来提供治疗服务，所以会以各种方式将治疗服务工作外包给私人或其他组织机构。

因为从本质上看，儿童服务保护系统会选取人员作为涉事儿童的法定监护人，其工作人员会全程监控每次治疗过程。在这种特定案例中，工作主管意识到，有几位曾遭受过性侵的年幼孩子，在接受诊疗时，医师所使用的治疗手段令人质疑。在向我们简要说明了情况后，这位主管说："我们想知道，他所做的是否符合你们的理论。"

"没问题，"我回答道，虽然我并不确定她说的是什么理论。"那位医师做过什么呢？"

"他让孩子们重现自己遭受性虐的场景。"

"你说什么？"

"嗯，他让孩子们用性玩具，重现肛交和口交的场景。"

"是吗？！"

"是的。他还让孩子们把裤子脱下来，用假阳具模拟当时的情景，而且他还会拍摄下来。"

我无比震惊。"这不是治疗，这就是性虐待！"

"当我们对他的行为表示质疑时，他却理直气壮地说，一切行为都基于你对创伤和其他经历如何改变大脑的研究。"

我深吸了一口气，然后说道："我从来，从来都没有提倡过，把此类行为当作治疗手段的一部分。我建议你报警，向警察说明情况。而且务必不要再让孩子们接触此人。不能打着治疗的幌子，来进行任何形式的性侵。如果你还听说有哪个成年人这么做，不要犹豫，立马打电话给儿童保护服务部和警察。"

这通 5 分钟的电话震惊了我的诊疗团队：怎么会有这样的人？把我们写的、教的关于我创伤和治疗工作的内容，扭曲成那样的做法？那些人一直在想什么？

就在这件事之后不久，我们又接到了另一通电话，是其他州许可委员会打来的。大约 6 个月前，我曾在该州的一所医药学校做过一个"大巡礼"讲座。我用了一个小时的时间来介绍我们的诊疗方法；另外我还讲述了针对康纳的一系列诊疗过程，他正是本书一章中提到的主人公。正如你在前文所读到的那样，由于早年被忽视，他一生都处于混乱和怪异行为之中。在康纳的个例中，我们从注重感觉统合入手，在治疗过程的一开始就使用了治疗性按摩。

该许可委员会打来电话是询问我们的"神经发展模式"。一个自称使用"佩里神经发展模式治疗创伤"的临床医师引起了他们的注意。这位女士所采用的方法有个显著特点，每个来找她的客户都要接受按摩——因为这基于她对我们工作的理解，"这是治疗开始就必需的"。我心想，这要变成"佩里医生的按摩院"了。但这并不是我们最终称之为神经序列治疗模式（NMT）的主要想法。

我们的诊疗团队再次被这个电话所震惊。这些行为对我们一直以来所做的，甚至打算教导他人去践行的，都是一种曲解。很显然，我们需要采取某种手段，来确保那些宣称使用"神经序列模式"的个人接受到专业培训。我最不愿意做的事情就是去开发"认证"程序，或是不合时宜地去限制或审查以 NMT 为基础的核心概念的输出，但我也意识到，涉及具体的元素、诊疗中的主要概念，以及我们不断发展的"指标"（也称作"措施、手段"），必须要正确地展现出来，这样才能保证其得到准确的运用。

因此，从本质上说，我们应当研发出某种结构化的、能得以良好控制的流程，以方便向临床医师介绍，确保他们能够明白如何负责任地使用我们的临床实践工具和测评方法。正是基于这样的想法，我们花了好几年的时间来开发一套正规的 NMT 认证程序，并对我们的 NMT "临床实践工具"（这套NMT工具是用来帮助那些使用NMT方法的临床医师的）加以修正。到 2008 年，在这本书（第 1 版）出版一年后，我们也开始颁发 NMT 的"证书"了。

甚至在我和迈亚开始写作这本书之前，在儿童创伤学院的同事和我就已经开始对本书中所描写的方法进行了系统化的梳理。康纳这类的个案经历给我们提供了非常宝贵的经验，对整个工作流程起到了指导作用。到 2007 年本书（第 1 版）出版的时候，我们的诊疗团队早就把这本书中阐释的许多关于神经发育和临床核心概念融入到了工作中。

NMT 临床方法包含了 4 个关键部分：

1）发展史：获取病患遭受创伤、不幸和被忽略的时间点、本质及严重程度，以及与复原力有关的关系经历和"联结程度"。

2）目前功能：评估病患目前的功能，重点放在：a）个体在多个领域的优势和弱点，例如感觉统合能力、调节能力（管理压力、感觉和情绪，不至于变得"超载"或自闭的能力）、关系能力（社交技巧和建立关系的一般能力），以及认知能力。b）个体与家庭、朋友、社区和文化实际的"联结"：我们将此称为病患的"治疗网"。

3）治疗规划：根据个体的发展需要，选择和安排专门针对其个人的教育与让其变得充实和进行治疗的相关内容。

4）实施：跟踪计划的执行情况和效果，并作出适当调整。

该流程已经经过了多年的发展和完善。主要的挑战在于确保其包含了最重要的评估和诊疗元素，同时还要避免多余以及不必要的元素，以免破坏诊疗进程。（例如，第一次来诊所的人问你"用什么方式付费"等诸如此类问题，以及不知所措又努力抗争的父母面对一大堆付款账单垂头丧气。）

我们着手针对病患的家庭和社区展开更多工作。我们努力开发出更多的方法，以期在没有可靠的历史讲述者和更多记录的情况下，更好地了解孩子的发展史。我们开发了一些方法，在诊疗计划展开后，来追踪孩子的诊疗过程（或者是否缺乏诊疗过程）。从我们诊所显示的结果来看，这些是卓有成效的。

我们开始着手收集患者详细的发病史，着重其遭受创伤、忽视和其他不幸时的本质、时间点和严重程度。这些病发史还包括与复原力相关因素的本质、时间点和作用，例如与家庭、社区和文化之间的关系。这些研究结果能使我们对个体在关键时间和发展阶段所经历的"发展风险"进行预估，也使我们能够"衡量"发展风险的时间。

对病患当前表现的评估，需要审视其多方面的能力，从精细的运动技能，到情绪调节，以及言语和语言功能，这些能力又反映出了大脑功能的不同方面。我们对这些能力进行评估，使我们了解到病患们大脑的各个区域是如何组织的。例如，我们会测量心率、呼吸、吸吮、吞咽和咽喉反射，以及体温调节等数据。所获取的这些数据能提供关于脑干组织和功能的信息。同样，对于阅读能力、规划能力、延迟满足和抽象思维能力的评估，也让我们对大脑皮层的运作有了深入了解。通过预估哪些脑区有优势，哪些区域有缺陷，我们能够针对大脑开发出具体的工作流程，使我们能够对某个个体目前的大脑组织和功能有一个清晰的"图谱"。

我就是说的字面意义上的"图谱"：我们会使用大脑示意图，用不同的颜色加以填充，用简单的方法为临床医师和客户提供可视化数据。这些"脑图"让我们清楚看到，哪些区域是在发展和组织过程中可能出现的典型区域，而哪些区域又是不发达或出现功能障碍的区域。

一旦对病患的"脑图"有了具体概念，我们就能够根据病患的具体发展优势和挑战来选择和安排其诊疗、教育和变得充实的体验。早期，所有病患都在我们自己的诊所里，我们能够跟进并确定其家庭、学校和与病患共同工作的专业人员是否都遵循了我们的建议，是否使用了足够的"剂量"来执行这些建议。整个进程需要我们工作组的临床医师们掌握多个学科的核心概念，这些概念都是 NMT 方法的理论基础。

不幸的是，在当时，很少有社会工作、心理学，甚至医学培训项目教授关于发育神经科学、创伤、依恋、忽视以及一系列相关的主题。因此，这就意味着我们的临床诊疗团队要一直处于学习的状态，而且团队成员还必须随时采取某种不熟悉的、跨学科的方法进行工作。

在我们整合上述这些观念，并调整诊疗模式的过程中，我们也用各种传统的学术方式与同事们共享经验。我们在学术会议上展示研究成果，我们在医学院做大巡诊，并向其他诊疗团队沟通咨询。我们还在学术书籍和期刊上发表了一些自己的工作成果。我们还把自己的工作方法命名为"神经序列治疗模式"，以期通过这个名称捕捉到一些关键概念。之后不久，其他的临床医师和诊疗团队也开始采用了其中的一些概念，并使用于自己的工作中。一些临床医师告诉我们，对他们处理任何具有挑战性的儿童工作而言，这种观念上的调整大有裨益。一些机构也开始向我们反馈，当他们开始用我们提出的发展感知和了解创伤的方式进行思考时，工作中的"危机事件"以及使用限制措施的情况减少了。这些反馈令人欣慰，也夯实了我们使用这些方法的经验。

然而，我们很快就发现，"一知半解"是多么危险！就像我在接到某些电话后惊恐的体会一样。

同时，当我们的诊疗团队开始使用这种新方法时，我们的研究小组也在努力解决一系列随之而来的相关问题。简而言之，人是复杂的；家庭是复杂的；社区是复杂的；文化是复杂的；演变发展是复杂的；遗传基因是复杂的；创伤对个体的影响是复杂的；创伤和忽略所带来的发展后果是复杂的；各种联结关系有助于带来的保护和治愈，其力量也是复杂的。

然而，在所有这些复杂的情况下，关于创伤和儿童的研究往往是简单化的。仅仅只是针对少量受试者取样，在其遭受创伤事件以后观察他们，然后判断他们是否符合创伤后应激障碍（PTSD）的 DSM 标准。这样的发表报告多达上百篇。却很少有人考虑到多个评估时间点，甚至没有考虑到之前就存在的不幸或创伤。也很少有人去仔细研究创伤发生的时间点。以结果为导向的测量往往只测量某些功能，或者完全集中在创伤后应激障碍的诊断标准，以及病患是否从创伤中恢复，不再有症状。少数关于临床干预的研究也同样简单化：取样少量特征性很差的样本，对比不充分的"比较者"（对照组），进行持续时间非常短的治疗（如：12 周）。公正地说，当某个领域的调查研究还处于"年轻"和新兴的阶段时，这些探索性的和简单的研究都非常重要。而创伤领域的发展，不管在过去还是现在，一直都是年轻的阶段。

但我们知道，必须超越这样的研究模式，就像要超越之前典型的每周 50 分钟的办公室诊疗模式一样。我们必须用某种方法来理解、整合和更好地衡量复杂情形中各种充满意义的层面。如果不这样做，我们就无法面对真实的、充满个性的、复杂的人类，使诊疗工作取得更大进展。现在我们了解了更多关于创伤和忽略如何改变大脑发育过程，以及童年早期、亲子关系和依恋、社区健康因素和文化的重要性。我们也有了更先进的方法来研究诊疗手段，更有助于应对上述提及的复杂情形。

因此，伴随着新方法的推行，我们还需要制定出更好的方式来研究我们所诊疗的对象。另一个迫在眉睫的问题则是如何对上述提及的儿童及其问题的性质进行最佳分类。

但可悲的是，大多数创伤学研究仍然倾向于根据人们的创伤经历，对人群加以分类——但这些研究没有意识到，创伤所发生的时间同样重要。例如，很少有研究承认，5 岁时所遭受的性虐待和 15 岁时遭受的性虐待之间有何差异。而关于性虐待的典型研究则会将两种情况的受试者放在同一组，然后将他们与"对照组"进行比较。

分类还会出现的另一个问题是 DSM 诊断本身的性质。例如以"多动症"和"行为障碍"为例，许多诊断患有此类问题的儿童研究从未评估过患者是否曾经遭受过虐待、被忽视、遭受暴力或经历过其他潜在的创伤性经历（虽然我们早就知道，幼年生活中所经历的创伤会对注意力和行为产生深远的影响）。

一直以来，我常常猜想，许多关于多动症和行为障碍的研究都很复杂，因为超过 30% 的研究参与者都表现出与创伤相关的症状，而不仅仅是某种基于基因的大脑注意力和执行控制系统的发展问题。最近的研究也证实了我的假设。

例如，一项对 9 282 名成年人的典型样本进行的回顾性研究发现，创伤和忽视等童年不幸与 DSM-IV 疾病的发病有很强的相关性。对于经历过一系列不同类型的家庭功能障碍所带来创伤的儿童来说，二者之间的联系就更加紧密了。例如，父母既有毒瘾还患有精神疾病，还涉及刑事犯罪，孩子经历了家庭暴力、忽视，还遭遇了身体、精神和性虐待。

该项研究的作者使用统计学手段来说明童年时遭遇不幸在精神疾病中的影响，作者发现，44.6%的儿童期发病的疾病，以及25.9%至30%后期发病的疾病，都与此有关。显然，我们领域的研究人员（包括我们团队）都没有充分解决病患在发展中的复杂性问题，因为同样的症状可能会因为在不同年纪遭受不幸，以及受遗传差异、环境因素，或者由二者组成的更复杂的情况的影响而有所不同。

　　但 DSM 最困难的部分，也是最实质性的问题可能在于，该诊疗方法是描述性的：它根据症状和体征对个人进行分类，而不是像在其他医学领域看到的那样，根据潜在的生理机制进行分类。该方法并没有根据症状产生的机制进行分类。正如美国国家精神卫生研究所前所长汤姆·英塞尔曾经说过的那样，就好比物理医学把"胸痛"看成一种疾病一样（而不管这一症状是由胃灼热还是心脏病发作所导致）。显然，这会给治疗带来严重问题。

　　此外，现有的 DSM 类别中没有一个能充分涵盖发展性创伤。正如我们在全书中尽力表明的那样，创伤和忽视的多种表现并不能整齐划一地归入到 DSM 的诊断类别中去。英塞尔在其著作中这样写道："如果某个诊疗体系仅仅是基于临床表征而建立的话，那么该诊疗体系具备了可靠性和一致性，但缺乏有效性。DSM 每一个版本的优势都是其'可靠性'（因为每一个版本都确保了临床医师用相同的方式来使用相同的方法），但其弱点是缺乏有效性。与我们对局部缺血性心脏病、淋巴瘤或艾滋病的定义不同，DSM 的诊断是基于对临床症状群的共识，而非任何客观的实验室测量结果。"（Insel，2013）

　　我们知道，如果不彻底改变参考框架，那将永远无法超越对这些复杂问题的简单研究。如果不了解基因、环境和发育时机之间复杂的相互作用，就永远不可能推进发展性创伤的研究。我们还需要更多样本，因为有太多不同的因素在相互作用（包括大脑复杂的生物学和遗传学因素，以及环境中的化学物质，再到社会经历、就业等经济因素和文化因素，甚至潜在的诸如某人的祖父母辈的创伤经历，特别是几代人都有的创伤背景，如土著人的殖民化）。

因此在 2006 年，我们当机立断，脱离了 DSM 的框架。对于一个学术型的精神科医师而言，这是令人生畏的选择：因为 DSM 被称为心理健康界的《圣经》，而且更重要的是，整个美国的医疗经济保险补偿程序都可能与此有关。幸运的是，我们大部分的临床工作都是无偿的，而且大部分的临床资源都来自诸如私人基金会、州政府资助的计划发展辅助金，以及咨询工作等其他资源。

首先，我们有意识地不再给个体贴"标签"，而是开始为他们的发展历程和他们目前的大脑组织以及功能绘制出"图谱"。这样做立即就产生了一个相当积极的"副作用"：帮助病患减少了耻辱感，也不再感觉那么破碎和分裂。此外，对他们到目前为止的经历描述，以及目前功能的视觉形象表述，可以帮助病患更多地参与自己的治疗计划过程。他们能够理解某些建议背后的理由；许多年纪大一点的孩子能够更多地预知诊疗过程会如何进行，以及在特定的时间框架内可以更现实地期待怎样的诊疗。这就给病患们更多的控制权、更多的自主权，以及更多的希望，而这些感受都被证明是有助于治疗的。

同时身兼临床和研究的工作，我意识到，在诊疗工作中有建立"认证"的需求，其实是好事。如果各种大型系统中的临床医师都开始使用统一的发展性的和最新功能的评估，我们就有可能以系统的方式从成千上万的客户那里收集到有用的信息。这样一来，我们就能获得进行恰当测试所需的大量样本。如果我们有一个输出足够且信效度足够的模式，那么，该模式的临床效益和潜在的研究效益就可以无缝对接，相互服务。关键是我们要确保能够创建出一套适用于临床，价格适宜，又兼具实用的方法，可以指导临床医师来使用我们的临床实践工具（NMT 指标）里不断修改、更新的版本。如果诊疗评估工作所需的元素都能以网络为基础，那么所有的要素就可以进入一个共同的数据库。

最初，我只是简单地手动输入数据，并用 Excel 在诊所内创建我们自己的"思维导图"。当我们开始向其他临床医师和组织传授 NMT 的知识时，针对他们的病患，我们使用了这一测试版本的数据；我必须手动输入大量的数据来创建这些"思维导图"，生成 NMT 的报告，这实在是太耗时了。我们急需一种方法，让每个临床医师可以自己输入病患的数据——我们需要一个基于网络的 NMT 指标版。

正式的 NMT 认证过程开始于 2008 年。然而，早在 2002 年，我就已经将大约 1 000 个 NMT 评估数据手工输入到 Excel 的简单版本里了。这是件很麻烦的事情。但这样做让我明白了，哪些是重要信息，哪些是冗余信息，我们怎样才能真正创建出一些有用的、可以标准化的东西。2010 年，我们推出了网络版的 NMT 临床实践工具，NMT 认证程序也随之启动了。

在过去 10 年里，儿童创伤学院一直专注 NMT 的进一步完善，同时努力以负责任的方式，主要是通过我们的认证程序，将其输出。结果令人振奋。当我坐在这里写作本章时，有来自全世界超过 15 个的国家的 1 500 多名临床医师已经获得了全面认证：每一周都有更多的组织和个人的临床医师报名加入认证程序。

超过 90 个大型临床组织已经将 NMT 纳入其临床实践模式，包括 Casey 家庭方案、加州大学戴维斯分校的婴儿–父母心理健康协会计划（加利福尼亚州）、卡法黎的男孩女孩大牧场（得克萨斯州）、NFI（佛蒙特州）、亚历山大青年网络（北卡罗来纳州）、圣文森特山之家（北卡罗来纳州）、赫尔服务（加利福尼亚州阿尔伯塔省儿童福利和心理健康领域的领导者）、草莓街的 Take Two 组织（澳大利亚儿童福利领域的领导者）、Kibble（苏格兰儿童福利领域的领导者）、Palier（荷兰专门的心理健康机构）、RVTS 中心（挪威专门的创伤治疗小组）等。

2015 年，联邦资助的国家收养 / 监护支持和保护质量改进中心将 NMT 评为有良好应用前景的 3 级资质。2016 年，NMT 被选为新兴的最佳实践框架，被纳入一项五年计划项目中主要阶段之一的随机对照实验，该项目致力于发展儿童福利的最佳实践应用。

2016 年，加拿大阿尔伯塔省人类服务部正式宣布，他们将以 NMT 为实践框架，支持针对高危、受虐待、受创伤儿童和青少年的治疗工作。在新墨西哥州，NMT 是其全州儿童福利体系的一个关键部分。

我们将这一模式改编为学校模式，称为"神经序列教育模式（NME）"，是教师和其他学校工作者的有效资源。当教育工作者系统地实施 NME 时，许多积极的结果已经被报道呈现出来了。其中一个例子是来自中西部的一所中心学校。该校的服务对象是高度贫困人群，大多数就读的孩子都有严重的学业和行为问题。在实施 NME 之前，每年有 498 名学生被送到"惩罚"教室，在实施 NME 一年后，人数减少了一半以上，仅有 161 人被送到"惩罚"教室。

而且，"惩罚"教室现在更像是一个调节区，老师会帮助指导孩子们管理自己的行为——基本上就是一切之前对某个孩子有帮助的方法，来帮助孩子们冷静下来回到教室。在实施 NME 之后，校外停课的数量从 36 次减少到 9 次。现在全世界有超过 300 名 NME 培训师，他们影响着几百个教室里上万名学生。

神经序列治疗模式还有另一个变体，即 NMC，是为寄养和收养家庭的父母们所创造的。到目前为止，其施行已经取得了非常积极的成果。这项举措相对具有创新型，我们也期待这项致力于构建能力的项目可以帮助这些抚育者，从而帮助到他们所抚育的儿童。

同时，我们还建立了一个国际实践社区，该社区也在持续发展。还有好几种不同语言的文章和书籍出版，讨论如何使用 NMT。至关重要的是，NMT 作为一种相对年轻的方法，已经成为一种"基于循证实践的方式"，我们也持续看到了其积极的成果。迄今为止，已经于 2014 年、2016 年和 2018 年举行过三次 NMT 的研讨会。思想的碰撞、经验的交流，都促使我们儿童创伤学院思考如何改进我们的工作和模式。

当然，也并非事事顺利。NMT 的认证过程非常具有挑战性。其中包括了 130 多个小时的教学指导、临床病例会议、多媒体内容以及 NMT 指标实践。以网络为基础，利用网络归档的学习模块让学习者在整个过程中更加便利，但改变自己的参考标准，去学习新的思维方式总是极具挑战性。

对一部分临床医师和临床环境而言，神经发展的观点和 NMT 确实是重大的观点改变，因为将任何新奇的东西引入到人们已经感到超负荷和痛苦的系统中，都很有可能引起抵触。所以现在我们正在学习"实践的科学"。也就是说，我们要考虑如何让大环境改变，而不仅仅是个人发生变化。本书中介绍的许多核心原则，以及我们编写的第二本书《为爱而生：为何濒临灭绝的同理心如此重要》，都已经帮助我们开始理解了这一点，但我们还有更多需要学习的东西。

毫无意外，我们发现，一般情况下如果个人和组织找到我们寻求帮助，并希望获得认证的话，事情推进就会很顺利；但如果是某些行政执行手段需要加以认证，而临床机构或医生事先又对此毫无概念，只是被告知要加以遵守的话，整个过程的效率就会降低。

我们正努力通过对大脑和压力的了解，将类似 NMT 这样的新技术和理念轻松引入大环境中。NMT 认证过程包括对培训师加以培训的部分，因为我们希望培训师所在的组织能够持续发展并无须依赖我们进行自我培训。

迄今为止，上述做法取得了良好的效果。现在有更多的个人，通过我们的培训师取得了 NMT 的认证资格，而不是通过儿童创伤学院的直接认证。事实上，我个人希望能从培训业务中抽离出来，更多地投入到研究和写作中去。既然数千名经过类似评估的个人将会达成他们最初的愿景，我的研究团队也会迎来独一无二的机遇。

目前我们已经进行了约 30 000 次 NMT 评估，并将这些数据储存到了一个特定的数据集，并且每个月都会新增数千个条目。其中至少有一万条是来自忠实用户的高质量评价，非常适用于研究和成果评估。我们有一个研究团队（里面还有一位大数据统计天才），现在他们能够从这些成千上万的儿童、青少年和成年人身上获取更多信息。

初步的研究成果令人兴奋、影响深远。现在我们已经搭建起了全新的框架，可以用来理解和研究个体的运动、情感、社会和认知功能，我们可以用一种动态的、可视化的方式来描述个体，而不是给出某种不准确的，还可能带来耻辱感的诊断。

即便没有昂贵的设备，我们也可以真实地描绘出病患的大脑是如何组织的，并将其图谱运用于治疗计划中。NMT 的核心假设是，每一个人都有其独立的发展路径和独特的优劣势组合。如果我们能先对一个人加以了解，就总是能更好地帮助他。如果我们能为病患绘制出其图谱，而不是给其贴标签，那么我们也能更好地帮助他们了解自己。

我们继续探索前行。与我们同行的孩童与家庭继续给予我们启发；来自不同文化和交叉学科的同事与我们继续教学相长。我们希望在此领域"深耕"下去，也希望能分享更多的"小学问"。希望您能和我们同行，在我们编织自己独特的人生故事时，更好地理解经历是如何塑造我们的人生的。

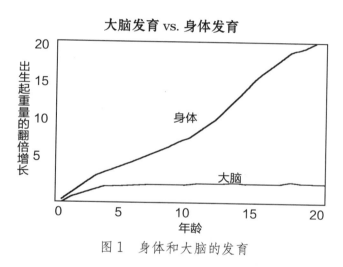

图 1　身体和大脑的发育

人类的身体发育从出生到青少年期基本呈直线发展趋
势。相反的，大脑生理发育表现出不同的模式。大脑发育
最快的阶段出现在子宫期，从出生到 4 岁大脑的发育也呈
现出爆发式的发展。4 岁小孩的大脑已经达到成年人脑体积
的 90%，大部分的脑神经系统的发育都发生在这段时期。
这是一个既具有发展潜能又脆弱的时期，各种体验在积极
地塑造着大脑的形成。这也是孩子们发展的良机：安全、
可预见的、有爱的而又重复的体验能够帮助基因发挥出最
大的潜能。然而，不幸的是，大脑的形成在这一阶段也最

脆弱，最容易受到威胁、忽略和创伤的损害。

　　然而，大脑在早期的这些发育并不意味着大脑的发展和形成就完成了。确实，重要的神经发展进程是从童年时期一直到青年时期持续进行的，大脑系统也变得越来越复杂。主要的脑皮层调整以及髓鞘形成要一直持续到成年早期。

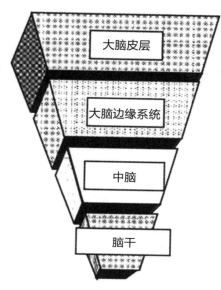

抽象思维

具体思维

从属关系／回报

"依恋"

性行为

情感反馈

行为调节

"唤醒"

胃口／饱足

睡眠

血压

心率

体温

图 2　大脑功能层级示意图

　　人脑的发展大体上按照各区域的进化顺序来发展。从脑干部分开始最原始、最中心的区域最先发育。随着孩子的成长，大脑的各个部分顺序发展（从中心部分向大脑皮层过渡），轮流着经历重要的改变与成长。但是要想获得充分的发展，每个区域都需要恰当频率的、模式化的以及重复的体验。神经序列方法就是首先帮助受过创伤和虐待的儿童来检验哪些区域和功能发育不全，或是运转欠佳，然后提供相应的刺激，以帮助大脑重新恢复更正常的发展。

表 1　面对威胁时的唤醒连续体、视情况而定的学习及反馈

时间感	无限未来	日 小时	小时 分	分 秒	无时间观念
唤醒连续体	休息	警觉	对抗 哭泣	挑衅 发脾气	攻击
解离连续体	休息	回避	顺从机械的	游离 胚胎晃动	晕厥
调节的大脑区域	新皮层 大脑皮层	大脑皮层 大脑边缘系统	大脑边缘系统 中脑	中脑 脑干	脑干 自律神经
认知风格	抽象	具体	情绪化	被动	反射型
内心状态	冷静	警惕	警觉	害怕	恐惧

　　人们在加工、储存和获取信息后，会根据自己当时的心理状态对这个世界作出反应（换句话说，也就是他们对于"情景依赖"所作出的反应）。如果一个孩子遭受过极端或普遍的威胁和创伤的话，他的压力系统也许会变得非常敏感，他也许会将普通的经历看成威胁，从而作出反应。根据他个人对压力所作出的不同反应，他也许会主要出现解离或警觉持续的症状，但这两种情况都不会影响到他的认知学习能力，例如学业。

　　因此，他的大脑也许会和周围同班同学的大脑非常不一样。如表 1 所示，一个冷静的孩子在处理信息时与那些处于"警觉"状态的孩子大不相同，不管这个"警觉"的孩子是处于解离状态或是高度警觉状态。即便这两个孩子都有相同的智商，冷静的孩子会更关注老师所说的话，运用自己的大脑皮层，进行抽象的思维和学习。

　　相反的，处于警觉状态的孩子在加工与储存老师的言语信息方面会更没有效率。大脑皮层和大脑边缘的区域会掌控孩子们的认知。这些区域关注的是非言语的信息，例如老师的面部表情，手势以及可以感觉到的情绪。而且，由于大脑的学习方式是一种使用依赖式发展，这个孩子将来会学习到更多非语言的认知信息，从而在发展中有选择地发挥出这样的能力。受过创伤或是虐待的孩子知道，非语言的信息比语言信息更重要——例如，"当爸爸闻上去有啤酒味，走路滑稽的时候，我就知道他

要伤害妈妈了。"

　　当一个孩子在发展过程中连续地处于警觉状态，那么他的大脑中控制其机能的部分会发生改变。这个孩子越沮丧，或是越感觉到受到威胁，那么他的行为和反应就会越原始。在这样根据情形而作出认知调整的过程中，这个孩子的时间感会改变，他对未来的计划也会缩短。这个受到威胁的孩子现在不会考虑到（不一定将来不会）数月以后的事情，他更关注眼下受到的威胁。

　　这对于理解那些创伤儿童的思维、反应和行为很有意义。对这些年轻人来说，即时的奖励更有效。要让他们延缓满足感简直不可能。因为大脑中的物理警觉状态，这些年轻人实际上无法考虑到自己行为带来的潜在后果。

　　因此对这些处于警觉状态的孩子而言，他们是不可能考虑到自己行为所带来的反应的——包括暴力行为。由于缺乏大脑皮层所具备的内部调节能力，脑干就会对任何可见的威胁作出自动的、冲动的，而且常常是激进的行为反应。

　　由于这种情景依赖的处理方式，受过虐待的孩子们也许会表现出许多令人困惑和看上去似乎没有必要的"敏感"。眼神接触的时间过长也许会被他们看作威胁生命的信号。而友善地拍拍肩膀，也可能会让某个孩子想起来自继父的性虐待。充满善意的、温柔的调笑可能对某人来说是羞辱性的伤口，等同于在家里所遭受到的无尽讽刺的和侮辱的情绪虐待。要求某个女孩子在会议讨论中解决问题的话，有可能会吓到她，因为家里人从来就没有觉得她做得够好。对一个生长在暴力家庭的小男孩而言，略微上升的声音也可能会让他觉得是吼叫。要帮助受过创伤的孩子，就必须要考虑到这些反应，他们的压力反应系统必须平静下来，这样他们才能感到更安全，才能依赖自己更高级的大脑机能，降低自己花在警觉持续上的过多的时间。

　　引自: Perry, B.D. "Fear and Learning: trauma-related factors in education." *New Directions for Adult and Continuing Education*, *110*（2006, Summer）: 21-27.

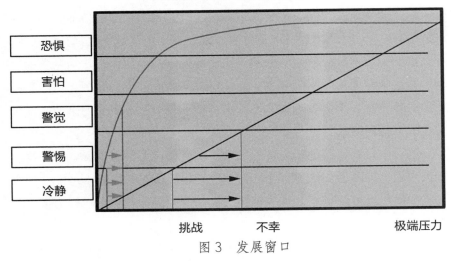

图 3　发展窗口

本图展示了两条压力 – 反应曲线；直线代表"神经型"个体的反应。展示了挑战、压力或威胁的程度与应对压力源所需的大脑内部状态的适当比例变化之间的线性关系。对于较小的压力源，内部状态会有微小的转变，而对于较大的压力源，大脑内部状态则会发生较大的转变。上方的弧线是易变的、敏感的压力反应曲线，由极端的、不可预测的或长时间的压力激活模式所引发。在这种情况下，即便是面对较小的挑战，基线上也会显示出明显的过度活动，以及过度反应。

参与异质性应激反应的主要神经网络（参见第 2 章和第 3 章）会变得"敏感"，其激活模式是不可预测的、极端的、长期的。一旦出现这样的情况，婴儿、学步期儿童或孩童所使用的主要适应模式，不管是过分警觉（激活型）还是解离（逃避型），都会变得"敏感"，变得过于活跃和过度反应（见上方曲线）。

其结果对后续发展具有深刻的破坏性，因为这些对新奇和压力的过度反应将会抑制和扭曲对未来体验的准确处理，即便这些体验是可以预测的、与过往经历一致的、有益的、充实的。

这种敏感性带来的主要后果就是缩小了"发展"窗口。简单来说，为了发展、学习或治疗（即在神经网络中建立新的联结），个体必须有新的体验，而这些体验又会反过来创造新的神经活动模式。

为了达到最佳发展状态（或是实现学习或治疗性的改变），新体验应当具有"金发姑娘"效应：即足够新奇，可以挑战和扩大现有的舒适圈（以前获得和掌握的能力），但又不至于太新奇，以免超越了个人处理和吸收信息的能力。

当一个人的应激反应系统过于敏感时，在接触任何新奇的或不可预知的事物时，都有可能使这个人从主动警觉状态转变为恐惧状态，从而干扰了其学习进程。应激反应越强烈，治疗或学习的"窗口"就越窄，可以接受新事物的程度就越低，孩子从典型的发展体验中获益的可能性也就越小。最终家长和教育工作者会深感沮丧，因为似乎要经过无尽的重复，这个孩子才能掌握某个概念或是习得某种行为。

所以重要的是去解决这种过度的压力反应，其方式可以是暂时地使用某些调节活动，当然最好长期地，为个体压力反应系统提供有规律的机会，来体验可控的、可预测的和适度的激活。

表 2　依情况变化的组织结构

组织性压力	资源充裕的 可预测的 稳固的 / 安全的	资源有限的 不可预测的 新奇的	资源贫乏的 无连续性的 威胁性的
常见的认知能力	抽象的 创造性的 （"群体"智商 =120）	具体的 迷信的 / 防御的 （"群体"智商 =100）	反应性的 退步的 （"群体"智商 =80）
常见的情感基调	冷静	焦虑	害怕
系统性的解决方案	反射性的 创新性	具体的 简单的	恐惧型 反应性的
解决方案的重点	未来有意的改变	短期偶然的改变	强制于当下改变
政策与实践	抽象的 观念性的	具体的 盲信的 侵入式的	限制性的 惩罚性的
工作人员及监管实践	滋养型的 灵活的 丰富的	矛盾的 强迫性的 控制型的	冷漠的 压迫性的 严厉的

　　威胁会改变个人功能，也会改变某个组织的功能（表2）。组织和其领导者都会经历一系列的挑战，组织中的领导者通常会设定整个组织的情绪或情感"基调"。随着组织中情感基调的变化，群体的认知能力（群体智商）也会随之发生改变。

　　当没有外部威胁，资源充足且可以预期时（第2列），群体中的个人就可以使用抽象思维方式来解决问题（例如，1940—1965年的贝尔实验室）。对整个组织而言，这是非常罕见的情形；有些组织能够"保护"其内部的某个小团体（如研发部门），使其能够进行抽象的和创造性的思考，但即便如此，这样的情景也很罕见。一旦出现了这样的情况，创新和解决问题的重心就放在了未来，组织内部就会出现有意识的变化（出现拐点），而面对组织中最没有权势的成员（如一线工作人员），也可以采用灵活的、滋养型的、丰富的方法去对待。

　　当资源有限，又存在经济、环境或社会威胁时（第3列），组织解决复杂、抽象问题的能力就会下降。任何拐点（组织发展方向的重大变化）都是偶然的，或意外发生的。所有的政府系统常处于这样的状态，他们跌跌撞撞地奔向未来，专注于自我保护。其行事方案和计划都是针对不远的将来（如下一个资金周期、下一个选举周期），群体中的方方面面都会倒退。忽视或控制最没有权力的人，以减少对最有强权的人的过度消耗。

当组织受到直接威胁时（第4列），所有解决问题的关注点都着眼于当下。组织的拐点都是"被迫"来临的（如接到同意判决书、银行破产通知等）。组织对当前问题的解决往往是被动的、倒退的。外部形势越是失控，群体内部的集中行为就越具有控制性、被动和有压迫性。在上述的每一种情况下，组织的监督风格都会塑造出更能强化组织结构的员工：在一个安全的、能进行抽象思维的群体中，员工将更有可能接受并受益于丰富的内容和教育，从而激发自身的创造力、抽象性和生产效率的潜力。相反的，处于威胁之下的组织员工却更有可能展现出冲动、具体和积极的被压迫状态，以至于他们与客户、学生、家长和孩子的互动也无法帮助他们进行调节。他们效率低下，有时甚至可以说极具破坏性，在面对自己接触、尊重、帮助和治疗的病患时，反而进一步加强了对方的痛苦和不可预知性。

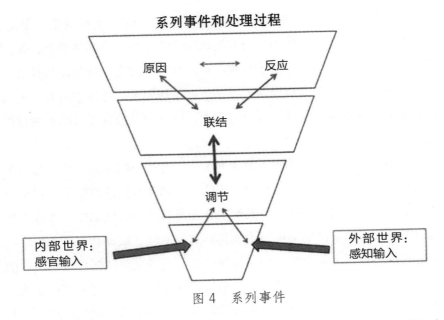

图 4　系列事件

　　所有来自外部世界和我们身体（内部世界）的感应信号首先都会在大脑的低级区域进行处理。大脑中的这些低级区域能够对这些信息采取行动并"上传"到大脑的高级区域，进行更复杂的排序、整合和解释。如果传入的神经活动本质是"熟悉的"或中性的，又或是之前被归类为"安全的"，那么大脑中的低级区域在传输这些信号时，就不会激活显著的"压力"反应。然而，如果传入的信息是不熟悉的（新奇的），或者虽然熟悉但和之前的威胁、痛苦或恐惧等感受相关联的话，这些大脑的低级区域就会激活压力反应，甚至在信息还未完全整合和准确解读、还未到达大脑的"智能"区域之前，这样的压力反应就发生了。这种激活也会通过"关闭"皮层的某些区域来干扰准确的皮层处理。结果就是，被激活的压力反应会在思维、感觉和行为上产生一系列的依情况的变化。处理所有感官体验的本质顺序是，如果我们想要"进入大脑皮层"，和另一个人讲道理，那么我们就必须遵守互动的顺序；我们和互动的个体之间必须要有足够的调节和联系，只有如此，我们才能更有效地与他们"讲道理"。先联结，再纠正；先调节，再联系，然后再讲道理。

2017 版章节评注

第一章　蒂娜的世界

在儿童的一生中，10 年是一段很长的时间，但在儿童精神病学或神经科学等学科的发展中，却只是一瞬间。自本书第一版出版以来的 10 年间，这些领域已经取得了很大的进步。然而，整个体系——以及体系中构建政策、实践和项目的理念——其变化却要缓慢得多。

例如，据估计，一旦研究中确立了某个新的概念或实践原则，大约需要 20 至 30 年才能让这些"新"点子成为标准实践。而且，我们都知道，到那个时候，通常会有更新的研究出现，对这个"创新"进行修改和改进，而这又要花上数年的时间，才能成为标准实践。基本上，发现新点子的速度比某个组织或系统适应和采纳这些变化的速度要快。

我们在生活中的方方面面都能看到这样的"创新差距"。与之相关的一个重要例子就是蒂娜和她的家庭所要面对的挑战，主要来自其童年早期。几十年来，有大量的经济和发展研究表明，高质量的早期儿童干预措施对蒂娜这样的"高危"年轻家庭极具价值。投资在幼儿早期项目（如学龄前）和新手父母身上，每一元钱都能得到九倍的回报，未来将会在学业成绩、就业提升、减少成瘾、精神疾病和犯罪上体现出来，但即便如此，我们仍然没有为弱势家庭提供高质量的、负担得起的学前教育，没有提供足够的带薪家庭假期和支持。可悲的是，我们的公共系统，例如儿童心理健康、儿童福利、青少年司法、教育等部门，相比其他例如企业部门的组织，改变得更慢。

在过去至少10年里，儿童创伤学院都在致力于缩小好几个领域之间的"创新差距"。其中最重要的一个领域与"治疗"的概念化有关。在我与蒂娜互动的这25年里，我对治疗和治疗互动的理解有了巨大的变化。

在工作中，我们会不断地挑战自我，以期能更好地理解这些孩子，我们会不断地问自己：什么才是有意义的治疗性互动？互动持续的时间应该有多长？50分钟？10分钟？还是2秒？治疗的"剂量表"，也即所谓的治疗互动，是否必须是每周1次？每次50分钟？是否可以每周2次？每次30分钟？或者有其他的变化？什么才是有效的治疗剂量？谁可以提供这样的治疗体验？只能是"训练有素"的专业人士？还是父母、教练、朋友，又或是病患自己，在某个内在的进程中，可以提供某个治疗时刻？

而在治疗互动之间，你需要多少时间来优化以达到积极改变呢？又该如何"确定"治疗剂量呢？有没有特定的模式，可以带来更有效的改变呢？或者仅仅是保持简单的规律性就足够了呢？特定的环境和经验是否会干扰或加强治疗性的互动呢？

在过去10年里，我们对上述问题的关注和理解已经日趋完善。在"蒂娜的世界"这一章的最后一段，我们注意到，每周1小时的治疗无法"消除那一系列的联想"，这些联想与她受虐待的历史有关。现在可以更准确地重新表述为：治疗并不能消除联想。相反，治疗还产生了新的联想，随着时间的推移，这些联想还会成为新的"默认"或"模板"，以指导对未来体验的反应。

在蒂娜的案例中，如果她能有足够的时间和机会与健康合适的男性或男孩儿互动，这些异性能够在足够长的时间内，以足够清晰的模式提供积极和中立的互动，那么蒂娜现在应该早就建立起了关于男性的新的默认关联。她因为早期遭受性虐待所产生的关于男性的联想仍然会存在，虽然我们希望随着时间的推移，这些联想会越来越少地被"激活"，强度也会逐渐消失。

这里的主要挑战是，我们该如何通过确定剂量以及安排诊疗体验的时间表，来实现诊疗的变化。但是通过对大脑及其变化的研究，我们可以找到一些线索。如今，神经科学的流行语是"神经可塑性"，指的就是神经元及其网络拥有被体验改变的能力。

在研究新的突触（神经元之间能形成网络的连接）如何形成和改变，以创造和改变记忆的过程中，我们也发现了一些有希望的线索，即治疗过程中的互动剂量。神经科学中研究最多，也是最重要的领域之一，就是所谓的长期电位（LTP）。基本上，这指的是突触连接的加强，发生在对短暂的强烈刺激的反应中。在这种强烈的刺激下，细胞发生的一连串变化会导致持久的神经元变化，接下来就是染色体变化，最终改变基因的表达。普遍的观点认为，LTP 是学习和记忆形成的关键要素。

LTP 对于治疗过程中的给药剂量有着非常重要的意义：这意味着，即便是非常短暂的经历，也有可能产生极大的影响。事实上，仅仅是持续不到一分钟的强刺激就可以造成神经网络长期和持久的变化。突触分裂这种连接改变的方式，就可以在短短几秒的强刺激中发生，如果一小时内重复 4 次这样的强体验，改变将会长期存在。

正如一次创伤性经历可以瞬间改变人生一样，一次治疗性的会面也可以改变人生。不幸的是，为了能在互动中达到积极的"剂量"，以实现长期的改变，就需要更多的重复。因此，要确保长期保持任何治疗性改变所需的模式和间隔的话，就需要密集的治疗性互动，而我们目前每周 1 次，每次 50 分钟的心理健康模式是无法实现的。像蒂娜这样的孩子，要想真正从治疗中受益，就必须将治疗嵌入到一个安全和积极的互动环境中。

幸运的是，任何人都可以在这样的"治疗"中出一份力，只需要出现在相应的社会环境中，保持基本的善意。那么一个细心的、有心的、有反应的人，将有助于为受创伤的孩子创造机会，控制孩子们与创伤有关的联想的程度和模式。对于像蒂娜这样被性虐待过的人来说，只要以支持、尊重的方式来给予肯定，而不是施加以威胁的方式，都会对其治疗有益。我们越是能够为彼此提供这样简单的、人与人之间的联结时刻，哪怕只是一个短暂的点头或是眼神的交流，我们就越是能够帮助治愈那些遭受创伤的人。

第二章　为你好

一个 3 岁的孩子，目睹了母亲死亡，自己被砍伤后还遭遇遗弃，差点儿没了命，之后又被安置在寄养家庭里。估计今天没人会认为，这样的孩子不会有什么持续的心理伤害风险。自从本书出版以来，就持续有数据表明，早年所经受的严重压力，会给个体带来终生影响。然而，值得庆幸的是，大多数孩子都有复原力。

我们对于在创伤和治愈过程中，敏化和耐受的作用也是这样理解的。这是改变大脑中压力反应系统的两个关键过程。敏化增强了这些系统的基线活动和反应性，而耐受则减弱了压力反应的反应性。（参见本章评注结尾处的图）重要的是，有某些激活模式会导致敏化，并可能造成问题，而其他模式则可能产生耐受，从而建立起复原力。

神经科学家对这一现象的研究已有 50 多年的历史。它们与吸毒、成瘾和疼痛管理等经历的相关性早就显而易见，但在 10 年前，其对于理解童年创伤影响方面的重要性才刚开始被认识。

今天，敏化和耐受的神经学已经告诉我们，在压力反应系统的发展和调节过程中，模式和可预测性起到至关重要的作用。早期的生活经验为日后的生活反应设定了模板，不仅仅记忆反应如此，我们的压力反应也是如此。改变压力系统的平均活动水平，以及压力系统在发展过程中的反应能力或反应性，都将带来深远而持久的影响。

这里的关键点是，有一些经验模式使得压力系统变得更容易被激活，甚至更容易对微小的变化作出反应，而另一些经验模式则有助于让压力系统作出更轻松的反应，减少过度反应的可能性。因此，数十年的神经科学研究所揭示的运作机制，不仅可以解释潜在的创伤经历为何会产生某些症状，这些症状又是怎样的，还能为我们提供治疗过程中的基本线索。

在过去 10 年里，临床医疗领域的重大进展之一，就是认识到，某些发展过程中的体验，如食物和住房不安全、种族或文化边缘化，以及其他与贫穷相关的压力等，都会导致生理、情感、社交和认知上出现类似于经历了极端创伤事件后的症状，比如类似于遭受了性虐待或家暴后的症状。

这就导致了在某些领域有"大""小"创伤的提法。我们虽没有这样说，但是也赞同这样的观点。我们更倾向于认为"大""小"创伤都是压力反应所激活的"敏化"模式的例子，这会导致整个大脑和身体出现可预测的变化。

在神经科学研究中，你可以仅仅通过制造出不可控的小压力源，就能让感知者产生敏感的压力反应，这些压力源如果只是经历过一两次，或者事前知道其发生的时间，对一般人而言，都不可能造成创伤。我们很多人在现实生活中都有这样的真实体验，比如，在工作中，某个上司可能会毫无征兆地出言不逊，然后又可能对工作加以支持，接下来又有可能勃然大怒。经过一段时间，很多员工就会对上司的情绪敏感起来，为此还会感到焦虑、胡思乱想和担忧，特别是会出现想逃避与上司之间社交的想法。这些都是典型的创伤后应激障碍症状，即使很少有哪一个老板可怕到让没有发展逆境史的成年人产生全方位的症状。

当孩子的行为对照顾者来说是完全不可预测的时候，这种同样的敏感反应也会发生在寄养或领养的父母身上，通常人们会把这些行为描述为"在蛋壳上的行走"。显然，某个孩子发脾气并不像目睹枪击事件那样，会被认定为"创伤性"事件，但随着时间的推移，许多细微的、无法控制的压力产生的生理和心理上的影响，可能与我们可以想象到的更极端的经历非常相似。

压力系统激活的模式和背景（例如，该系统是否可控、可预测），与激活的强度同样重要，有时可能更重要。在现实世界中，这就意味着，一个贫困的有色人种儿童，如果没有受到虐待、家庭暴力或其他明显的"创伤"，也有可能出现"创伤相关"的问题，这些问题看起来和出现在目睹过枪击事件或经历过自然灾害的孩子身上的问题一样。而且，如果这类孩子也遭遇过例如社区暴力之类的重大公开创伤，那么他们的问题可能会更复杂。

为了进一步探讨这一问题，让我们简单回顾一下不那么敏感、反应没有那么激烈的压力激活模式的特点。正如我们看到的那样，大多数与发育创伤有关的生理、情绪、行为、社会和认知问题，都可以与普遍的、广泛分布的神经网络的变化联系起来，这些神经网络参与了对压力源的反应。我们已经知道，神经网络是具有"可塑性"的，是可以改变的。那么，在神经可塑性领域的研究会告诉我们如何改变这些系统呢？

神经可塑性第一个，也是最重要的一个原则就是，为了有意地以任何方式改变某个特定的神经网络，我们必须首先"激活"（或者在某些情况下"停用"）这个特定的神经网络。这个道理显而易见；要学会弹钢琴，就得坐在钢琴前弹奏。阅读钢琴书或是观看演奏视频，不会改变负责钢琴演奏的特定神经网络。可能从书本或视频中学习到的知识会对演奏钢琴有所帮助，但不会对广泛分布的"钢琴演奏"神经网络有所创建或修正，因为只有真正地去演奏，才能激活这些神经网络。

创伤记忆和敏感的反应网络也与创伤事件发生后复杂的、广泛分布的创伤反应相联系。对于桑迪而言，每次只要有某个线索唤起激发了创伤链条中的一环，她的整个创伤记忆就会得到强化和加强。例如，即便是每次喝牛奶这样简单的动作。在母亲被谋杀后的最初几年，大部分时候她都无法预知何时会出现激活状况。结果，桑迪的压力反应系统就变得越来越敏感，她经常会出现极端的滞后反应。于是，病情也就越来越严重。

当涉及创伤和敏感的压力反应时，诊疗所面对的最大挑战是：必须应用特殊性原则才能改变敏感的压力反应系统；治疗过程涉及以某种方式"重温"和"重新激活"非常痛苦的经历。有效的疗愈和治疗工作的关键在于关注压力激活的复原力建设和疗愈模式中的三个基本要素：可预测性、可控性和适度性。

自从我们第一次写这本书以来，我们所了解到的这些因素，都与"剂量"的概念有关。重温创伤，并重新激活创伤记忆链的适度剂量是多少？谁来决定什么是适度？应该是让孩子重述创伤事件的临床医师？还是孩子自己呢？

当我们要求某个孩子每周来我们的办公室，进行一次 50 分钟的复诊时，这本身不就是剥夺了他或她的控制权吗？我们能否为孩子们创造安全和规范的环境，让他们控制自己在治疗之旅中的剂量、空间和模式？在桑迪的案例中，在我们的诊疗过程中，她可以回到这些黑暗的时光，花一些时间生活在重新激活的创伤记忆的痛苦中，但她也可以控制自己的，不要太陷入其中，这样她就可以在重温过去的经历之前调节好自己。

桑迪自己可以决定激活或重现过去那段经历中的哪些部分，这就提供了可控性。她自己还可以决定要在办公室里待多久，这就控制了程度。她还可以决定多长时间后才重温这些经历，这就控制了体验的间隔。在我们的诊疗中，她允许自己激活弥散创伤记忆中的某些成分，然后创造可控的、可预测的、适度激活的敏感的压力反应系统。随着时间的推移，压力系统反应就会更少，症状上会有所改变，因此也就实现了某种程度的治疗。

无论如何都应该强调，给予受创伤儿童尽可能多的掌控、预测，以及调节其体验过去经历的时间、时长和强度的能力，这些都是非常重要的。他们需要最大限度地利用这些因素，不仅是在治疗中，也要用于自己的余生，特别是在他们花时间很多的地方，如学校。要想孩子们变得更有弹性，他们需要一个让他们感到安全和舒适的环境，并且知道会发生什么，这样他们敏感的、过度反应的压力系统才能逐渐变得平静，并且更加"平稳"地调节。

（下图说明了这里涉及的关键原则。）

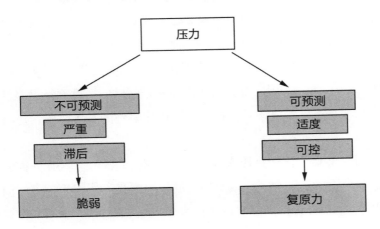

第三章　登天之梯

自得克萨斯州韦科的大卫·考雷什天启牧场被端了老窝以后，已经过去了 25 年。在这段时间里，我们对威胁和恐惧如何影响群体和个人的理解也在不断发展。

具体来说，我们对群体内关系的重要性有了更多的了解，这种关系可以为发展和治疗创造机会，也可以起到相反的作用。我们越来越意识到，群体健康对个人健康有很大的影响。

正如我们所看到的那样，感知到的威胁和恐惧会改变大脑在任何情景下的工作方式。通常情况下，当人们感受到威胁时，大脑皮层中的关键网络会关闭，特别是涉及推理、规划和其他复杂思维的区域。这使得人们在紧急情况下可以迅速行动，但这显然不是你在上课或学习考试时想要的状态。

事实上，大脑的所有功能——学习、思考、感觉、运动、调节激素和其他化学物质，都是"依情况变化"的。这意味着，所有功能会随着我们的生理，更重要的是会随着我们的情绪状态和体验而改变。

上述事实产生的后果是深远的：一个处于恐惧状态的孩子，很难学习任何东西，甚至无法进行体育活动等运动。而孩子的行为将反映其情绪状态：正如我们所看到的那样，在恐惧的时候，他们会表现出对抗、麻木或逃跑。

但正如我们在第二本书《为爱而生》里深入讨论的那样，群体也会以一种依情况变化的方式来应对各种情况。人类是社会性动物，我们个体的神经生物学和身体生理学都受到周围人的影响。我们身边人的情绪和行为都是会传染的，尤其是容易受到那些被认为是群体"领袖"的人的影响。理解这一点有无穷的意义：与那些受创伤、虐待和恐惧的儿童工作最相关的是，提供"帮助"的成年人如果不能保证自己情绪平静，以及保持相当良好的调节状态，那他们就无法教导孩子调节自己的情绪和行为。

像狗一样，人类特别是受过创伤的儿童，都能感知到恐惧和焦虑。因此，对那些为受虐待儿童工作的人而言，有效治疗中的自我保健是必不可少的。一线工作人员、父母、教师或照顾者，如果他们自己正遭受上司或其他掌权者的不公正对待，那他们也很有可能会在无意中把自己的痛苦传递给这些脆弱的孩子。

这就是说，一个情绪低落、不受尊重、超负荷工作的临床医师很难有效地开展工作。一个薪水微薄、眼界狭窄的教师也不可能激发学生的学习，而一个不知所措、焦虑和疲惫不堪的养育者也不能在陪伴、养育和调节孩子方面尽职尽责。（桑德拉·布鲁姆的避难所模式，是我见过的最好的模式之一，能帮助组织优先考虑到上述观点。）

在过去 10 年里，该领域的另一个重大变化是，对"童年不良经历"（ACE）流行病学研究的认识增加了。正如我们在书中提到的，发展中遭遇不幸会影响整个身体，而不仅仅是大脑。第一项 ACE 研究是由美国疾病控制中心的罗伯特·安达和加利福尼亚州的恺撒健康计划和医疗集团的文思·弗里蒂领导发起的，该研究考察了 17 000 名成年人当下的健康状况。他们在 1998 年开始公布的研究结果令人震惊：随着 ACE 数量的增加，成年人生活中的心脏病、中风、肥胖以及成瘾和抑郁症的风险也随之增加了。（我们在书中讨论了这项工作；关于这项研究的更多细节，请参阅《为爱而生》的第 7 章）。尽管这些研究成果很重要，也很有影响力，但随后出现了长达 20 年的"创新空白"。只是在过去 5 年，这些重要的研究才开始对实践和政策产生广泛的影响。

这些研究以及其他类似的研究成果，使得教育、少年司法、心理健康、儿童保护，甚至是邻里之间的"创伤知情"实践激增。这着实令人振奋，因为有许多方案真正改变了儿童的生活。

但不幸的是，社会上也同时出现了大规模的焦点转移，特别是当人们意识到可以多赚钱的时候，就像是麦子里出现了粗糠。有许多自称专家的人出现了，他们用一揽子方案让系统"勾选"关于"有创伤信息"的方框。随着时间的推移，这种情况会得到解决，我们仍然希望能看到最终积极的结果。

同时，了解"依情况变化"是如何在组织中发挥作用的，有助于我们理解当我们在任何组织或系统进行实践、做项目和制定政策时，试图作出积极转变的过程中所面临的一系列挑战。

第四章　肌肤饥渴症

多年以来，一直都有人询问我书中讲到的每一个孩子。有的是想知道这些孩子的近况；有的是对某个孩子的情况深感认同；有的则分享了类似的症状，并因对自己有了更多了解而感到欣慰。临床医师们也会分享他们所面临的类似挑战，或者指出我所忽略的关键点，这通常是由于我自身的局限，也由于写作非常复杂的临床情况所固有的局限性。甚至还有人提出，要收养或领养这些孩子中的某一个。

关于书籍的评论和询问各不相同，但到目前为止，最常见的是关于妈妈 P 的问题。比如我可以见一见妈妈 P 吗？她住在得克萨斯州吗？她还收留孩子吗？我觉得我认识妈妈 P。

我们的生活中都应该有一位妈妈 P。她所拥有的美好品质：耐心、力量、智慧和爱的能力，都使她成为一位特殊而强大的治愈者，成为寄养社区的长期领导者，成为她所生活地区的儿童福利系统的重要组成部分。尽管如此，我还是必须要对她的个人信息保密。

从 1984 年开始，我就在耶鲁大学担任成人精神病学住院医师，从那时起，美国儿童福利的性质就已经发生了巨大的变化。其中一个重要的改变就是儿童福利制度对儿童和家庭的服务方式。最新的趋势是强调为儿童寻找"长期的家"，因此儿童福利制度也越来越多地关注如何让儿童获得长期监护权，通常是让儿童自己的大家庭中的某个人，如姑姑或祖父母来收养他们。从儿童创伤的角度来看，这是一个积极的趋势，但是，这与其他一切涉及人类系统的事物一样，这种转变的发生也会带来一系列不同的问题。

在美国，资助和开展儿童福利服务的责任由各州承担，如进行调查；将儿童从不安全的家庭中带走；将儿童安置在寄养家庭、庇护所或亲属家中，以及资助某种程度的评估、所需的医疗及心理健康服务。每个州都会选择如何完成这件事：有些州将大部分责任委托给郡县，并提供一些组织监督和资金，而另一些则会在州一级的层面上建立一个统一的系统。

在所有情况下，联邦政府都会为这些机构提供一些资金。名为"IV-E"就是这样一个联邦项目，它代表每个符合联邦资格标准的儿童的利益，报销各州提供了寄养、收养援助和亲属监护的部分费用。并非所有需要儿童保护服务部的儿童都符合这些标准，所以一般情况下，IV-E 资助的个案低估了各州实际服务的儿童数量。然而，从 1984 年至 2013 年间，由 IV-E 资助的案例变化表明，儿童福利资源的重点发生了巨大变化。

1984 年，有 102 100 名儿童接受了由联邦 IV-E 资助的"家庭外"或替代性照顾，也就是，寄养或受亲戚照顾。有 11 600 名儿童在 IV-E 收养或监护人家中。因此，在所有受资助的个案中，只有 10% 的孩子能得到永久安置。但到了 2001 年，IV-E 资助儿童中有 49% 被收养或拥有永久监护人，到 2013 年，这一数据上升到了 74%。2015 年，约有 430 000 名儿童被寄养（包括 IV-E 和非 IV-E 资助的儿童），而受到 IV-E 资助并得到永久收养或监护的儿童已达到了 500 000 名。

为什么受到 IV-E 资助案例的变化这么重要呢？因为我们整本书都是关于发展中的创伤、忽视、依恋中断以及相关的童年不幸对孩子的影响。而我们知道，与家庭分离的儿童，随着时间的推移，重大的情绪问题、行为、社交和认知问题的发生率可能高达 70%，甚至更高。需要帮助的儿童数量不断增加；与他们发展性创伤有关的问题并不会因为拥有了"长期的家"就会消失。

随着时间的推移，处理这些儿童的复杂问题的负担已经转移到为这些儿童提供永久生活要素的家庭成员身上，即孩子们的亲属和收养照料者。但是，儿童福利系统却没有跟上（前文提及的"创新空白"），没有为这些家庭或每年照顾了数十万儿童的寄养家庭开发出高质量的"发展中形成的"和"对创伤敏感"的资源。我们只是将问题从一个体系转移到了另一个体系。

如果能有 430 000 名妈妈 P 为 430 000 名寄养儿童提供所需和应得的个性化养育照顾就好了。如果 500 000 名长期照顾者或收养者能够理解发育创伤的复杂性就好了。不幸的是，大多数州立的寄养体系都是在努力寻找合格的家庭：当他们招募到某个家庭时，能提供给这个家庭关于儿童所面临的各种挑战，如发展、创伤、依恋等相关的教育却很少。大多数照顾者全凭自己摸索，这样带来的后果有好有坏。一般来说，我们的许多寄养和领养照顾者对儿童的需求和挑战感到手足无措，许多人缺乏处理这些儿童常遇到的复杂问题的能力或支持。

此外，学校更没有能力去支持寄养家庭做出的努力，反而常常忽视寄养或收养父母的良好意见，对孩子采用停学、开除、隔离和限制等措施。这些措施只会使儿童和所在家庭的情况变得更糟。

同时，还有被学校、家庭，以及他们自己经常视为专家的医学界（他们本应该对这些问题有更多的了解），事实上却像其他任何别的医学界一样（包括精神科），对创伤和发展愚昧无知。不幸的是，在过去10年里，这种情况并没有太大改善。

这种愚昧无知表现出的特别可悲之处在于，药物使用不恰当，甚至有所危害。这种情况在过去10年里变得更加严重。不合理的精神药理学已经随处可见，医生开出的药物既不能证明有效，也没有证据证明无效。这种情况也常见于使用多种药物，或使用多种药理学中，很少有证据能证明其是否有效。

与其他有类似问题的儿童相比，医生更有可能给寄养儿童开出对其症状没有多大效果的药物。这些药物，特别是所谓的非典型的抗精神病药物（如利培酮、阿立哌唑和思滞康等），会缩短服药者寿命，还会产生严重的副作用，例如体重增加导致罹患糖尿病的风险增加。

给寄养儿童过度开药和不适当开药的情况非常严重，政府问责局已发表特别报告予以谴责。联邦政府和几个州都起诉大药厂以寄养儿童为目标，要求数百万美元的赔偿。

在过去几年里，奥克兰全国青少年法律中心等法律团体、新闻界（最出名的例子就是凯伦·蒂萨在《水星新闻》线上的系列报道），以及“寄养青少年行动”等宣传团体，对这些问题的关注，提高了人们对这些问题的认识。这些调查和宣传带来了一些积极的变化。例如，加利福尼亚州通过立法来监测寄养中心对儿童的诊疗方法。

但可悲的是，大多数医疗和精神病学团体并没有加入其中，甚至没有带头努力改善寄养和收养孩童的照顾质量，而是抵制甚至公开反对这些努力。改变是很难的，而对于那些遭受了重大损失的人而言，改变是最困难的。正如安妮特·杰克逊和我在2014年写道的："学术团体或利益集团的参照框架和视角正在受到创新变革的挑战，而他们也变成了针对新观念的最有发言权的敌人。"尽管如此，我们还是坚持不放弃。

第五章　最冷酷的心

回顾这一章，我笑了，同时也脸红了，因为我意识到了本章一句话里所表现出的傲慢。我们离解开大脑秘密的目标还差得远，而且，要说发展和社会神经学有什么进步的话，也是增加了我们10年前都不知道的复杂性。这也就是"学得越多，知道的越少"。我们对利昂这种复杂的社会病症还远远没有理解。

此外，我们也了解到，那些研究人类精神状况（如社会病）的遗传学、神经化学和神经影像学的研究质量是亟待提高的，而且很有可能是无法自圆其说的：这些研究的样本数量往往不够，对于所研究的人群特点描述不充分，而且，他们毫无疑问地被贴上了DSM标签，正如我们所看到的，这些标签很有问题。

作为一个研究领域，我们已经花了很多时间和金钱来了解大脑发育的复杂性及其对行为的影响，当然，还不算走得太远。说了这么多，其实我们还是在进步的。

当我们慢慢增加对发育、大脑和人类的理解时，我们所学到的东西和我们能实际应用的东西之间总会有一道鸿沟。现在，这个鸿沟似乎特别大，但黎明前总是最黑暗的。

当然，有时候我们会根据"我们所知道的"来创造实践、方案和政策，但后来却发现这种"了解"是不成熟的，甚至是错误的。精神病学有太多这样的例子了：额叶切除术、冰水浴、胰岛素诱导休克疗法都只是低级的例子。现在被称为"转化医学"的领域，旨在将基础科学中的发现转化为实际应用。这个概念很好，但应用部分一直极具挑战，部分原因至少是因为"创新空白"造成，以及当"转化"创新出现时，那些受益于现有方法的人倾向于拒绝抵制。

我们工作小组一直从事发现和应用的工作；我们尝试将神经科学和相关学科的进步观念带入临床实践、教育和护理。这就需要将复杂的事实、原理和概念"翻译转化"成另一种语言，即清晰易懂的语言。但有个关键问题，翻译过程中确实会丢失一些东西。由于神经科学中存在着大量事实，所以我们在与非神经科学家交流时，往往会选择讲授概念或一般原则；同时我们也会使用速记和教学手段来说明关键概念，例如附录中的图和表格。

但对于每一项原则，往往都会出现重大的例外。

而简单化往往包含着不可见的曲解，在人们试图从中归纳总结时就可能会导致错误结论。例如，尝试讲解生命在子宫内头一年里是如何爆炸式迅速发展的，可能就会导致类似"佩里博士说 3 岁以后再改变大脑就太晚了"这样的结论。

在过去 10 年里，另一个例子出现在新兴的"创伤知情"世界中。"杏仁核劫持大脑"和"杏仁核风暴"已成为"创伤知情者"之间的共同语言。只要是尝试着教一点关于威胁解释的神经生物学，或是尝试着教一些恐惧如何改变我们对信息的处理和行动方式的知识，最后都会沦为某种扭曲的流行语。

不幸的是，人们喜欢简单的解释，比如"杏仁核是'恐惧中心'"，孩子的崩溃就是"杏仁核劫持"。曲解和误读杏仁核在处理和解释恐惧事件方面的复杂功能，实在是非常普遍的现象，以至于研究杏仁核和恐惧的先驱约瑟夫·勒杜最终写了一篇博客文章（他也是使用"杏仁核风暴"

类语言时经常被引用提及的人）。文章的标题是"杏仁核不是大脑的恐惧中心"。事实上，这个区域参与了许多不同的情绪，而大脑的复杂性意味着，类似于"劫持"这样的短语常常错误地将复杂的人类行为简化为没有意志的僵尸行为。

翻译转化工作对临床环境以外的政策和事件有影响。例如，法律系统一直在以各种方式使用神经科学和发育创伤的研究成果。在确定有罪和量刑的时候，认知障碍和明显的精神疾病这两种神经生物学条件一直是考量因素。在最近具有里程碑意义的案件里，其中还包括最高法院的两个案件，关于修改与死刑和无假释的终身监禁的量刑准则中，已经引用了"未成熟的青少年皮层"在判断力和冲动性方面的作用；现在，这两种判决都不能用于青少年。儿童创伤学院参与了对法院和少年司法系统的教育，内容包括创伤的神经生物学；创伤在暴力行为发展中的作用；隔离和单独监禁的影响；在法庭上滥用镣铐对青少年的影响，尤其是在少年司法环境中建立起对创伤的认识和对创伤敏感的实践。

不幸的是，对创伤及其发展的"误解"或歪曲解释，也很容易影响法律系统。我曾多次被要求成为专家证人，就某一经历对某个人的影响提供证词；这是民事（而非刑事）诉讼中的一个重要领域，目的是证明某些事件或伤害之后造成了"损失"。有时，该事件是显而易见会带来创伤的。例如，某位员工在工厂的一次爆炸事件中严重受伤，这次爆炸也导致了几名同事死亡，那么这次事件带来的影响是显而易见的：例如会出现睡眠问题、焦虑、特定事件引起的恐慌、回避行为等。

在其他一些案件中，法律团队也会试图说服我，某个生活在有记载暴力史家庭中的青少年，反而被某个充满敌意的老师留下了"创伤"，这个孩子的冲动和攻击性行为都源于老师的"虐待"行为，比如在他忘记带作业本的时候给他记个"0"分。

我不怎么做法医工作，当我做的时候，会尽量选择我认为可以学到东西的案件，事实上，利昂的案子就是其中之一。在过去10年里，研究已经证实，被判犯有暴力罪行的人，像利昂一样，都有令人震惊的高比例幼年期依恋中断和慢性发展性创伤，尤其是还遭受过暴力。这些发现使人们努力去构建一个有创伤意识的青少年司法和刑事司法方案，不论是在监狱内还是在缓刑期间都可适用。如果没有意识到创伤、忽略、贫困、种族主义和其他发展中的不幸所造成的多种复杂影响，就不可能实现真正的康复。如果没有尊重的、人道的和了解发展过程、有创伤意识的观点，就不可能解决累犯问题，也无法帮助罪犯成功重返社会。

因此"翻译转化"工作非常重要。它确实能帮助这些系统中的人更好地了解这些儿童、青年和家庭，并真正地对系统起到改善作用。而且，无论我们在翻译转化上的努力是多么频繁地被扭曲，我们都不能放弃。连接、纠正、澄清，并继续进行下去。

第六章　狗笼里长大的孩子

贾斯汀和康纳早年都经历了严重的忽视和其他的创伤性压力，这给他们的发展带来了严重的影响。对于贾斯汀来说，在狗笼里长大，和狗的接触多，和人的接触少，这显然不是正常的成长过程；而康纳在生命的头 18 个月里，工作日内都和一个疏于照顾的保姆单独待在一起，也产生了很多持续性的问题。

当我们这些接受过医生培训的人，尤其是精神科的医生，在遇到像贾斯汀和康纳这样的孩子时，不可避免地会关注病理问题。我们如何识别与测量他们的缺陷？我们能做些什么来了解他们问题背后的原因？导致这些特定困难的机制是什么，考虑到这些问题，我们又能做些什么尝试来帮助他们？

本章就是在这一总体参考框架下编写的。然而，10 年过去了，我更加关注像康纳和贾斯汀这样的儿童在面对这种戏剧性和毁灭性的经历时所显出的力量与复原力。最重要的是，我想知道为什么他们能够取得如此迅速的进步，而其他有类似症状、看起来受到相似虐待和忽视的孩子却没有。这里的关键词就在于"看起来"。

如果说本书中的孩子教会了我们什么，那就是："认真的倾听和仔细观察我的人生故事"。不幸的是，在医学界，我们是出了名的"糟糕听众"，而且也常常是糟糕的观察者。收集完整而彻底的发展史需要时间，而且肯定比大多数诊所常见的初步评估访谈所需的时间要多得多。需要有多种来源的"病人史"来填补信息空白，其中就包括医疗和教育记录，与父母、老师、之前的心理健康服务者的对话等。所有的这些信息的收集都需要时间和金钱。但即使你这么做了，却并没有去询问和寻找影响孩子发展的关键经历，你还是无法找到确切的信息。

对发育创伤史（或童年不良经历）的系统评估现在才成为心理健康评估的常规内容，这是一个重大进步。然而，它仍然很少被纳入典型的儿科就诊中，尽管我们都知道，这是身体健康问题如哮喘、糖尿病和心血管风险的一个主要风险因素。正如本书中所讨论的那样，发展性创伤的时间和性质都很重要。当我们推进 NMT 评估流程的发展时，我们意识到，量化个人发展性创伤的性质、严重性和时间都至关重要。但这能促使我们进行足够的"仔细观察"吗？

正如我们在本章中提到的，这两个男孩有两个共同点：早期被忽视，对适合发展的干预措施反应良好。对他们的历史进行更仔细的研究，可以让我们了解到，为什么他们对治疗反应如此之快。尽管贾斯汀多年来被忽视，但在他出生后的第一年，在他的主要照顾者外婆去世之前，他确实也有积极正面的关系联结。自从他开始在狗笼里生活，就感受了温暖的身体接触和无条件的爱，就像我们许多人从狗身上感受的一样，虽然这样的情形太过于特殊。

在康纳的案例中，他在出生后的头八周内得到了正常和健康的爱护，就算在他被忽视的这段时间里，工作日晚上和周末也还有持续"爆发"的抚触与联结。这两个男孩在生命的头几年，都有一段不正常但是部分积极的关系互动经历。即使是零碎的积极互动，对个体而言，也是保护性的。

"认真倾听和仔细观察"，意味着我们需要对儿童的"关系健康"进行量化，换言之，儿童关系联结的性质、数量、质量和时间，我们可以称之为他们的整个"社会联结性"。社会联结性是指个人与家庭、朋友和熟人之间联系的质量和数量：这是社区和文化凝聚力的一个关键组成部分。正如我们在第二本书《为爱而生》中深入讨论的那样，这种联结是个人和社区健康的一个重要因素。

当我们努力开发 NMT 时，我们创建了一个程序来衡量例如虐待和忽视等不幸的时间和严重性，以及评估"社会联结性"的时间和强度，其中就包括了儿童与家庭、社区和文化之间健康方面的联系强度。

不幸测评和关系健康测评的分数之间的"平衡"，让我们对真正的"发展风险"有了更准确的估计，换句话说，一个拥有强大社会联系网络的孩子，比一个没有这样支持的孩子所遭受的潜在创伤的风险要小得多。

在过去 6 年里，儿童创伤学院的临床合作网络伙伴已经利用这些不幸测评和关系健康测评系统地评估了超过 3 000 名儿童、青年和成年人。我们还考察了这 3 000 人目前的情绪、社交、行为和认知功能。

我们了解到的情况还包括一些重大惊喜。第一个，也是最重要的惊喜是，关系健康程度的评估比发展中糟糕的体验更能影响结果。换句话说，拥有一个强大的社会网络，有很多高质量的关系互动，随着时间的推移，可以预见良好的心理健康和其他积极的结果，这比用创伤经历来预测不良前景要更准确。关系之间的联结可以缓解当前的痛苦，并有助于治愈过去的创伤。

这并不是说发展中的不幸不会造成严重伤害，肯定是会的。但强大健康的人际关系可以帮助儿童免受与这些经历有关的持久伤害，这对他们的复原力至关重要。因此，如果你想根据一个人的童年经历来预测其心理健康和功能，多看看积极的社会因素，实际上会比只关注其受到的创伤，更能说明问题。如果有创伤，良好的社交支持事实上可以弥补已经发生的伤害。

这一观察意义深远。首先，这与人口和社区健康的数据一致，这些数据表明了社交支持对健康的重要性，而缺乏健康社交关系的社区往往会被糖尿病、心脏病、肥胖和成瘾等问题所困扰。这些研究成果也与抵抗力相关的研究一致，因为这再次将其与社交关系和健康支持联系起来。最后，这一观察也提出了重要而实用的干预及防御策略，如帮助学校和社区加强联结的措施，支持和联系父母的计划，以及从根本上帮助人们结交朋友和滋养家庭的任何方法。

我们的研究还证实，发育中出现风险的时机的确会对结果产生重大影响。例如，一个12岁的儿童，出生后头一年，如果在没有社会缓冲的情况下遭到虐待，那么在接下来的11年中，即便处于一个更健康、更安全的环境中，随之产生的后果也比相反的情况更加糟糕。这里所指的相反的情况是出生后头一年健康安全，在接下来11年里不是！在这样的情况下，第一年感受到的良好环境有助于对之后11年的逆境进行"接种"。不幸之处就在于，即便有之后11年的安全和积极的体验，也很难克服出生后头一年的不良体验。

该模式与我们对大脑发育的了解相同，因为大脑发育的大部分时间都发生在出生头几年。这也符合像美国健康家庭和护士－家庭合作计划等优质家访模式所带来的巨大影响，这些模式包括对初为人母的妈妈在怀孕期间和孩子出生后头一年养育探访及定期支持的内容。这些方案都已得到证明，可以提升学习成绩，减少日后犯罪及成瘾行为。然而，在数据中看到这些早年体验所产生的巨大影响，实在是令人警醒。

目前，我们用来识别和帮助最受孤立、最边缘化、最艰难挣扎的年轻家庭以及他们的孩子的这些公共系统，明显资源不足、装备不良，无法满足各种需求。当我们的社会在致力解决儿童创伤、发展逆境和关系匮乏问题时，要记住，在解决此问题的过程中投入认真分析过的、高质量的数据，是非常重要的。如果我们不向这些儿童和家庭学习，如果我们不系统地"认真倾听和仔细观察"，我们将会错失良机。

第七章　魔鬼恐慌

从 1993 年我们治疗大卫营的儿童开始，儿童创伤学院就与得克萨斯州的儿童保护服务部（CPS）建立了良好关系。

领导层认识我，也逐渐信任我们的工作，他们经常要求我们就正在进行的项目或实践问题提供意见。而我们也更多地了解了多个案工作者和整个 CPS 系统所面临的挑战。这是一项非常艰巨的工作；独立工作者和监管都要面临高负荷的工作、情感扭曲的场景、与家庭成员和律师之间频发的高冲突互动，而且往往缺乏很多的支持或临床监督。

此外，人与人之间发生的自然情感感染，类似于在连续创伤性情况下，完美地设置开启了一个"二次"创伤压力，可以同时触发所有的焦虑、失眠、抑郁、易怒和情绪低落等问题。所有因素组合起来，导致 CPS 的工作力枯竭和崩溃，无法发挥作用。

不幸的是，很多独立工作者在面对这样的情况时，解决办法就是辞职。在我们与得克萨斯州的 CPS 合作期间，基本上有 1/3 的新入职的个案工作者会在一年内辞职。而那些留下来的人必须努力保持合规，并且很好地去调节自己掌控压力的方式。当然，调节方式有健康和不健康之分。健康的方式包括锻炼身体；在工作和家庭之间保持良好的界限；定期与同事和朋友联系，以获得支持和乐趣；从工作中抽出足够的时间，等等。

当然，不健康的方式包括在工作中不够投入，甚至出现解离状态或浑浑噩噩，或者试图用食物、香烟、酒精或其他药物进行自我调节。这仍然是大多数 CPS 系统要面临的主要挑战之一。需要充分的培训、持续的支持和高质量的临床督导，才能帮助所有的工作人员从事这项重要但又往往令人痛苦的工作。

在得克萨斯州的案例中，CPS 对这些问题的回应方式，一部分是在发生非常严重的事件后通过授权危机部门或听取汇报的形式来解决，如本章所提到的韦科、吉尔墨以及其他儿童严重受伤或死亡的案例。十多年来，儿童创伤学院每年都被授权参与其中；我们的方案建议总是被称为"危机干预和二次创伤预防"。

我们的方案建议包括一整套被动的方案活动，例如在进入吉尔墨的案件中，与独立工作者、儿童、家庭和其他相关人员会面，并提供咨询和建议。同时也包括一整套主动的活动计划，例如为独立工作者的培训和持续的专业发展提供与创伤、忽视和二次创伤相关的课程。我们强烈地感觉到，如果独立工作者在创伤和相关问题上能得到更好的培训，那么他们就不太容易受到二次创伤的影响，在工作中也会更有效率。

换句话说，如果我们事先调动更多积极主动的计划元素，那我们就不需要那么多昂贵的事后干预。事实上我们每年都被授权参与并在危机干预方面得到了资助，却没有在主动预防部分获得资金。在一次次事件发生后，我们会就如何预防此类事件发生，提出关于实践、项目和政策行动方面的反馈意见，以防止这类事件再次发生（比如在吉尔墨发生的恐慌，以及由此产生的监护案例和创伤），但每年我们的建议都被忽视，被束之高阁。这确实令人沮丧。

自我照顾在儿童福利工作中的重要性毋庸置疑，但仅仅停留在口头上。此外，一线工作者并没有获得工作所需的至关重要的洞察力，以及相应的支持，而这些要素对于他们更好地去理解这些孩子和自身，都非常重要。得克萨斯州政府官员在遇到危机的时候会听取我们的意见，比如 2008 年 4 月，当 439 名儿童被从位于得克萨斯州中部的摩门会（FLDS）原教旨主义教会所经营的"向往天国"农场带走后，他们让我们主导心理健康和评估过程。FLDS 是一个由"先知"沃伦·杰夫斯领导的一夫多妻制教派。据称该教派中长大的儿童受到了性虐待。

那是一个相当复杂，而且常常带着超现实特点的事件，要写出来得用另一本书了。事实也是如此。迈亚就与该事件的关键证人之一布伦特·杰夫斯一起合作写了一本书，杰夫斯是沃伦的侄儿，他描述了自己在教会里被叔叔性侵的经历，以及引发的一系列事件，最后导致了救援突袭行动。（即所称的"迷途男孩"行动。）

不管怎样，得克萨斯州 CPS 的领导层发生了变化，我开始感觉到，如果主动预防的资金无法到位，我们每年只是重复工作的话，那我们就会变成问题本身。领导层们都希望我们能在危机中提供帮助，却不愿意聆听我们的意见，不愿意听我们如何防止灾难发生的建议。到 2009 年，我们积极地参与其他州的儿童福利体系中，当得克萨斯州开始征集资助计划时，我们没有申报。我们对于体系的改变已经有了了解，尽管我们尽了最大努力，但"危机干预和二次创伤预防"项目并没有改变得克萨斯州的儿童福利体系。

那么，我们要怎么做才能改变制度呢？我们所咨询的儿童福利和心理健康系统中出现的所有极端复杂的情况，在某种程度上都是可以预防避免的。想一想本书中描述的每一个孩子，以及他们的人生故事。无论是父母、养父母、治疗师、办案人员、法官、FBI 战术小组、儿科医生、老师还是儿童精神科医师，只要对大脑、发育、依恋、创伤和忽视等基本原理有所认识，就可以转移或尽量减少这些孩子的悲痛经历。因此，30 年来，儿童创伤学院一直不懈地专注于翻译和传播这些内容。

我们对这一领域抱有很大希望。我们一直积极参与开发和推进培训，以及促进其他"能力建设"的项目，以便能在多种环境下（临床、学校、少年司法系统），以及在非专业护理人员中（父母、寄养和收养父母），教授和实施我们神经序列模式的核心概念。在过去十几年里，我们开发了课程和相关活动，将这些概念教授给几乎所有你能想到的专业人员，包括附属专业的医生和心理学家、社会工作者、护士、职业治疗师、物理治疗师、教师、法官、假释官、执法人员，以及公司和商界。

我们已经为几十个组织和体系开发出了适合他们的培训、实践以及项目要素，其中包括：学前教育设置、各级学校、监狱（少年和成人）、法院（家庭和刑事），以及儿童福利体系、心理健康体系和少年司法系统。正如我们在后文中描述的那样，这些努力在过去十几年中得到了爆发式的发展。

最有前途的项目是将这些概念嵌入现实社会生活、教育和医学院中。当专业人员接受培训后再与他们接触，我们就会要求他们转变观念：对他们而言，这是个不小的要求。然而，当我们预先教给社会工作、教育或医学专业的学生这些概念时，这就会成为他们的主要参考框架，在他们进入相关领域后，更容易立刻理解和实施具有发展信息和创伤敏感的实践。正如我们之前反复看到的示例那样，只要可能，最好是尽早开始。

第八章　乌鸦

一群人慢慢散去，那个年轻女子耐心地站在后面。我们的眼神短暂交汇时，彼此微笑示意。她看上去很眼熟，但我不擅长记名字，所以也一时想不起来她是谁。

我刚做了一场公开演讲，主题是人际关系对塑造我们身心健康的重要性。一小部分听众会后涌向我，和我交流。而那个女人只是远远站着，等其他人先走。很快，礼堂就空了，除了组委会的几个成员在打扫卫生外，还有一个带着两个小孩儿的老太太在礼堂的最后面。

这时，那个女人朝我走过来，急切地问："你还记得我吗？"

"很眼熟，但你得提醒我一下……毕竟年纪大了，记忆力下降了。"我试图用幽默来掩饰自己的尴尬。

"你真的很有意思，一直都这么喜欢开玩笑。"那个女人卷起袖子，我立刻就认出了那只乌鸦文身。

"安柏。哦，哇！见到你太好了。"

见到她确实很好。安柏看起来不一样了；成熟了，外表上看不出有明显打洞的痕迹，头发呈浅棕色，接近金色。我让她给我说说现在的生活状况，她微笑着。接着我们花了 10 分钟聊天，在我们聊天时，礼堂后的老妇人和孩子们走到我们坐着的地方。我立刻认出来了，这个老妇人就是吉尔，安柏的妈妈。吉尔面带微笑地走过来，我们聊了几句，她告诉了我他们一家人是如何来到这座远离得克萨斯州的城市，并定居下来的。安柏在旁边把孩子们搂住，一手环抱一个。

"我介绍我的孩子给你认识，"安柏说，"这是托里，她 7 岁了，这是托马斯，3 岁了。"她又转身对孩子们说："这是妈妈的朋友，佩里医生。在很久以前，妈妈还是小女孩的时候，我们就认识了。"

我心里想，那时候你不算太小。安柏这样介绍我，还挺有意思的，也许她在心理上觉得当时的自己比实际年龄小吧。孩子们有一阵短暂的安静，他们看着我，可能是在想象"妈妈"曾是小女孩的样子吧，没一会儿他们就从妈妈怀里挣脱出来，在奶奶吉尔的注视下，继续在礼堂里跑来跑去。

这是临床医师一生中难得的时刻之一，能够有机会看到自己的某个病人后续发展情况如何。安柏经历过人生的起起伏伏，但现在，能够与孩子们的父亲保持良好关系。他们两人虽然住在一起，但已经决定不结婚。吉尔就住在附近，经常帮忙照看孩子。安柏最初打算成为一名社工，也曾短暂地在儿童福利机构工作过，但后来发现这份工作太容易"引发问题"。所以她现在在一家基于信仰的、支持难民家庭的非营利性组织内工作。

本章所描述的在安柏治疗过程中的临床"断裂"，是大多数针对受虐或受创伤儿童的治疗过程中常见的不持续现象。从大多数公共心理健康诊所来看，在治疗出现意外中断之前，平均会有不中断的连续 3 次左右的临床访问。造成中断的原因可能是搬家，或者疲于应付生活，也有可能是已经帮孩子度过了危机。如果孩子被寄养，最终很有可能回归家庭，或被送去医院，或去到某个寄宿地，也有可能被送到另一个寄养家庭。医疗经济模式使诊疗接触的断裂情况更加复杂，因为医疗经济模式通常只批准和支付 10~20 次的访问经费。

10 年间在寄养家庭中转换安置 20 次，受到虐待、忽视、羞辱、边缘化，学校里留级 2 年，有表达和语言问题，感觉统合出问题，没朋友，没家人，没社交技能，冲动、注意力不集中、失调、依恋问题，以及数百种因为常年遭受虐待，现在又身处新的寄养家庭而出现的唤起性问题。我们申请了 20 次创伤聚焦 - 认知行为疗法，以解决上述这些问题。

个案工作者在"治疗"一栏打钩，我们就继续推进工作。虽然花了成百上千万的财力、人力、时间来帮助儿童，但为何儿童福利系统中儿童的长期结果如此糟糕呢？也许我们中间有一部分人根本就没有真正去了解自己的病患是怎么回事；也许我们中的一部分人想相信我们 20 次治疗的魔力：每周 1 小时的诊疗事实上建立了一种新的人际关系"模板"，重新组织了大脑中的压力反应网络，创造了一套新的"默认"联想，可以避开唤起性暗示，教给孩子社会和认知策略，在大脑皮层中建立起新的执行功能，帮助孩子在学校里连升两级。（哦，我忘了，这不应该是我们的工作，这是学校要解决的问题。）

好吧，也许我要求太高了。在这些诊疗过程中，会产生重要和持久的因素；你可以接触某个孩子，并让其有所改变，但我们希望你能切中重点。我们目前的模式无法预先设计好，以完全满足孩子们压倒性的需求。了解了这一点，我们就必须改变模式。而我们也有一些非常好的见解和研究，可以帮助我们作出改变。也许，我们能入手的最重要线索就是创造具有非凡力量的关系。

事实上，与健康有关最重要也是最频繁的发现就是，在生活的各个方面，关系的连续性和与他人的持久联系具有强大的作用。几十年来，人们都在描述人际关系对复原力和在治疗中的关键作用，然而我们仍然在继续推进的教育和诊疗模式中，假装个体是可以随意替换的。小学里，每年都会换一个新老师：这其中形成的特殊纽带是有保质期的，即一学年。接着到了初高中阶段，每年我们会遇到更多的新老师。

当然，关系是重要的，但连续性的重要性呢？如果一个导师从初中开始就与某个高危儿童保持联系，一学年内每周都与该儿童共进午餐一次，并在高中期间持续指导这同一个孩子，那么该孩童将会获得多方面的益处，例如更高的毕业率。指导关系的持续时间长短似乎是影响诊疗效果的主要因素之一。如果在同一时段内有一群导师的话，孩子获得的益处反而变少了，对某些孩子而言，这些断断续续的关系会让情况变得更糟糕。疗愈关系是不能互换的：从婚姻和家庭中，我们能意识到这一点，人们不可能期待在新学年到来时，换上新的配偶或是新的兄弟姐妹很简单。我们从成年人的友谊中也能意识到这一点，但我们却没有理解儿童生活中对这种永久性关系的需求。

另一个能说明持久关系重要性的例子来自一个非常有影响力的组织——"在家"，该组织由托尼·海内曼博士于1994年在湾区成立。来到她诊所的寄养儿童，一旦搬家就消失不见，她厌倦了这样的方式。于是她承诺，无论寄养儿童去了哪里，不管是到了寄养家庭、医院、寄宿中心还是回归自己家庭，她都会与这些孩子建立持久的治疗关系。她和这些孩子在一起，孩子们健康成长。不久，又多了其他几位志愿者治疗师，愿意和海内曼博士一起为一两个寄养儿童做同样的工作。

多年来，美国各地的数百名临床医师一直在为寄养儿童提供高质量的持续诊疗服务，效果非常好。事实上，其结果远远优于寄养系统中青少年最常见的效果。人际关系有助于缓解目前的压力和治愈过去的创伤。因此，任何重塑治疗模式的核心都必须与儿童生活中关系的数量、性质和持久性相关：拥有持久的诊疗网络。毕竟，能缓冲压力的关系的关键特征在于其持久性：人们知道某个人是安全的、熟悉的，至少是可以被合理预测的。这不可能在一天之内建立起来：如果把人看作可以替换的，只会造成悲痛和损失的重复循环。为了打破这样的循环，我们必须坚持下去。

第九章　撒谎的妈妈

詹姆斯的养母默尔，显然有依恋问题。她有一种希望他人需要自己的迫切愿望，但不幸的是，这种愿望里掺杂了很多不健康的因素。不过，通常情况下，养父母和寄养父母都有一颗强大的心脏。虽然每个家庭出于各种不同的原因，选择通过收养的方式来成为父母，但总的来说，这类人群对自己的"帮手"身份感到怡然自得，而且通常都本性善良。

这是件好事，因为这些儿童和青年需要帮助。但如果"竭泽而渔"的话，情况就不太妙了。与受创伤和忽略影响的儿童一起生活，并照顾他们，是非常具有挑战性的，常常会使照顾者精疲力竭、士气低落、工作受到影响、疲惫不堪。那些能让寄养父母与孩子沟通、共情和养育的品质，却最容易受到这些孩子所带来的情绪波动的影响。二次创伤会影响这些家庭，就像影响那些在儿童福利系统工作的独立工作者或临床医师一样。当然，如前所述，这样的体系并不擅长为寄养和收养家庭提供支持、培训或监督。

虽然现在有所好转，但大多数情况下，这些家庭都要带着有挑战性的孩子，又得不到什么支持。再加上通常的倾向是，最适合的寄养家庭同时要超负荷地照顾太多有挑战性的孩子，这多半就会引发一场完美风暴：孩子之间的霸凌发生率会更高，更容易出现症状严重、失调的孩子，也就更容易出现安置中断的情况。当然，这只不过是另一种关系的断裂，这样的失败体验更加扭曲了孩子对自己和世界的看法。上述这些情况都会给儿童带来不良影响。我们在工作中，常常会遇到某个有几十次失败安置经历的孩子。

现在，把你的注意力从寄养家庭面临的挑战中移开，看看那些年轻的、但能力不足的父母面对三四个甚至七个有挑战性的孩子时，是什么情形。几年前，我当时正在为某个知名的、备受尊敬的全国性组织提供咨询服务；我认为他们的工作非常出色。个案工作者当时正在介绍某个已经稳定寄养在寄养家庭中的高需求儿童的细节。我询问对方，这个孩子在目前的治疗计划下，还可以在该寄养家庭中待多久。这个问题的重点是想知道关系的持续性如何。

但这个组织正尽力在几个月内帮助孩子与家人团聚。此前，孩子的母亲对孩子有过一段时期的虐待，而且一直在吸食多种毒品。虽然孩子被带走了，但她由于摆脱了和孩子的关系，才得以完成康复治疗，现在还能回到学校学习一门手艺。我能想象得出，一个脆弱的母亲才重新开始生活的情形，于是多问了几个问题。

原来，她有 7 个孩子，分别在 3 个不同的地方，而且不管是在学校还是在家里，这些孩子都困难重重。诊疗计划是让孩子们都回归到母亲的监护之下。我完全可以预见，这样的计划是注定要失败的。一个单亲妈妈，与大家庭或社区都联系极少，竟然要照顾 7 个极度有问题和创伤的孩子，同时还要处理自己的创伤问题和戒毒问题。

这些类似的情况，促使我开发了一个新的"衡量标准"，在这种情况下，衡量某个特定的照顾者和家庭的优势，需要与这个孩子所处家庭带来的挑战进行平衡。简单地说，就是用优势得分减去挑战得分，我们就得到了一个"照护保留分数"。任何低于 –200 分的分数都是相当考验人的；而上文中所提及的家庭在此衡量标准下只得到了 –860 分。我们已经把这个"照顾考验评估器"（CCE）加入到我们的线上临床实践工具集，这套工具可以帮助治疗小组和家庭看到，什么时候可以把寄养家庭评估为"崩溃"的家庭，或者什么时候创造条件让亲生家庭团聚时有可能会失败。

就像我们的其他指标一样，我们希望 CCE 产生的结果能帮助我们更好地决策。如果某个"帮手"或照顾者能看到自己在超负荷工作，她就更有可能对更好的"自我照顾"计划抱以开放的态度，并且在条件许可的情况下接受额外的帮助。如果某个个案工作者能看出某个寄养家庭的负担过重，他就不会强行把另一个孩子安置在那里；如果一个法官能看见团圆是即将发生的灾难，就像上文描述的例子一样，那么他可能会对更好的过渡计划持开放的态度，并为亲生家庭提供更多的支持。

像 CCE 这样的衡量标准是不是可以帮助每个人都更清楚地了解默尔呢？这样的标准是不是能够帮助儿童保护工作者意识到，詹姆斯正处于潜在的危险境地中呢？在本案例中，似乎并不能达到预想的效果。这套衡量标准会显示出，默尔家中所面临的照顾挑战已经远远超出了她的能力范围，但幸好默尔有罕见的病理需求。当我们试图理解像默尔这类人的行为时，我们总是会回到追溯其个人经历上。在默尔的童年、成长过程中，发生了什么？我们常常会用自己接收到的养育方式来养育孩子。我们说着自己年轻时候听到的语言；我们模仿父母、家庭和文化环境中产生的手势及面部表情。人类将好与坏都代代相传。这种情况是如何发生的呢？

正如你所预料的那样，情况很复杂，但这是另一个领域要讨论的问题了，在最初出版该书时，我们就从这个领域里学到了比我们已知的要多得多的知识。有多种机制在塑造我们。其中最明显的因素是基因，但在我们对遗传学的理解中，出现了一个新的褶皱，这使得我们需要对基因的工作方式有复杂的理解。这就是我们所说的"表观遗传学"，这里的研究表明，孩子出生的环境有助于决定哪些基因变得活跃，哪些基因保持沉默。例如，在一个平静、安全的环境中，某些基因会高度活跃，但在另一个混乱和不可预测的环境中，不同的基因又会占据主导地位。所以在某种程度上，子宫内和儿童生命的头几年会影响孩子后期的发育。

而遗传、表观遗传学、产前，早期童年时期的互动，以及我们一生的经历，最终也会受到社区和文化的影响。在各种因素交织的情况下，哪些成分对任何既定的特征会产生影响，将有所不同。例如，当涉及眼睛的颜色时，遗传的决定因素就相当重要，而说话是怎样的语言风格，穿衣风格又是如何，则更多由家庭、社区和文化等因素所决定。在我们审视一代人的创伤对下一代人的影响程度时，这种复杂性也很重要。默尔极有可能在自己的育儿方式中反映了她的童年经历，而在她之前，其照顾者也反映了他们自己的经历。每一代人所受到的养育影响都会有增减变化，但代际之间的影响力是巨大的。

代际创伤可以从一代人传到下一代，是新兴创伤学领域的一个重要方面。可以从几个角度来审视创伤的代际影响，其中最重要的就是社会文化角度。多年来，我们与各种群体有过合作，这些群体近期受到了种族灭绝、种族清洗或文化种族灭绝的影响。其中包括加拿大的第一民族社区、澳大利亚的土著社区、美国的多个美洲原住民部落以及非洲和中欧的一些部落或族裔群体。他们经受的大规模多层面创伤，给他们带来了复杂的影响，可是却很少得到重视，也没有得到足够的研究。

显然，对某个民族的大规模系统性迫害会产生代际影响，并在单个家庭的历史上留下印记。无论是美国几个世纪以来针对美国土著群体的种族灭绝政策和做法，还是非洲裔美国人被奴役的历史，又或者是许多国家将土著儿童转移到残酷的寄宿学校的政策，所谓的"历史性创伤"不会只停留在过去。

我相信，系统地分析和研究这些经验是极其重要的：我们在这里学到的东西不仅能让我们帮助创伤幸存者克服他们的症状，还能让我们走向一个更公正的社会：这个社会没有重复不休的压迫，不需要把它的伤疤传递给我们的孩子以及孩子的孩子。

第十章　孩子们的善意

彼得的老师和他所在的学校都表现出极大的灵活性与宽容度，允许我去彼得的班级讨论关于大脑和忽略的问题。这多亏了我们在该领域有一席之地，不然的话，我想，可能得到的回应将是："我们和孩子相处很多年了，我们知道该怎么做。"

事实上，在过去的 30 年里，对于有创伤意识的父母而言，最大的挫败体验来自无法和学校分享交流自己摸索出来的有效方法，这些方法事实上都能帮助孩子遵守规则，持续进步。例如，某位母亲可能会对老师说，"我知道说出来有点傻，但他就是喜欢把这个小玩具放在口袋里"，或者这位母亲会说，"如果你看到他开始表现出异常的安静与退缩，你可以让他站起来走动一下"，也有可能会说，"在给他警告之前一定要有几次过渡性的提醒。"有时老师或校长会听取这样的建议，但经常也会置若罔闻。当然，就算四年级的老师听了建议作出了调整，也无法保证五年级的老师也能如此。这样的话，关系的中断又再次阻挠了孩子们的进步。

通常情况下，教育者是通过"行为主义"的视角来看待、教育和管教受虐待及受创伤儿童的。行为主义属于心理学的领域，从其发展史来看，该领域一直专注于个人表现出的、可观察到的行为，而忽略了（或者说较少关注）情感或驱动人类行为的内部潜在机制。该视角与 DSM 模型一致，都是根据可观察到的行为而对个体进行诊断。例如，彼得表现出注意力不集中、冲动、无法掌握该年龄段应有的社交技能。那么他就符合多动症的诊断标准。因此，他就"有"多动症。但我们都知道，发展的创伤和不幸的遭遇也有可能造成这些行为和技能的缺失。

行为主义的观点在很多情况下都是有用的，但是，和所有的模式一样，它也有不足之处。对于那些面对创伤有着敏感的压力反应网络的儿童和青少年来说，行为主义的一个巨大短板就在于其"操作性"（也称为"偶然性"）的策略。这是一种"奖或惩"的观点，也许你在《101 位心理学大师》这本书上见到过。最常见的例子就是在寄宿计划中采用"积分制"，如果孩子的行为符合预期，就可以升到"更高的"级别，获得更多特权；反之，不配合的话，就会被"下降"到更低的级别，失去特权。

当然，这个观点的本意是通过"奖励"来鼓励可取的行为，利用"后果"来尽量减少或消灭不可取的行为，通过这样的操作来让我们面对后果，知道后果就是惩罚。这种模式不能、也从未打算过培养孩子更复杂的能力。例如培养孩子的社交技能，这需要孩子去感知微妙的信号，而这些信号往往各不相同，无法通过简单的顺从来掌握。这样的模式也无法帮助人们学会如何调节自己的压力模式。

可悲的是，当某个有着创伤史的孩子在学校里苦苦挣扎，出现了行为问题时，他常常会被要求学习"行为"课程。而老师对这一方案所带来的后果进行说明时，并不能让这个孩子平静下来，也不能令其对自己的行为加以控制；相反的，还会造成孩子的不良行为升级，可能出现更多破坏性的行为，甚至出现严重的行为事件，例如逃学或是变得更有攻击性，最终可能导致这个孩子的人身自由受到限制。本质上来看，这些案例中出现的情况是，孩子被激发出了"战或逃"的反应。课堂上的效果也与预期相反：这些孩子被隔离，或被停学，甚至被开除出学校。我们的学校，本意是好的，但无视创伤的做法往往使受虐待和受创伤儿童的生活变得更糟。可事情本来不必如此。

2010 年，我的老朋友史蒂夫·格兰纳，恰好也是一位英语老师和教练，在我们家乡北达科他州俾斯麦市一个为期一天的会上听到了我的演讲。他和自己的一位同事，科学教师克里斯塔·哈尔塞斯立刻就看出了，将我所教授的关于大脑、压力和发展的概念，应用于课堂中的话，可以更好地与孩子相处。

他们与我和儿童创伤学院的其他同事进行了交流，我们送给他们用于临床培训的材料。我们一直都与学校合作，帮助其更好地了解受创伤影响的儿童；我们还曾经希望开发一个用于教育的神经序列模式（NME）的版本。我们正努力修改现有的培训过程和衡量标准，以便将其用于教育领域，但我们太忙了，所以开发模式的进展非常缓慢。因此，现在史蒂夫能接手这件事就太好了。

于是，史蒂夫和克里斯塔就从成立纯志愿读书小组开始，和其他教师聚在一起，讨论我们的这本《登天之梯》。大家一章一章地读，参与者反馈这个读书小组很有活力，又颇有成效。然后，史蒂夫、克里斯塔和其他老师开始思考，如何将这样的节奏带入课堂，通过给孩子们短暂的感官"休息"来帮助他们调节身心，同时也可教授内容。例如，他们开始在课程中间更多地插入节奏韵律。他们学校的口碑也引发了对这本书新一轮的关注，然后在学区的其他学校里也引发了对这本书的研究讨论。（史蒂夫完成了该书旧版的大部分学习指南的内容。）史蒂夫和克里斯塔通读了全书，挑选并修改了部分教学内容；我们一起讨论，以确保书中的内容可以让教师理解，而不是曲解神经科学或核心临床概念。

有了他们贡献的精力和时间，我们终于找到了开发 NME 测试版本的办法。2012 年，史蒂夫从教学岗位退休，我们说服他继续发挥余热，领导该项目继续发展传播。正如我们在本书最后一章讨论到的那样，NME 的发展及取得的成效令人瞩目。

在过去 10 年里，其他临床医师和教育工作者一直在探讨，创建一个了解创伤的教育系统的必要性。根据我们的经验，"合作解决问题"的方式是最灵活有效的。"合作解决问题"已经有 20 多年的历史，包含我们在 NMT 中所教授的关键原则。这是与司徒·阿布隆博士联合开发的。"合作解决问题"可以给家长、教育工作者、儿童和临床医师提供实用有效的方法，让他们去理解和解决学校环境中出现的行为问题，其中包括与创伤相关的各种行为。

最重要的是，"合作解决问题"有其实施顺序，它尊重这样一个基本事实：为了"进入大脑皮层"，为儿童学习抽象和具有认知挑战的知识做好准备，我们必须首先与儿童建立关系。而且，在我们能够有效地与他们建立关系之前，就要对孩子进行某种程度的调整。因此，有效的接触方式是调节、联系，然后和孩子讲道理。脱离顺序会导致无效沟通、双方懊恼沮丧，有时会触发"战或逃"的机制，或是"将自己封闭起来的"解离行为。在任何人际互动中，通向大脑皮层的唯一途径是脑干/大脑皮层，之后才是大脑边缘系统。

虽然传统上将"合作解决问题"视为一种认知干预，但其本质上也是一种关系干预，是使用各种有顺序的、有效的和有节奏的互动来促进调节、联系，并最终以合作的方式定义和解决某个具体问题的认知过程。神经序列模式和"合作解决问题"可以帮助嵌入所有六个 R，这是最佳学习环境的关键要素。这六个 R[1]分别是：相关的（适合发展的）内容，调节节奏，重复（有正确的强度和间隔模式），关系（安全和可预测的），奖励（愉快的），以及尊重（儿童、家庭和文化）。

---

[1]此处提及的六个要素的英文单词首字母均为R——译者注

写给团队领导的学习指南和点评

在本书出版后的 10 年里，我们很高兴地得知，该书已经成为各类课程的一部分：包括那些涵盖心理学、精神病学、社会工作、神经科学以及针对律师、法院官员和教育工作者的培训。本学习指南旨在帮助那些希望以系统的方式使用本书的人，以增进他们对发展、依恋、大脑和不幸（如创伤和忽视）对儿童影响的理解。这些理解可以帮助我们在与所有儿童互动时，既要考虑到神经发育的问题，又要注意到创伤暴露的可能性。

为此，我们在每一章里包含了一些与其关键主题相关的问题和答案。这里的答案并不是唯一的"正确答案"：每一章节里的这些内容只是为了帮助导师和读者理解章节要点，及其与帮助受创伤影响的儿童之间的关系。先提出问题，对于回答问题所需要探讨的要点则在接下来的点评里。

第一章　蒂娜的世界

1. 治疗受创伤儿童的一个关键要点是，要认识到，大脑和行为会产生长期的变化，需要经历模式化的、重复的体验。那么，什么样的体验和经历会对蒂娜产生疗效，或者起到"治疗作用"呢？佩里医生的临床工作是否提供了这样的体验呢？治疗性互动的"剂量"在蒂娜的治疗中发挥了什么作用呢？

2. 大脑的发育有其特定顺序：一些区域比其他区域更早熟，后熟区域的发育成熟度有赖于早熟区域的充分发育程度。这是不是就解释了，早期的创伤与晚期的创伤相比，产生的影响更加不同呢？

3. 哪些大脑区域最先发育，这对于在特定时间内发生的创伤又会带来什么样的问题呢？

4. 例如像蒂娜这样经历了持续的性虐待的孩子，这样反常的早期模式会使大脑发生什么变化呢？

5. 贫穷所产生的压力是如何影响大脑发育的？

6. 佩里博士与他的两位导师斯丁博士和戴鲁德博士都打过交道。他比较了两人不同的风格，以及两人对蒂娜及其母亲行为的评价，进而对比了与创伤儿童相处过程中可能存在的两个不同学派：一个是使用神经序列模式的学派，一个是比较传统的学派。

7. 为什么经历体验的模式化如此重要？在与儿童相处时如何利用其创造出更多的可预测性？

8. 为何频繁的重复很重要？如何让重复的频度促进学习，但又不至于令人厌烦？在两者之间如何达到平衡？

9. 佩里医生对蒂娜的治疗方法是怎样的？在帮助蒂娜取得初步进展方面，有哪些技巧是最重要的？你如何在自己与儿童相处的工作中使用这些技巧和方法？

10. 佩里博士讨论了大脑是如何对新奇事物产生消极或积极反应的。那么，受创伤的儿童对新奇事物的哪些反应方式，可能会导致成年人误解他们的行为呢？

11. 那些在家里经历过创伤的儿童，当他们进入到某个新环境，如学前班、幼儿园、法庭或治疗师的办公室时，他们之前对新奇事物的反应方式会带来怎样的影响？

12. 蒂娜对男人或男孩的性反应常常被看成"坏"女孩的"表现"证据，而学校和其他组织对这些行为的反应往往是惩罚性的。有什么更好的方法可以帮助像蒂娜这样多次遭遇性创伤的幼童？早期的性创伤常常会在儿童行为中有所体现，你的组织如何才能做到对这一点保持敏感？

13. 随着蒂娜的冲动控制能力的提升，她对自己的性行为感到羞耻，并对此加以隐藏，但她并没有停止这些行为。我们应该怎样帮助受害者避免出现这样的情况？

14. 在仔细阅读完本章的最后一段后，描述一下，与儿童有定期频繁接触的学校或其他机构，是如何改变儿童的生活的。

第二章　为你好

1. "有复原力的孩子是锻炼出来的，而非天生如此。"适合的压力值和压力模式将如何帮助儿童发展自己的复原力呢？

2. 培养抗压能力与塑造肌肉有何相似之处？适度压力是如何对学习和自我控制的发展有所帮助的呢？

3. 什么是"唤醒连续体"和"解离连续体"？任何时候，在与儿童进行有效沟通之前，了解其处于什么位置上，为何如此重要？

4. 什么是耐受性？如何通过缓慢增加的、可预测的压力"剂量"来建立这样的耐受性呢？

5. 什么是敏感化？不可预测的、不稳定的、有时是大"剂量"的压力体验是如何造就了敏感化的？

6. 什么是过度紧张？正在经历过度紧张的儿童会有什么表现？如何避免这些儿童在行为和学业上出现的问题？

7. 什么是解离，在儿童身上有何表现？如何避免这类儿童在行为和学业上出现的问题？

8. 为什么经历了过度焦虑和 / 或解离的受创伤儿童可能会被误认

为是多动症儿童？我们怎样才能确保这些创伤症状得到恰当的理解和治疗？

9. 为什么有些受创伤的儿童似乎故意与新的照顾者对立，制造混乱，处理这种情况的最佳方法是什么？

10. 桑迪这样的孩子经常在游戏中重演自己的创伤经历。当她重演目睹亲生母亲被杀害的情景时，佩里医生是如何帮助她的呢？让孩子学会控制这些重演经历有多么重要呢？

11. 什么是"习得性无助"，控制感对必须应对大量不可预测的压力的人而言，有多重要？

第三章　登天之梯

1. 将大卫教派的儿童安置在单独的寄养家庭里，为什么最初的计划不尽如人意？

2. 佩里博士建议，照顾儿童的心理健康机构要"创造出持续、固定和熟悉的环境"。对专业人员而言，这意味着"建立秩序，设定明确的界限，并改善机构或组织之间的沟通"。

为什么在创伤性经历完全打乱了儿童的正常生活模式之后，常规性和可预测性如此重要？为什么与一群全新的专业工作人员相比，熟悉的人和支持者参与其中特别重要？虽然前者可能受过更好的训练。

3. 如何确保在紧急情况或灾难期间，让你工作中所相处的儿童有一个稳定的、可预测的、有人支持的环境？

4. 佩里博士探讨了"治疗网络"的建立，即在参与治疗大卫教派儿童的各类人群之间建立起的网络。你所处的学校和组织是如何为你治疗的儿童建立起这样的网络的呢？又是如何维持和改善这一网络的呢？

5. 佩里博士指出，有一位特别的得克萨斯州骑警，最初其专业能力还被他极度质疑，最后却证明他是一位非常积极的影响者，因为他平静、有同情心而又没攻击性。在你的团队中，你看到哪些人的个人优势可以作为支持治疗网络的一部分而发挥作用呢？你是这样的人吗？

6. 佩里博士说："帮助受创伤儿童最有效的治疗方法，也许可以准确地表述为：凡是能够有效改善儿童生活中各种关系质量的方法，就是最有效的方法。"

你的员工现在所做的，或者未来你可以做到的，有哪些可以帮助你诊疗的儿童在生活中建立起各种高质量的关系呢？记录下一些实际操作过的步骤，使之可以进一步发挥作用。

7. 人类彼此之间的情绪和行为相互镜映，这就可能导致像恐惧和愤怒之类的感受出现"情绪感染"。情绪倾向于沿着地位层级向下传播，因此，父母的坏情绪更有可能得到孩子的响应，而老板的恐惧则更有可能被其员工感知到。那么，你将如何利用这一原则来安抚孩子呢？当你有压力时，要怎么做才能避免将压力传递给自己诊疗的孩子呢？

8. 诊疗结果最好的大卫教派儿童不是那些得到最多治疗、压力最小的人，也不是那些与继续信奉大卫·考雷什宗教的亲属分开的人。相反，他们是那些拥有最强大、最健康的支持系统的人，不管他们的宗教信仰如何。这对我们应该如何与问题儿童打交道有什么启示呢？

第四章　肌肤饥渴症

1. "当两种神经活动模式同时出现并有足够重复时，这两种模式之间会产生关联"。这种情况通常是如何促使父母和儿童进行积极互动的？又可以如何将这一原则运用到你的儿童工作中呢？

2. 我们通常认为可爱是愚蠢和微不足道的，然而，它在进化中起着重要作用。可爱究竟是什么？我们如何利用这一特质来进行自我舒缓？

3. 什么是"使用依赖式"的发展，这将如何影响儿童的大脑对创伤的反应方式？

4. 什么是大脑发育的"敏感期"，这些时期的生活经历是如何影响发育的？

5. 为什么在敏感期错过关键输入的孩子，在行为和情绪需求上会表现得像更小的孩子？对这样的情况应该如何进行处理？

6. 养育性抚触和儿童与照料者之间相互作用的模式，是如何帮助儿童学习压力管理的？

7. 为什么要想让儿童成长，抱着、抚摸他们，一定就是必要的？

8. 你自己的受教育经历是如何影响你的教育方式的呢？你是如何利用这种洞察力来帮助那些父母可能有创伤和被忽视经历的孩子的呢？

9. 有些关于精神疾病和发育障碍的理论，臭名昭著的就是那些关于自闭症、精神分裂和厌食症的某些理论长期指责父母，把孩子们的行为称为"寻求关注""反常"和"操纵"。这些观点将会给儿童带来何种伤害？为什么先试着去了解儿童和父母的过去，以及这些经历如何影响了他们与世界互动的方式，会是更好的方法呢？

10. 讨论并详述妈妈 P 的治疗风格。至少找出她对弗吉尼亚和劳拉亲密有效互动的 5 个关键因素。然后，与你的同事们一起想想，如何可以尽可能多地为自己工作中面对的问题儿童提供类似的解决方案。

11. 为什么婴儿或孩子从一群充满爱的照顾者手上，被交给另一个照顾群体，会对他们造成创伤呢？为什么儿童在成长过程中没有一个或两个稳定的、充满爱的照顾者，也会对其造成伤害呢？那么，我们可以为那些辗转多个寄养家庭的儿童做些什么呢？

第五章　最冷酷的心

1. 对比利昂和他哥哥弗兰克的性格及早期经历，看看这些早期经历对两兄弟的影响有何不同？

2. 讨论一下利昂异于常人的快乐感。详细说明这对他的行为所产生的广泛影响，从他对规则纪律的无视到无法对他人产生怜悯之心。

3. 像利昂这样的孩子还有得救吗？如果照顾者了解他幼年出了什么问题，可以采取何种有效的干预措施？

4. 什么是"认知共情"或"心智理论"，以及什么是"情绪共情"？

5. 自闭症和反社会人格中与共情有关的不同问题，是如何导致不同的行为类型的？我们如何避免将自闭症患者污名化为"缺乏共情"？

6. 在发展过程中，细小的、微不足道的事件是如何对结果造成巨大影响的？面对问题儿童，这意味着什么？

7. 利昂变成这样是谁的错？基因、父母、他的成长环境以及他自己的选择，各应当承担多少责任？

8. 社会学病态发展方式的复杂性有什么法律和社会影响？

第六章　狗笼里长大的孩子

1. 为什么在尝试与儿童沟通之前，了解其感官环境，以及特定儿童的感官敏感度是重要的？你工作的环境可能会对有感官差异的人产生怎样的影响，你又有什么方法可以让他们更容易适应环境？

2. 为什么对受创伤和被忽视的儿童而言，搞突然惊喜或突然互动是糟糕的呢？你如何通过理解这一点，来改善自己与这些孩子共处的环境与方式？

3. 为什么在与有行为问题的儿童打交道的过程中，做好病历记录是非常重要的呢？你怎样才能更多地了解与你一起相处的儿童，以便充分了解他们的行为？

4. 与忽略有关的大脑变化是如何被误解为之前就存在的大脑损伤的？这对受创伤儿童有什么影响？

5. 详细说明佩里医生和其他工作人员在开始对贾斯汀进行治疗时所采取的步骤。大脑的每个区域是如何得到关注的？

6. 与狗一起生活，是否为贾斯汀提供了年幼时所需要的某些社交刺激？如何利用动物和与动物的互动来帮助类似的儿童？

7. 佩里医生是如何利用他从贾斯汀那里学到的东西来帮助康纳的，他依次针对的是大脑的哪些部分？

8. 类似音乐和运动课程或按摩这类非语言的方法，是如何触及谈话疗法无法达到的大脑部分的？

9. 为什么在与受创伤儿童相处时，控制他们治疗的速度和强度是至关重要的？

10. 为什么帮助儿童了解大脑发育可以助其康复？

第七章 魔鬼恐慌

1. 研究人员过去认为，记忆是稳定的，回忆就好似在头脑中观看一个个旧视频或一张张照片。现在我们知道，每一个记忆被唤起时，都在头脑中经过了"编辑"和改变，就像是在电脑上打开某个文件一样。理解了这一点，对我们应当如何基于童年记忆采取诊疗，又有什么样的启发意义呢？

2. 儿童性虐待是真实存在的，而且并不罕见——但如果儿童总是被反复询问，并且感觉自己必须要给出问询者（不管是父母、教师、治疗师或警察）想听到的答案，那么他们就会受到暗示。在处理可能存在的性虐待案件时，你将如何取得最佳平衡？

3. 在20世纪80年代和90年代，许多美国人相信存在撒旦邪教组织，其成员会对幼儿园和日托项目的儿童进行性虐待和仪式性的献祭。虽然有几十人被判定犯有这样的虐待罪行，但因为最终没有发现任何实物证据（例如被献祭牺牲的儿童尸体），于是这些定罪最后都被推翻了。

4. 什么是"情绪传染"，为什么即便到了现代社会，我们也会成为这种恐慌的受害者？佩里医生是如何避免自己被卷入得克萨斯州的吉尔墨市的恐慌中的？当这类恐惧传播开来时，你如何保护自己不被卷入其中？

5. 为什么对儿童，尤其是那些已经受到创伤的儿童，像"拥抱疗法"这样的强制疗法是特别危险的呢？

6. 治疗师们曾经认为，每个患有某些疾病（如饮食失调或成瘾）的人，都曾遭受过童年创伤，只不过没回忆起而已，因此，尽力去找到这些隐藏的记忆，就能解决他们目前的问题。那么，这种方法又有什么问题？为什么尝试去寻找"被压抑"的记忆有时反而会造成伤害？

7. 如果经历过创伤的儿童没有表现出症状，是否应该强迫他们讨论这个问题？为什么呢？

第八章　乌鸦

1. 什么是创伤性记忆的"触发器"，它们如何影响幸存者？

2. 在研究了安柏的案例后，详细说明在你与儿童的工作中，你可能识别出的是解离性威胁反应的迹象。

3. 为什么创伤幸存者有时会转向"切割"或其他形式的自残行为？这对大脑有何影响？

4. 为什么佩里博士告诉安柏，她可以不必与自己见面？为什么说在安柏了解自己之前，她也不应该相信自己？

5. 为何安柏要让虐待自己的人喝酒，甚至有时候似乎还"鼓励"这样的虐待？这告诉我们，在面对创伤时，控制的重要性是什么？

6. 应该始终避免扣动"触发器"，还是应该让创伤幸存者逐渐学会应对它们？为什么？

7. 哪些类型的药物会产生类似于解离的体验？与过度紧张相似？为什么这些相似之处会使创伤幸存者增加成瘾的风险？

8. 解离反应有哪些性别差异，在安抚学生并帮助他们做好学习准备的时候，这样的差异会对你做出的努力产生何种影响？

第九章　撒谎的妈妈

1. 什么是反应性依恋障碍（RAD）？哪些儿童会有这样的风险？

2. 为什么有 RAD 症状的儿童更容易出现毫无边界的亲热行为？

3. 在面对一个孩子是否有 RAD 症状，或者母亲是否有孟乔森综合征这些罕见病症时，不要像医生说的"把简单问题复杂化"，为什么这一点很重要？

4. 从多个渠道去检查儿童生活中的记录和信息来源，对于弄清复杂病例有何帮助？

第十章　孩子们的善意

1. 什么是"分裂式发展"，是什么让家长和教师感到如此沮丧？

2. 如果某个孩子在某些情况下表现得体，但在其他时候又表现出很幼稚的孩子气行为，那么怎样才是帮助他的最佳方式？

3. 为什么压力特别容易造成孩子以更不成熟的方式行事？

4. 为什么帮彼得争取同伴的支持如此重要，为什么对整个班级（而不仅仅是针对彼得本人）进行教育，是更好的方式？

第十一章　治疗团队

1. 为什么支持关系对心理和身体健康至关重要，这是如何反映我们的压力系统在童年时期的运作方式的？

2. 在面对所遇到的孩子时，你能做些什么来改善他们在各种关系中的数量和质量？

3. 你的社区如何才能对受创伤的儿童提供更多的支持？列举出为了支持健康关系而可以作出的具体改变。

团队领导对讨论的问题的点评

注释：我们在这一部分回答了自己提出的问题，并不是因为我们担心那些带领本书讨论的人会做出"错误的"回答。我们希望你愿意接受并尊重所得到的各种答案，并希望以此激发多种不同类型的对话。然而，我们确实想在本章节中涵盖一些由于这些问题而产生的谈话要点。这样可以帮助到那些希望将神经序列模式的相关见解应用到与儿童互动中的人。

这里包括的要点与前面学习指南的问题编号相对应，有些问题有几个编号，是因为相关的讨论不止与一个问题有关。

第一章要点

1) 神经序列方法的一个原则是，改变大脑需要不断重复的模式化经验，这一点怎么强调都不为过。在家里、教室里、在治疗中以及在我们希望看到行为改变的任何地方都是如此。

当人觉得自己可以有掌控权，环境可以预测时，他们就会感到安全：这一点对成年人而言很重要，但对儿童尤其重要，对那些经历创伤或自我调节有困难的人来说，更是如此。

有时，与儿童打交道的人担心自己重复太多。在尝试创新的过程中，他们认为在新奇和可预测之间找到平衡，才是最好的教学方式。在佩里博士对蒂娜的工作中，他用常规和温暖让蒂娜感到安全，在彼此的互动中坚持既定的模式，只有在观察到蒂娜准备好的情况下，佩里博士才会加入新奇的东西。在讨论这一章时，应关注这种方式方法所涉及的创伤敏感原理。

2，3）对本章的讨论还应该关注，大脑区域的发展顺序如何决定了某种体验会对儿童产生最佳影响。首先发育的是低层脑区，如脑干和间脑，该区域对节奏和常规的反应特别灵敏。在这些区域最需要日常生活中的平静抚触或回应性照顾时，那些在生命早期被忽视或受到创伤的儿童往往没有获得，只有当这些需求得到了满足，那些儿童才能取得进步和成长。为了能给更高级的认知技能打下基础，必须首先解决这些区域的延迟发展或混乱问题。

4，12，13）性虐待显然是一个非常困难和令人不舒服的问题。但不幸的是，该问题很常见，许多幸存者像蒂娜一样，深受其害。在谈及这个话题时要温和小心，因为许多幸存者甚至在几十年后仍然会很敏感，特别是像本章中提及的案件。此处的关键点在于，如何增加对性虐待幸存者的同情和支持，如何减少他们的羞耻感，以及如何以非评判性、非惩罚性但也是保护性的方式来有效处理受害儿童的不当性行为。

5）蒂娜在一个与公共交通隔绝的贫困地区长大，这里暴力犯罪率高，政府对家庭的支持服务少。贫困会增加压力激活模式（如，更多的不可预测性、混乱的生活环境、食住堪忧）的"敏感化"概率，这些都会使儿童的康复更加困难。讨论贫困是如何以及为什么会产生这些后果，可以帮助读者思考如何与来自较低社会经济背景的儿童打交道，以及这可能带来的额外挑战。与这些儿童一起工作时，需要将实际问题，如儿童保育安排、费用（即使是在有体面工作的人看来很小的费用），以及交通问题等放置在优先和重要的位置上。

6）斯丁医生和戴鲁德医生之间的差异反映了两种不同的儿童工作方式。斯丁医生的治疗方法严重依赖药物，同时结合每周的简短治疗，其中治疗与日常生活的现实情况分离。距离对治疗效果至关重要，同时失败的原因可以归结为病人的"抗拒"或缺乏决心。

戴鲁德博士的方法更具个性，并且意识到例如贫穷等条件是如何对儿童发展产生影响的。他试图了解反常行为是如何反映创伤性经历的，并尝试对其加以处理，以帮助病人通过学习更好的自我调节方法加以改变。

在讨论这些差异时，要考虑专业界限的性质，了解儿童的社会和情感环境，以及明白这些环境如何能使其生活中的他人了解儿童的行为，并对其作出更有效的反应。

7，9）对那些与儿童打交道的人来说，佩里博士对蒂娜的治疗方法有几个可以吸取的重要经验。最重要的是，为了让受创伤的儿童重建信任和实现改变，需要多次重复积极的经历，而且往往比你预期的还要多。当神经网络没有在正确的时间接触到适当的刺激时，帮助他们正确发展需要比最初预计要多更多的重复。这听上去令人沮丧，但耐心必不可少。这些孩子能够学习和改变，只是需要时间。

不断重申耐心的必要性，特别是面对有可能出现的挫折，以及意识到人们不会以线性方式加以改变的事实，都是至关重要的。此外，看看你所处地区的做法也大有裨益，因为人们没有迅速或全方位地作出改变，很可能会在无意中伤害到儿童。例如，涉及纪律处分中用于惩罚退步的"等级制度"，或任何其他无视学习不同行为所需时间和试错过程的纪律要求。

10，11）新鲜事物既可以被认为是令人兴奋的，也会被看成具有威胁性的，不同的看法会影响儿童的行为。此处的对话进一步强调了，对于了解新奇事物的不同反应，可以帮助与受创伤儿童一起工作的成年人对儿童的需求更加敏感。在此，再次强调常规、重复，以及控制感和安全感的重要性。

12）与每周一次的治疗模式或其他简短的接触形式不同，学校每周 5 天，每天至少与儿童接触 6 个小时。这给儿童创造了一个独特的机会来构建一个安全的环境，并在其中提供了结构性和重复性的积极互动。当然，这也意味着，学校有巨大的责任，要尽量减少欺凌行为，减少儿童经历的负面社会接触的次数。如果你们的讨论主要涉及教育工作者，那么直接关注如何改善学校的社交和情感氛围是有意义的，但如果你们的工作是在校外，找到影响你所看到的儿童的学校氛围的方法也非常重要。

第二章要点

1，2，4，5）压力本身并无所谓好坏：压力所产生的环境以及压力大小决定了压力是复原力还是伤害。如果压力太大，孩子会觉得不知所措，无法从中成长获益；压力太小，孩子就会厌烦和不适应。儿童身心的发展水平和他们自己对压力的敏感程度也非常关键。

这就是说，做青少年工作时，关键是要了解他们的特定舒适区，就像一个好的教练，了解每个学员在特定的点上，在训练中可以安全举起的重量一样。在这里用举重来做比喻是非常合适的，因为肌肉在训练前所能承受的重量要比训练后所能承受的重量小很多倍，但举得太多、太快、太急都会造成严重的伤害。意识到这一点，有助于将讨论建立在现实世界的经验之上，还有助于制定与儿童进行个性化工作的方法。

此处的讨论应该探讨一些关键点，如容忍（当某种体验变得熟悉时，反应不再像过去那么强烈）和敏感化（对与过去负面经验相关的情况作出更迅速、更强烈的反应），以及这些因素如何影响我们对压力的反应。

3）唤醒和解离连续体的概念有助于预测受创伤的儿童何时会"熔化""放空"，或只是难以接受新的信息。根据儿童和特定的情况，压力可以使他们沿着这些谱系进一步发展，陷入无法学习或接受新的抽象信息的精神状态。这里提出的问题旨在引发对这些要点的讨论。

容易过度紧张的孩子，在压力下会变得越来越警觉，然后会出现对抗、挑衅和不时的攻击行为；而容易解离的孩子，则会从回避、顺从，发展到解离行为，如出现呆坐和摇晃的行为。

在此，请考虑如何调节压力，以避免儿童持续出现更麻烦的行为，特别是想想看，佩里医生是如何在与桑迪相处时，把自己表现得更弱小和安全的，在桑迪做好准备之前，不要求她作出任何反应和举动。巨大和可怕的形象会让桑迪过度紧张，这是她与男人在相处时的方式。

无论你是教师、社会工作者、执法人员还是家长，你都可以在与受创伤儿童的互动中贯彻自己对这些想法的理解。如果这些儿童经常目睹或陷入与成人的冲突，那么他们会继续顺着这些行为迅速发展下去。凌驾于他们之上、提高嗓门、用可怕的后果威胁他们，这些都是他们在被虐待的生活中所熟悉的场景，面对这些状况，他们会迅速进入求生模式。如果你能蹲下身子，以孩子的身份和他们交谈，声音轻柔且坚定，让孩子们意识到，他们身处在安全的空间内，那么这样可以帮助孩子们不至于变得太紧张或因解离过度而无法学习。随着时间的推移，他们能够更好地处理更激烈的体验。

6，7）与这些儿童相处，了解过度紧张和解离反应之间的差异至关重要。在此，谈谈你自己的体验，这些反应是什么样的。

例如，过度紧张的儿童很容易表现出来。他们烦躁不安，制造噪声，胡言乱语。你可以很容易地看出，他们不在状态。而解离型的儿童很容易融入环境。即便表现不佳，他们也会被视为"好"孩子，因为他们不惹麻烦。

这两种情况都很难处理。紧张的孩子会让我们的肾上腺素激增，但我们需要尽可能地保持冷静、放低声音，必要时蹲下来，靠近他们，用坚定的语气和他们说话。我们必须要控制住给孩子树立榜样的冲动，不要让他们在同龄人面前出丑。这只会使恐惧反应升级。不过，你也必须让他们知道，你有责任为大家定下基调，你决不允许孩子们激怒或骚扰他人。你要冷静、在场、公平，但不要害怕退缩。

第三章要点

1，2，3）如上所述，神经序列方法的重点在于创造出持续、固定和熟悉的环境。此处讨论的重点应该是如何在与儿童相处的特定环境中培养这些习惯，以及让儿童与熟悉的人和地点保持联系，许多机构往往没有意识到这些因素的重要性。此外，还要考虑，当意外事件出现时，该如何重建常规秩序。

4）"诊疗网络"或健康的、支持性的社交网络对受创伤儿童的康复至关重要。在此应讨论如何在自己的组织内部建立起这样的网络，对于哪些问题可能会干扰网络，以及如何减少这样的干扰，进行相应的讨论。

5）在构建社交支持型的环境时，认识到人们的个人优势和劣势，并且能够让其扬长避短，是非常重要的。应该考虑到，同样的特征在某个环境中可能是缺点，在另一个环境中就有可能是优点。引导讨论的领导不妨举例说明自己性格中的这些优势和劣势，并让其他人也分享他们的经历。

对于和受创伤儿童打交道的人而言，照顾好自己和他人都是至关重要的。在身体、情绪和心理健康问题上互相帮助，使共同工作的人员充满活力和精气神儿。越是能够在自己所处的团队中培养起"家庭"的氛围，就越能处理好最困难的事件。

请记住，帮助和被帮助都是一种乐趣：不要成为一座孤立的小岛，要成为一条自由流向众人的小溪。感恩员工的多样性，并让不同的个性成为力量的源泉。

6，7，8）儿童关系的数量和质量是决定他们是否有复原力的关键因素。然而，与有问题的儿童一起工作是很困难的：许多儿童是冷漠的、不友好的、挑衅的，似乎很难让人喜欢。我们大脑的镜像特质会自动反应出这些消极因素，让我们想要走开。

然而，我们的工作就是要在孩子们无法积极互动时给予他们情绪上积极的镜像反馈。孩子们往往需要很多的积极互动，才能有所回馈。如果每个工作人员，不管是清洁工，还是首席执行官，都能做到每天至少问候一个最难缠的孩子，那么这个孩子最终将会很难抗拒好心情。次数很重要，此处的讨论应该强调这一点。

质量也同样重要。因此，虽然打招呼时说"你好"是很好的，但如果说"你好，感觉如何？"，并花时间真正倾听对方的回应，这就更好了。我们越是能够冷静和富有同情心，我们就越能够帮助孩子们把这些反馈回应给我们，我们也就更能帮助他们最终学会自我调节。

第四章要点

1）重复的、共同发生的或同时发生的神经活动模式在彼此之间产生关联。当这些关联令人愉快时，就会开始产生良性循环，例如，学习变得与成功相关联，而他人是支持的来源。

当学习与稳定的、可预测的关系相伴时，教师或者任何其他想要帮助儿童进行改变的人，都能成为肯定和快乐的来源。大脑在学习、联系和快乐之间产生了关联。

重要的是，应该意识到，许多与儿童打交道的部门，如学校、青少年司法系统、儿童福利机构等，都会认为经历惩罚和失败会让学生学习得更好，这些会让儿童振作起来，让他们至少学会"把事情做好"。但这并不是大多数孩子的实际动机：事实上，受创伤的孩子们往往被失败本身所触发，并由此产生了一种压力反应，阻止他们从任何"后果"中学习。但这并不是说那些与儿童打交道的人应该放低标准或让一切变得简单，只是我们始终需要牢记，特定的孩子或他 / 她在某个特定时间能承受的压力是不同的。

2）可爱是大自然向我们发出的信号，表示某个生物是年轻的、脆弱的、需要培养的。看到可爱的事物通常会让人感到愉快，并提醒我们和儿童以及小动物积极互动。由于可爱能够成为快乐的重要来源，因此在网络中，小猫、小狗特别受欢迎，它们可以用来帮助儿童（和成年人）管理压力和舒缓身心。

3，4，5）"使用依赖"和"敏感期"的概念是相互关联的，对理解大脑发育至关重要。在讨论本章时应强调这两个概念。正如书中所指出的那样，"使用依赖"是指某个神经网络只有在使用其功能时才能得到正常发展，就像肌肉一样。在发育过程中，某些神经网络有"敏感期"，在这期间必须有特定的经历，才能促使其正常的成熟发展。

还有一些语言中的实例，某些语言需要在生命中的最初几年得到适当的输入，才能方便后期更容易地去掌握；还有视觉的例子，如果婴儿在婴儿期没能得到正常的视觉刺激（例如，由于某种原因，视力受到阻碍或只是被关在黑暗中），那么视觉就不会最大限度地变得敏锐。那些在敏感期没有得到发展所需的感官或身体体验的孩子，可能会看起来比实际年龄小得多，因为错过了大脑的敏感期，他们可能需要更多的重复训练来学习所错过的技能。

6，7，10）以下是妈妈 P 的治疗风格中的 5 个关键要素，在讨论这些问题时应包括这些要素：

①需要被爱：问题儿童往往在生活中经历了大量的冲突、愤怒和支配。他们需要某个"新常态"，需要有足够耐心的人提供重复举动，以

发展出信任和安全感。当儿童感到被爱时，他们会感到更安全，这使他们能够更有效地学习。

②适当的抚触：在妈妈 P 的案例中，她可以抱着劳拉，并随着时间的推移，开始在身体抚触和安全愉悦中建立联系。在某些环境中，这是无法实现的，成年人必须学会"不接触的接触"，例如走近一些，与儿童坐在一起，低下身子，而不是高高在上，轻声说话，共同欢笑。使用音乐和节奏也有助于适当的接触儿童。

③幽默感：成人和儿童一样，需要欢笑。这是一种压力的释放，一种快乐的注入，并在学习和乐趣之间建立一种积极的联系。能够自嘲的成年人也向自己周围的孩子们释放出健康的信号：我不完美，我也不需要完美，我喜欢和你们在一起。

④摇晃／有节奏的运动：涉及行走、平衡、跳舞或有节奏的手部运动的感官行为，对每个人都有调节作用，特别是在自我调节方面有困难的儿童。

⑤发展意识：即便是年龄相仿的儿童，也往往处于非常不同的身心发展阶段。要在智力上成长，他们都需要既有的成功希望，还需要一些个人的成功经验，来激励他们进一步成长。他们需要感受到被接纳，虽然会受到挑战。只有当他们有了被接受和安全感的基础，他们才能向新的想法和经验迈进。

9，11）在此特别强调，关注儿童创伤并不是说父母一定有错：许多创伤经历根本就不是父母造成的，也不是由无知、故意虐待或忽视造成的。在劳拉和弗吉尼亚的案例中，劳拉的饮食问题是缺乏健康的抚触造成的，而弗吉尼亚也绝不是想伤害自己的孩子。弗吉尼亚早期"被系统抚养"的经历干扰了她有效抚养孩子的能力。婴儿需要由一个或两个固定的人照顾：每当他们被移交给新的照顾者，与过去的照顾者失去联系时，就会产生新的创伤，这会影响他们一生的身心健康。

第五章要点

1）这里的关键点是，利昂的早期是被遗弃的，并且他的早期生活是被忽视的，而弗兰克不仅有其父母的支持，且在玛丽亚不堪重负而无法照顾他时，其大家庭也给予弗兰克以支持。对弗兰克而言，人与人之间的联系是持续一致且能够获得的，这样，人际关系与快乐和释放就联系在一起了；对利昂来说，自己的呼救却常常得不到回应，或是招来一顿惩罚。

2）在人际关系中获得快乐的能力对健康发展而言至关重要，因为适当的社会化有赖于儿童意识到与他人联系的意义。这里的影响是深远的：在像利昂这样的情况下，人际关系反而被看成不可靠或痛苦的，会让他形成某种扭曲的人性观。首先，如果人与人之间的联系本身并不愉快，孩子们就不会以取悦父母或老师为目标，这就使纪律和教育变得困难：如果孩子不关心成年人的想法，那么他就没有动力去寻求成年人的赞美或遵守成年人要求。

其次，这样的孩子只会把别人当成物品来看待：将他人看成金钱、食物、随意的性行为或其他不依赖人际关系的快乐来源。这也意味着他们会以同样的方式看待别人的世界：例如，爱只是你为了获得性而说出口的一个词，而同情只是人们为了好看而做出的伪装，又抑或是弱者所使用的诡计。想想看吧，如果你有这样的观点，你的社交世界会是什么样子。

3）当然，利昂是否能通过早期干预得到拯救，其实这是不可知的，但在他的故事中，有一些要点真的非常重要，在此应加以讨论。例如，将其放在某个"有风险"的学前教育项目中，他面对的风险就可能是该项目人员不足，无法满足一个遭受如此严重忽视的孩子的需求。利昂需要大量的一对一的关注，而不是置身于包含 6 人或以上的小组中。

神经序列方法早就认定，利昂错过了婴儿时期的抚触、交谈和互动，而这些都是发展健康的自我调节和感官调节所必需的要素。这种方法还能提供诊疗机会，如动物辅助治疗和与成人重复的、简单的、支持性的互动，以弥补错过的东西。

一个反应灵敏的学校会让像利昂这样的孩子用感官上的休息时间来活动，帮助他调节自己，一旦他开始在这些环境中有良好表现，就可以开始与老师和同学建立更积极的关系，这样就可以开始形成一个良性循环。当然，最好的补救办法是父母，在开始就不忽视孩子，但那些遭受过类似忽视的孩子也得到了这些方法的帮助，并取得了更好的结果。

4，5）"认知移情"或"心智理论"是从智力上去理解，站在别人的角度是什么样子，而"情感移情"是理解从这个角度看问题的话，在情感上是什么感觉。这种区分非常重要，因为那些在认知移情方面有困难的人，比如某些自闭症患者，一旦意识到对方的感受，也会对他人给予关怀和支持，而那些缺乏情感移情的人，比如反社会者，则更难触及他人的情感。

7，8）这些问题在此处将是受到激烈讨论的问题：没有正确答案。

第六章要点

1，2）这些问题涉及了解儿童的感官经验和之前环境的重要性，以便可以提供帮助。对许多儿童而言，新环境或压迫性的环境所带来的感官差异是非常困难的：讨论的重点应专注在如何减少惊讶，尽量减少强度，以及允许个人在感觉容忍度上的差异。

3）在我们看来，应该尽可能地从多角度来了解孩子的过往，这一点怎么强调都不为过。

4）虽然"神经可塑性"一词最近才成为一个热门词汇，但现实是，每一次经历、记忆和感觉都反映了大脑的变化。在贾斯汀的案例中，医生忽视了匮乏的环境对发育中的大脑的改变。重要的是，要认识到，环境、情感创伤和刺激（或缺乏刺激）会给大脑带来巨大的改变，而不仅仅是受伤或出生缺陷等明显的外力。

5）佩里医生首先试着让贾斯汀感到尽可能地安全和舒适，他做了自己能想到的一切，以减少贾斯汀的恐惧，并试图以一种能产生积极联系和愉悦的方式与贾斯汀沟通。佩里医生并没有尝试去询问贾斯汀，只是有节奏地和贾斯汀交谈，并使用平静的身体语言。这些努力都是为了先帮助贾斯汀进行"调节"。因为与病患互动接触的顺序始终应该是"先调节，再联系，然后再讲道理"。

之后，佩里医生把承受过度负担的贾斯汀从新生儿重症监护室中解救出来，并在开始时把贾斯汀与人之间的接触限制在最低程度。新的体验，如物理治疗，被慢慢引入，一旦贾斯汀对其有所反应，就增加语言治疗。这些治疗遵循了典型的大脑发育过程，从脑干和边缘系统往上走，然后到大脑皮层。一旦贾斯汀感到安全，知道自己会得到照顾，他就能在寄养家庭中迅速赶上。这遵循了调节、联系、讲道理的顺序。

6）狗是高度社会性和可触摸的动物，它们的温暖和接触可能对贾斯汀的幸存有所帮助，当贾斯汀住在狗窝时，至少其正在发育的大脑受到了一些刺激。对受创伤儿童来说，与动物互动是非常有疗效的，因为在互动时，狗往往比人更简单，其行为更可预见。

7，8）康纳的治疗与贾斯汀的治疗顺序相似。康纳早期遭受的忽视使他形成了触摸防御反应。所以佩里医生开始使用缓慢、安全、系统和有节奏的按摩疗法。康纳的妈妈也在场安抚他，并亲自学习这样的技巧。康纳的心率一直得到监控，以保持压力可控。

接下来，康纳开始了一门音乐和运动课程，以提升自己的节奏感。这门课程既针对脑干和中脑，也对他的社交技能有所帮助。这门课程改善了康纳的步态，降低了他的摇晃及哼唱的频率。非语言疗法有助于解决语言所不能达到的大脑区域中存在的问题。

随着下脑区域开始加强，佩里博士增加了平行游戏疗法，来改善大脑边缘系统。他允许康纳主导互动的条件，减少了权力差异。他只在康纳主动提出时，才使用谈话疗法，否则，就只是安静地与康纳共处同一空间，以建立信任。很快，康纳变得更愿意走出自己的舒适区，去学习社交了。

此时，康纳已经准备好了结交同龄人朋友，他很快就和一个在音乐和运动课上认识的男孩建立了联系。他们一起玩神奇宝贝卡，面对学校里的一些嘲笑，康纳变得更有社交能力了。

9）不同的大脑区域会对不同类型的刺激产生反应，因此，想要达到那些无法用语言来表达体验的区域，就需要一些其他的方法了。音乐和运动特别有用，因为它们可以触及大脑的深层情绪部分，这些部分在语言疗法产生效用之前，可能就需要得到治愈。

10）在治疗创伤的过程中，最重要的就是要对其加以理解，因为创伤经历在本质上是一种无力感和无助感，控制当下的感受，对一个人的康复至关重要。此处的讨论应集中在如何让儿童设定自己的节奏，并敏感地关注他们对强度的反应，这样做会让他们再次受到创伤，还是帮助他们自身重建。记住节奏和强度的重要性。对某人来说可以接受的"强度"，对另一个人而言可能是难以承受的。

11）很多时候，了解事情的运作方式可以帮助人们走出自己的经验，用更有效、更有同情心的方式去看待自己的经历。教导孩子去了解自己的大脑，就是这样的做法。这样做可以让孩子们成为"共同治疗师"，在选择和安排最适合自己兴趣和需要的教育及监管活动的过程中进行合作。

第七章要点

1，5）记忆是复杂的，并且受到线索和当下回忆中其他方面的高度影响。此处的讨论应该集中在不可靠的记忆方式，以及与之相关的却又能塑造我们生活的情绪的表达方式上。寻找"被压抑的记忆"作为心理问题的答案，反而可能会造成伤害，因为这些问题是由许多不同的因素造成的，而在这种压力下暴露出来的"记忆"可能并不准确。

2）关键点是，性虐待案件需要非常敏感小心的问讯方式：避免出现看什么都像性虐待案的极端情况，还要避免使用可能造成错误报告的提问技巧。但同时，也不要拒绝相信可能发生过的性虐待。如果有任何疑问，应当向真正的专家寻求建议。

3）"情绪感染"是移情的基础，是你从周围人那里"捕捉到感觉"的时刻，在联结人与人之间的关系上非常有用。然而，"情绪感染"也有可能导致政治上的过度反应和作出不良决策。如在没有足够证据的情况下相信难以置信的说法，又如被卷入某团体中，该团体在遇到合法的冲突证据时拒绝质疑自己的任何信念，以及出现诸如被恐惧裹挟着不假思索地行动的情况，这时，只要意识到出现了道德恐慌的迹象，就能帮助自己恢复理性。

4，6）强迫性方法非常危险，因为其重复了产生创伤的一个关键因素：即当事人没有选择，没有出路。这也是为什么永远不应该强迫儿童讨论创伤经历的原因：因为对某些孩子而言，不再提及才是应对创伤最好的方式。

第八章要点

1）任何事物都可以是"触发器"，或唤起创伤经历的线索，可以是视觉、嗅觉或听觉，也可以是某个词，甚至可能只是一年中某些时候光线的倾斜。重要的是，要去探讨这些记忆线索与创伤经历和创伤幸存者之间的联系范围，它们如何促使解离或过度警觉，以及其他的特异反应。

2）当面对那些让他们想起创伤经历的事物时，安柏和泰德都出现了解离反应。在最极端的情况下，这些反应会导致意识丧失。如果你有过和受创伤或处于危险中的儿童相处的经验，可以讨论一下解离反应可能会是怎样的：大多数解离反应并没有那么极端。例如，某些儿童只是表现出"心不在焉"的状态，注意力不集中。

3）对创伤幸存者而言，"切割"和其他形式的自残行为颇具吸引力，特别是那些有"敏感"解离反应的人，因为这些行为会刺激大脑释放出天然的，类似海洛因的化学物质，即包括内啡肽的内源性类阿片肽。由此，会产生一种"兴奋"和解离的状态，从而使创伤性记忆和经历得到缓解。

4，5）佩里博士在安柏允许的情况下，才会与她互动，并让安柏在觉得自己看起来值得信任的时候再相信自己。这个例子说明，对创伤幸存者而言，能够有效地控制治疗过程中的关键因素，是多么重要。安柏试图让施虐者喝酒，这样她就能控制遭受虐待的时间，这便是她的某种应对方式：这里有一点很重要，安柏的行为并不代表她希望或同意被虐待。

6）诱因和"诱因警告"已经成为大学校园里一个有争议的来源，所以在此对其进行讨论非常重要。没有必要总是避开诱因：事实上，如果创伤幸存者处在某个安全的地方，觉得自己也做好了准备时，正视诱因并超越恐惧和回避，可能正是康复的关键。记住度的把握——当幸存者可以控制自己对于诱因的接触以及强度水平时，与诱因带来的刺激共处，可以帮助他们脱敏，最终达到不再对诱因和刺激有任何反应。这一切过程应当个性化，并且有受创伤者的引导：警告人们留意令人不安的暴力和/或潜在具有攻击性的内容，都是完全恰当的做法。但创伤幸存者有可能会被许多其他的事情触发，其康复最终取决于学会管理掌控各种诱因。

7）兴奋剂，如可卡因和甲基苯丙胺，会产生类似于过度警惕的体验，而抑制剂，如酒精、阿片类药物以及苯二氮䓬类药物，则会产生更加疏离的感觉，例如解离感。由于这些药物所具有的特性，可能会让创伤增加成瘾风险。

8）通常情况下，女性在面对有更高的风险的威胁时更容易作出解离反应，而男性则更有可能作出高度警惕反应。高度警惕的反应可能导致攻击性，这在男性中也更常见。了解这些差异，并认识到，两种性别的人往往都有这两种类型的反应，有助于调整我们面对这些儿童的方式。

还有一点很重要，由于解离反应的目的基本上是为了不引人关注，所以受创伤的女孩更有可能被老师或其他权威人士忽略，而男孩则更有可能通过明显的攻击性反应而惹上麻烦。我们应当注意这两种反应：为这些孩子提供克服它们的方法，以确保所有受过创伤的儿童能够最大限度地发挥自身潜力。

还要注意：对这些孩子尤为重要的是，在他们感受到威胁时能够四处走动，特别是还有机会去做一些有益的，有时是反直觉的事情，例如帮别人跑腿，或是其他需要起身或用身体行动的任务，这些举动实际上可以让他们有机会恢复和重新调节自己，从而更好地集中注意力。有机会玩耍、活动、跳舞，甚至只是跑动起来，对身心健康都大有裨益。

第九章要点

1）关于反应性依恋障碍，最重要的一点是，该症状非常罕见；它是由极其反常的早期环境引发的，如孤儿院的经历，或在幼年丧失父母；该障碍表现为冷酷、反社会、操控性等行为，面对陌生人时，常常会出现明显的不加区分的亲昵反应。此外，要记住，你无法准确地了解到某个失调程度严重的患者，有怎样的关系和认知能力。通常情况下，当孩子的压力反应系统平静下来时，"依恋"和认知问题就会得到极大改善。

2）这些孩子在陌生人面前表现的看似亲切的行为，与其说是真正的情感反应，不如说是一种"顺从"式的反应，目的是安抚那些可能成为他或她的下一个照顾者，因为这一点他们心知肚明。

3）有一些罕见症状，如 RAD 和孟乔森综合征，很容易被误诊为其他更常见的综合征，而且由于误诊，可能会给这些患者的家庭带来严重后果，所以首先应排除其他可能病症的潜在解释，这一步是非常重要的。

4）需要再次强调的是，要做好病例记录／尽可能多地从多种渠道了解孩子的生活情况！

第十章要点

1）"分裂式发展"是指在某个领域，孩子的功能可以正常发展，而在另一个领域可能不会。例如，一个孩子可能在某个领域表现出与年龄相当的明显优势，如大运动能力（体育），但在社交技能方面却落后于同龄人 4 年，在学业方面落后同龄人 2 年。"依情况变化"的功能是指当我们从一种大脑状态（如平静）转变为另一种状态（如恐惧）时，所发生的功能转变。我们都经历过这些转变；一个例子就是，当我们疲惫不堪、睡眠不足或生病时，我们会变得不那么成熟和暴躁。但是，对于受创伤儿童和有发育障碍的儿童来说，这些转变可能是快速和极端的：上一分钟，孩子还能在课堂上完美地发挥；下一分钟，他就会趴在地上尖叫。

去理解诱发这些转变的原因，并能够去"满足孩子的需求"，这些都能对孩子有所帮助，但学习如何管理这些情况，则充满了挑战性，可能会令人倍感沮丧，因为这些情况的发生，可能看上去是随机的，而且其发展有可能看起来是无迹可寻。这也就是为什么要确保系统认识到：进步并非线性的、变化需要时间的另一个原因了。记住，要去了解孩子所处的"阶段"（如孩子在运动、社交、情感和认知领域的发展状况），以及去唤醒"状态"（如平静、警惕、惊恐、恐惧）。

2，3）帮助这些孩子最重要的一点是，要知道压力是最有可能引发退行的因素。由于孩子的反应力很强，小小的压力源就能让他们受到刺激；当他们的压力反应系统被激活时，就会关闭关键的大脑皮层联结网络。他们变得越失调，对大脑中更成熟的网络访问就越少；当他们处于"恐慌"模式时，其行为表现就会类似一个受到挫折的幼儿，而不像一个 15 岁的青少年。

有同情心、保持（孩子）生活规律、有方向，以及可预测，这些状态都能帮助孩子们解决一些问题。当孩子在特定时间做特定活动时，顺应他们的发展能力，并为该发展阶段提供适当的输入，进行多次重复，这将有助于发展滞后区域的进步，并有助于防止孩子经常被推入"恐慌区"。

4）虽然我们经常认为，孩子本性上就是粗心大意，从历史上看，欺凌就是不可避免的，但现实要复杂得多。像彼得这样被视为"另类"的小孩，其受到欺凌的情况是在一定背景下发生的：某些学校和社会对欺凌行为视而不见，而还有一些学校和社会则对此现象过于包容和忍耐。

佩里博士到彼得学校的访问，帮助他的同龄人理解了他奇怪的行为，并通过这样做化解了孩子们在面对一个看起来与自己极为不同的孩子时，经常出现的恐惧和排斥。向全班同学讲授大脑发育的知识，有助于解释彼得表现出来的怪异和恐惧，这也有助于其获得所需的社会支持。

概括来说，就是让了解大脑的学生们开始意识到，为什么同龄人之间会存在差异，以及为何不需要害怕差异。孩子们开始认识到彼此有不同的气质和个性，其他人可能以非常不同的方式在体验世界，其中一些体验可能会导致他们表现出不同寻常的行为方式。孩子们也会开始理解自己的恐惧反应，并学习如何利用强有力的关系、运动、音乐、更好的睡眠和饮食来应对恐惧。

了解我们自己的大脑，会使我们产生同理心，更愿意了解他人，认识到帮助他人不仅可以让世界变得更好，而且也是自身快乐和喜悦的来源。

还有一点：任何与儿童打交道的机构都需要意识到，成人的认可在儿童的"自然"行为中何其重要。儿童的确"天生"害怕所有不同的东西，但他们可以通过像佩里博士为彼得和其班级所提供的体验来克服这个问题。

而且，重要的是，那些不容忍欺凌行为，并建立包容模式的学校和社区，不仅会看到儿童行为问题减少，还会看到青少年吸毒、犯罪和成人心理健康问题的减少。

第十一章要点

1）这是一个好地方，可以重申人际关系对良好健康以及减少过度压力影响的重要性。我们的大脑是依靠他人的支持来获得安慰和治疗的：掌管社交领域的大脑区域能够调节压力系统，这一事实是理解这些联系的基础。婴儿最初依赖自己的父母来调节压力：大脑压力系统的发展依赖于养育和给予回应的父母。

此外，无法控制的压力会通过大脑影响身体：压力会通过大脑的若干回路影响心理健康，压力可以直接通过自律神经系统、神经内分泌和神经免疫系统以及通过增加高风险行为（如吸烟和暴饮暴食）发生的概率，进而导致糖尿病、心脏病和其他身体健康问题。

2，3）很显然，有无数办法可以促进孩子们的健康关系。这些办法可以是一些小事（但是非常重要！），如让成年人：从校长、行政人员、教师到校车司机、食堂工作人员等，亲自问候孩子们，努力使即便是最短暂的互动也变得愉快和有趣。同样重要的是，每个人都要意识到，自己的情绪和焦虑水平会如何给孩子们带来影响。我们非常需要创新的方法，以此提升儿童关系的质量，我们也很想听听作为读者的你，对于实现这一目标的最佳想法和策略。

致　谢

　　为本书做出最大贡献的正是那些我无法提供他们姓名的人：那些数以百计遭受虐待和创伤的儿童，他们继续在塑造我对其处境和治疗需求发展的理解。我很荣幸能与他们每个人一起工作，感谢他们的优雅、勇气，以及分享自己痛苦的意愿，这样其他人才可能受益。我希望他们的力量和精神能够通过这本书体现出来，我也希望自己在陈述他们的故事时做到公正。

　　我还要在此感谢一群杰出的科学家和聪慧的临床研究人员，感谢他们在我职业生涯中所提供的智慧和指导。这些人包括西摩·莱文、查尔斯·索伦森、大卫·普理查德、乔恩·斯托克、厄尔·吉勒和史蒂夫·索斯维克博士。我还要感谢我有见地的临床导师，特别是贾尔·戴鲁德和理查德·考夫曼博士。此外，我还很幸运，遇到了一群行政辅导老师，他们为我提供了时间、实验室、资源和指导，最值得一提的是贝内特·莱文塔尔博士和斯图尔特·尤多夫斯基博士。我主要的神经科学合作者刘易斯·赛登、阿尔·海勒和比尔·伍尔弗顿博士，也值得一提。此外，我还要深深感谢莱诺尔·特尔、罗伯特·派诺斯和弗兰克·普特南博士，以及其他许多给我启发的前沿临床医师和研究人员。由于篇幅所限，我无法将他们一一列出。

在此我还要感谢作家和律师安德鲁·瓦克斯的工作，以及他为我带来的源源不断的灵感。多年来，他用其慷慨的智慧和指导，让我的作品不断润色成型。他还协助我思考并提出正确的问题。在这个晦暗的世界里，他就是我的方向。

此外，我还要感谢儿童创伤学院的现任及前任研究员以及工作人员。这些临床医师对问题儿童表现出的同情心一直鼓舞着我，他们带来的脑力交锋是无价之宝。首先要感谢的是罗宾·范库特博士，她是一位杰出而无私的儿科医生，她通过自己的努力，改变了整个国家。特别感谢目前儿童创伤学院的领导层，贾纳·罗森费尔特、克里斯·多布森博士和斯蒂芬妮·施克，以及我目前在儿童创伤学院的主要临床研究合作者，里克·加斯基尔和吉扎恩·因达特博士。

多年来，我们的工作得到了许多真诚且富有爱心的人士的支持。在此，我要特别感谢欧文·哈里斯、杰弗里·雅各布斯、马孔达·布朗·奥康纳以及理查德和梅格·韦克利。还要感谢基础读物出版社的编辑主任乔·安·米勒，感谢她的编辑润色和支持；感谢我们的经纪人安德鲁·斯图尔特，感谢他在这个项目中的辛勤工作和鼓励。

然而，我最深切的感谢必须献给我的家人。我的父亲邓肯、母亲唐娜，他们身上具备诸多优点：好奇心、幽默感、同情心、勤奋。我身上的优点也反映了他们在我童年时给予我的世界。对于这一点，我内心无比感激。但在我所有的家人中，我最想感激的一定是我的妻子芭芭拉。她忍受了搬家、我长期不在家、在家时我又投入太多时间给工作，以及包容了我的一切。我们的孩子是我最大的快乐源泉，也是我最伟大的教导者。我的家人不停地提供爱、力量、支持和灵感，支撑着我前行。

最后，这本书得以问世，多亏了迈亚·塞拉维茨。对于我们能开始这样的合作，我内心充满感激。她是一位勤奋而出色的作家，在消化众多学科的科学概念和为普通读者传达这些概念方面，她有着杰出非凡的能力。最重要的是，她有着强大的内心。我希望你喜欢阅读这本书，就像我们在写作这本书时感受到的喜悦一样。

我前面所写的一切都非常真实，我一直都是一个幸运和感恩的人。在过去 10 年里，我一直受益于和我们共同工作的儿童及其家庭，受益于他们的勇气和洞察力。看到这么多人以顽强的毅力和优雅的姿态承受着损失、痛苦和创伤的重负，实在是令人鼓舞，又令人心生敬意。我的专业成长得益于同事们的友情，其中包括克里斯蒂·勃兰特、吉恩·格里芬、斯图尔特·阿布隆、桑迪·布鲁姆、内尔巴·马奎斯·格林和埃德·特罗尼克博士。儿童创伤学院的工作在不断扩展，我非常感激贾纳·罗森费尔特、艾米丽·佩里、戴安·韦恩斯和史蒂夫·格兰纳的努力工作及领导。艾琳·汉布里克博士和托马斯·布朗纳（大数据天才）帮助引领我们的研究工作。我们基于网络的评估模式之所以能够实现，是因为有了罗伯·史密斯的聪明才智及其辛勤的工作。最后，特别感谢儿童创伤学院的研究员、同事以及所有的 NMT 和 NME 学习网络的参与者——有太多无法尽数的名字。

布鲁斯·D. 佩里

能与我心目中的科学英雄布鲁斯·D. 佩里一起工作，是莫大的荣幸，没有比他更棒的合作者了。首先我要感谢他的仁慈、智慧、慷慨、支持和灵感，感谢他让我参与这本书的写作。作为一名科普作家，我心目中的天堂就是，能向伟大的思想家提出重要的问题，还能收获报酬，而这个项目带给我的感觉，就是这天堂般的感受。我也要感谢我们的经纪人安德鲁·斯图尔特，感谢他从提案开始对本书的指导和帮助，感谢乔·安·米勒对本书认真的编辑和支持。也要特别感谢丽莎·蕾·科尔曼的仔细誊抄、亲密友谊和敏锐智慧，以及特雷弗·巴特沃斯持续支持。我还要感谢我的母亲诺拉·斯塔法内尔和我的父亲米克洛斯·塞拉维茨，我的兄弟姐妹吉拉·史密斯（以及她的孩子亚伦、西莱斯特和伊莱娜），莎拉和阿利·萨拉维茨。和以往一样，我还要感谢彼得·麦克德莫特，是他让我的工作和生活变得更美好。

迈亚·塞拉维茨

注　释

序　言

xxiv　*affect at least 7 percent of all Americans*: Kessler, R. C., Berglund,P., Demler, O., Jin, R., Merikangas, K. R.,& Walters, E. E.(2005,June). Lifetime prevalence and age-of-onset distributions of DSM-IV disorders in the National Comorbidity Survey Replication. *Archives of General Psychiatry*, *62(6)*, 593-602. See also: Kessler, R. C., et al.(1995, December). Posttraumatic Stress Disorder in the National Comorbidity Survey. *Archives of General Psychiatry,52(12)*,1048-1060.

xxv　*about 40 percent of American children*: Franey, K., Geffiner, R.,&Falconer, R.(Eds.).(2001). *The Cost of Maltreatment: Who Pays?We All Do* (pp. 15-37). San Diego, CA: Family Violence and Sexual Assault Institute. See also: Anda, R. F., Felitti, V. J., Bremner J. D.,Walker, J. D., Whitfield, C. H., Perry, B. D., Dube, S. R.,& Giles, W.H.(2006, April). The enduring effects of abuse and related adverse experiences in childhood: A convergence of evidence from neurobiology and epidemiology. *European Archives of Psychiatry and Clinical Neuroscience, 256(3)*, 174-186. Epub 2005, November 29.

xxv   *around 872,000 of these cases were confirmed*: http://www.acf.hhs. gov/ programs/cb/ pubs/cm04/index.htm

xxv   *one in eight children under the age of seventeen*: Finkelhor, D., Ormrod, R., Turner, H.,& Hamby,S. L.(2005, February). The victimization of children and youth: A comprehensive, national survey. *Child Maltreatment*, 10(1), 5-25.

xxy   *about 27 percent of women and 16 percent of men*: Finkelhor, D.,Hotaling, G., Lewis, I. A.,& Smith, C.(1990). Sexual abuse in a national survey of adult men and women: Prevalence, characteristics, and risk factors. *Child Abuse & Neglect, 14,* 19-28.

xxv   *6 percent of mothers and 3 percent of fathers: A statistical portrait of fathers and mothers in America*.(2002).(p. 24). Washington, D.C. : ChildTrends. Survey results from 1995 Gallup Survey on Disciplining Children in America.

xxv   *up to ten million American children*: Strauss, M. A.(1991). *Children as witnesses to marital violence: A risk factor for lifelong problems among a nationally representative sample of American men and women.* [Paper presented at the Ross Roundtable on "Children and Violence."] Washington, D.C.

xxv   *4 percent of American children under the age of fifteen*: Strauss, M.A.(1991). Ibid.

xxv   *some 800,000 children will spend time in foster care*: Child Welfare League of America.(2005, June 5). Statement of the Child Welfare League of America for House Subcommittee on Human Resources of the Committee on Ways and Means for the hearing on federal foster care financing. http:// www.cwla.org/advocacy/fostercare050609.htm

xxvi *more than eight million American children suffer from serious, diagnosable,*

trauma-related psychiatric problems: Perry, B. D.& Pollard,R.(1998,
January). Homeostasis, Stress, Trauma and Adaptation.*Child and
Adolescent Psychiatric Clinics of North America,(7)1,*33-51.

xxvi *one-third of children who are abused*: Perry, B. D.& Azad, I.(1999,Aug)
Posttraumatic stress disorders in children and adolescents.*Current Opinion
in Pediatrics, 11(4),* 310-316.

第一章　蒂娜的世界

17 *eighty-six billion neurons (train cells), and for each*: von Bartheld,C.S.,
Bahney, J.and Herculano-Houszel, S.(2016), The search for true numbers
of neurons and glial cells in the human brain: A review of 150 years of cell
counting. J. Comp.Neurol., 524:3865-3895.

20 *respond propety to stress for a lifetime:* Perry, B. D., Stolk,J. M.,
Vantini,G.,Guchhait, R.B.,& U' Prichard, D. C.(1983) Strain differences
in rat brain epinphrine synthesis and alpha-adrenergic receptor
number:Apparent in vivo regulation of brain alphaadrenergic receptors by
epinephrine.*Science,211,*1297-1299.

21 *change a rat's stress response forever:*Reviewed in Levine,S. (2005,
November).Developmental determinants of sensitivity and resis-
tance to stress.*Psychoneuroendocrinology,*30(10),939-946.See also
generally:Terr,L.(1990).*Too scared to cry:How trauma affects children and
ultimately,us all.*New York:Basic Books.

第二章　为你好

35 *stress-response systems in vets with PTSD*: Perry, B. D., Giller, E. L.,&

Southwick, S.(1987).Altered platelet alpha2-adrenergic binding sites in post-traumatic stress disorder. *American Journal of Psychiatry, 144(11),* 1511-1512; Perry, B. D., Southwick, S. W., Yehuda, R.,& Giller, E. L.(1990). Adrenergic receptor regulation in post-traumatic stress disorder. In Ebi. L. Giller,(Ed.), *Advances in psychiatry:Biological assessment and treatment of post traumatic stress disorder* (pp.87-115). Washington, D.C.: American Psychiatric Press; Giller, E. L., Perry, B. D., Southwick, S. M., Yehuda, R.,Wahby, V., Kosten, T. R.,& Mason, J.W.(1990). Psychoendocrinology of posttraumatic stress disorder. In M. E. Wolf & A. D. Mosnaim(Eds.), *PTSD: Biological mechanisms and clinical aspects* (pp.158-170). Washington,DC: American Psychiatric Press.

36   *improve their schoolwork and interpersonal skills*: Perry, B. D.(1994). Neurobiological sequelae of childhood trauma: Post traumatic stress disorders in children. In M. Murburg (Ed.), *Catecholamine function in post traumatic stress disorder: Emerging concepts* (pp.253-276). Washington, D.C.: American Psychiatric Press.

39   *pattern of drug use is different*: Kleven, M., Perry, B. D., Woolverton,W.,& Seiden, L.(1990). Effects of repeated injections of cocaine on D1 and D2 dopamine receptors in rat brain. *Brain Research, 532*, 265-270; Farfel, G., Kleven, M. S., Woolverton, W.L., Seiden, L.S.,& Perry, B. D.(1992). Effects of repeated injections of cocaine on catecholamine receptor binding sites, dopamine transporter binding sites and behavior in Rhesus monkeys. *Brain Res*, 578,235-243.

第三章 登天之梯

60   *violated to those of hunted animals*: Breault, M.& King, M.(1993). Inside

the cult: a member's chilling, exclusive account of madness and depravity in David Koresh's compound. New York: Signet Nonfiction.

70　*post-traumatic stress disorder following such "treatment."*:Rose, S., Bisson, J., Churchill,R.,& Wessely,S.(2002).Psychological debriefing for preventing post traumatic stress disorder(PTSD).The Cochrance Database of Systematic Reviews,2.

81　*in response to the event itself*: Perry,B.D.,Pollard,R.,Blakely,T.,Baker,W.,& Vigilante,D.(1995).Childhood trauma,the neurobiology of adaptation and 'use-dependent' development of the brain: How "states" become "traits." Infant Mental Health Journal,16(4),271-291.

第四章　肌肤饥渴症

92　*sight and depth perception is lost:* Hubel D.H. and Wiesel, T. N.(1959,October). Receptive fields of single neurons in the cat's striate cortex. *Journal of Physiology, 148*, 574-591.

92　*speak or understand speech normally*:Rymer, R.(1994). *Genie: A scientific tragedy*. New York: Harper Paperbacks.

92　*language he does learn with an accent*: Pinkes, S.(2000). *The language instinct: How the mind creates language* (pp. 295-296). New York:Harper Perennial Modern Classics.

95　*by age two—an extraordinarily high death rate:* Iwaniec, D.(2004).*Children who fail to thrive: A practice guide.* Chichester, UK: Wiley.

99　*reduced levels of growth hormone*: Stanhope, R., Wilks, Z., Hamill,G. (1994, November-December). Failure to grow: Lack of food or lack of love? *Professional Care of the Mother and Child,4(8)*,234-7;Albanese, A., Hamill, G.,Jones,J., Skuse, D., Matthews, D. R., Stanhope, R.(1994, May).

Reversibility of physiological growth hormone secretion in children with psychosocial dwarfism. *Clinical Endocrinology,(Oxf)*, 40(5), 687-692.

第五章 最冷酷的心

113 *often seen in abused or traumatized children*: Perry, B. D.(1999). Memories of fear: How the brain stores and retrieves physiologic states, feelings,behaviors and thoughts from traumatic events. In J.M. Goodwin and R. Attias (Eds.), *Splintered reflections: Images of the body in trauma* (pp. 26-47). New York: Basic Books; Perry, B.D.(2001). The neurodevelopmental impact of violence in childhood.In D.Schetky & E.P. Benedek(Eds.), *Textbook of Child and Adolescent Forensic Psychiatry*(pp. 221-238). Washington, D.C.: American Psychiatric Press.

114 *proportion rises to over 35 percent*:Yeudall,L.T.(1977).Neuropsy- chological assessment of forensic disorder.*Canada's Mental Health,25,*7- 15;Gillen,R.& Hesselbrock,V.(1992,April).Cognitive functionting,ASP,and family history of alcoholism in young men at risk for alcoholism. *Alcoholism:Clinical and Experimental Research,16(2),*206.

125 *tends to escalate bad behavior*:Dishion,T.J.;McCord,J.,& Poulin,F.(1999). When interventions harm:Peer groups and problem behavior. *American Psychologist,54(9),*755-764;Poulin,F.;Dishion,T.J.& Burraston,B.(2001).3- year iatrogenic effects associated with aggregating high-risk adolescents in cognitive-behavioral preventive interventions.*Applied Development Science,5(4),*214-224.

126 *frontal cortex,just over the eyes*:Frith,U.(1998).What autism teaches us about communication. *Logopedics,Phoniatrics Vocology,23,*51-58.

128 *(which can be measured in a saliva test)*:Susman,E.J.(2006).Psy- chobiology of persistent antisocial behavior:Stress,eary vulner-

abilities and the attenuation hypothesis.*Neuroscience Biobehavior Review,30(3)*,376-89.Loney,B.R.,Butler,M.A.,Lima,E.N.,Counts,C. A.,&Eckel,L.A.(2006,January).The relation between salivary cortisol,callous-unemotional traits,and conduct problems in an adolescent non-referred sample.*Journal of Child Psychology and Psychiatry and Allied Disciplines,47(1)*,30-36.van Bokhoven,I.,Van Goozen,S.H.,van Engeland, H.,Schaal,B.,Arseneault,L.,Seguin,J.R.,Nagin,D.S.,Vitaro,F.,& Tremblay,R. E.(2005,August).Salivary cortisol and aggression in a population-based longitudinal study of adolescent males. *Journal of Neural Transmission,112(8)*,1083-1096

128   *anything except extreme stimulation*:Unis,A.S.,Cook,E.H.,Vincent,J. G.,Gjerde,D.K.,Perry,B.D.,& Mitchell,J.(1997).Peripheral serotonergic measures correlate with aggression and impulsivity in juvenile offenders. *Biological Psychiatry,(42)7*,553-560;Perry,B.D.(1997).Incubated in terror:Neurodevelopmental factors in the'cycle of violence.'In J.Osofsky(Ed.),*Children in a violent society*(pp.124-148).New York: Guilford Press.

128   *the brain alone has 86 billion nerve cells(and supporting glial cells for each of those)*:von Bartheld,C.S.,Bahney,J.and Herculano-Houzel,S.(2016),The search for true numbers of neurons and glial cells in the human brain:A review of 150 years of cell counting.*J.Comp.Neurol.*,524:3865-3895.

133   *by the time they reach the pros*:Dubner,S.J.and Levitt,S.D.(2006,May 7).A star is made.*New York Times Magazine*.

第六章　狗笼里长大的孩子

137   *services for maltreated and traumatized children:* Perry, B. D.(2001). The neuroarcheology of childhood maltreatment: The neurodevelopmental costs

of adverse childhood events. In K. Franey,R. Geffner,& R. Falconer (Eds.), *The Cost of Maltreatment: Who Pays? We All Do*(pp. 15-37). San Diego, CA: Family Violence and Sexual Assault Institute; Perry, B. D.(2006). Applying principles of neuroscience to clinical work with traumatized and maltreated children: The neurosequential model of therapeutics. In N. B.Webb (Ed.), *Working with traumatized youth in child welfare* (pp.27-52). New York: The Guilford Press.

137 *neglect far, far worse than what had been done to Leon*: Research supporting treatment used in neurosequential approach: Jones, N. A.& Field, T.(1999, Fall). Massage and music therapies attenuate frontal EEG asymmetry in depressed adolescents. *Adolescence, 34(135),*529-534; Field, T. (1998, March-April). Maternal depression effects on infants and early interventions. *Preventive Medicine, 27(2),* 200-203; Diego, M. A., Field,T., Hart, S., Hernandez-Reif, M., Jones, N., Cullen, C., Schanberg, S.,& Kuhn, C.(2002). Facial expressions and EEG in infants of intrusive and withdrawn mothers with depressive symptoms. *Depress Anxiety,15(1),* 10-17; Field, T., Martinez, A., Nawrocki, T., Pickens, J., Fox, N.A., Schanberg, S.(1998, Spring). Music shifts frontal EEG in depressed adolescents. *Adolescence, 33(129),* 109-116; Khilnani, S., Field, T.,Hernandez-Reif, M.,& Schanberg, S.(2003, Winter). Massage therapy improves mood and behavior of students with attention-deficit/hyperactivity disorder. *Adolescence, 38(152),*623-638.

141 *visibly smaller head sizes and tinier brains*: Perry, B. D.(2002).Childhood experience and the expression of genetic potential:What childhood neglect tells us about nature and nurture. *Brain and Mind, 3,* 79-100; Johnson, R., Browne, K.,& Hamilton Giachritsis, C.(2006, January). Young children in institutional care at risk of harm. *Trauma Violence Abuse,(1),* 34-60; Anda, R. F.,Felitti, V.J., Bremner, J. D., Walker, J. D., Whitfield, C. H., Perry,

B.D., Dube, S. R.,& Giles, W. H.(2006, Apr). The enduring effects of abuse and related adverse experiences in childhood: A convergence of evidence from neurobiology and epidemiology. *European Archives of Psychiatry and Clinical Neuroscience, 256(3),* 174-186.Epub 2005, November 29. Additional background on effects of neglect: Smith, M. G.& Fong, R.(2004). *The children of neglect:When no one cares.* New York: Brunner-Routledge.

154　*compared to sight, smell, taste, and hearing:* Weiss,S.J.(2005). Happtic perception and the psychosocial functioning of preterm,low birth weight infants. *Infant Behavior and Development,28,*329-359.

154　*almost a week earlier on average:*Field,T.(2002, December). Preterm infant massage therapy studies: an American approach. *Seminars in Neonatology.7(6),*487-494.

154　*stress hormones released by the brain:*Field,T., Hernandez-Reif, M., Diego, M., Schanberg, S., Kuhn,C.(2005,October). Cortisol decreases and serotonin and dopamine increase following massage therapy. *International Journal of Neuroscience,115(10),*1397-1413.

154　*escalate the parents'commitment to therapy:* Cullen-Powell,L.A.,Barlow, J.H., Cushway,D.(2005,December).Exploring a massage intervention for parents and their children with autism:The implications for bonding and attachment. *Journal of Child Health Care,9(4),*245-255.

158　*important role in infant development:* Mithen,S.(2005). *The singing neanderthals: The origins of music, language, mind and body.* London:Weidenfeld and Nicholson.

166　*genetics and intrauterine environment is one:* Cowen, E.L., Wyman, P.A.,& Work，W.C.(1996, Winter). Resilience in highly stressed urban children: Concepts and findings. *Bulletin of the New York Academy of Medicine, 73(2),* 267-284.

166 *Intelligence is another critical factor*:Masten,A.S., Hubbard,J.J., Gest,S.
     D., Tellegen, A., Garmezy, N., & Ramirez, M.(1999, Winter). Competence
     in the context of adversity: Pathways to resilience and maladaptation from
     childhood to late adolescence.*Development and Psychopathology*, *11(1)*,
     143-169.

第七章 魔鬼恐慌

173 *seeing someone possessed by a demon*:Elizabeth Loftus, award for dis-
     tinguished scientific applications of psychology.(2003, November).
     American Psychologist, 58(11), 864-867;Loftus,E.F.(2005, July-August).
     Planting misinformation in the human mind: A 30-year investigation of
     the malleability of memory. *Learning and Memory*, 12(4), 361-366. Epub
     2005, July 18.

173 *until the back of his head"was mushy."*:Loe, V.(1993, December 3). Satanic
     Cult Scare Takes Massive Human Toll on Texas Town.*Dallas Morning
     News*.

176 *one in four adult residents cannot read*: Wade, R.M.(1999). When Satan
     Came to Texas. *The Skeptic*, 7(4).

179 *events they recall are literally true*: Loftus, E.(2003, November). Make
     believe memories. *American Psychologist*; Pendergrast, M.(1996).*Victims
     of Memory: Sex Abuse Accusations and Shattered Lives*. Vermont: Upper
     Access Books; Ofshe, R.J.(1992, July).Inadvertent hypnosis during
     interrogation: False confession due to dissociative state; mis-identified
     multiple personality and the Satanic cult hypothesis. *International Journal
     of Clinical and Experimental Hypnosis, 40(3)*, 125-156. Ofshe, R. and
     Watters, E.(1996). *Making Monsters: False Memories, Psychotherapy and*

Sexual Hysteria. Berkeley & Los Angeles: University of California Press.

180   *deaths associated with their "therapy."*: Bowers, K.(2000, July 27). Suffer the children. *Westword (New Times)*.

182   *the devil would get us.*: Wade, R. M.(1999). When Satan came to Texas. *The Skeptic, 7(4)*.

184   *ruminating on past negative events*: Nolen-Hoeksema,S., Morrow, J.,Fredrickson, B. L.(1993, February). Response styles and the duration of episodes of depressed mood. *Journal of Abnormal Psychology,102(1)*,20-28; Lyubomirsky, S.& Nolen-Hoeksema, S.(1993, August).Self-perpetuating properties of dysphoric rumination. *Journal of Personality and Social Psychology, 65(2)*,339-349.

188   *financially, and in every other way*: Vaughn, V.(1995, February).Witch hunt. *North Texas Skeptic*.

第八章　乌　鸦

203   *sense of distance from one's troubles:* Perry, B. D.(1994). Neurobiological sequelae of childhood trauma: Post traumatic stress disorders in children. In M. Murburg (Ed.), *Catecholamine function in post traumatic stress disorder: Emerging concepts* (pp. 253-276).Washington, D.C.: American Psychiatric Press.

203   *known as endorphins and enkephalins*: van der Kolk, B., Greenberg,M., Boyd, H.,& Krystal, J.(1985, March). Inescapable shock, neu-rotransmitters, and addiction to trauma: Toward a psychobiology of post traumatic stress. *Biological Psychiatry 20(3)*,314-325.

210   *becoming a Goth didn't increase self-harm*: Young, R., Sweeting, H.,& West, P.(2006, April 13). Prevalence of deliberate self harm and attempted

suicide within contemporary Goth youth subculture:Longitudinal cohort study. *British Medical Journal*.

211 *Research on addicts and alcoholics*: Felitti, V.J.(2003, October). The origins of addiction: Evidence from the adverse childhood experiences study. *Prax Kinderpsychology and Kinderpsychiatry, 52(8)*, 547-559; Dube,S. R., Felitti, V.J.,Dong,M., Chapman,D. P.,Giles, W.H.,& Anda,R. F.(2003, March).Childhood abuse, neglect, and household dysfunction and the risk of illicit drug use: The adverse childhood experiences study. *Pediatrics, 111(3)*, 564-572; Clark, H. W., Masson, C. L., Delucchi, K. L., Hall, S. M., & Sees, K. L.(2001, March). Violent traumatic events and drug abuse severity. *Journal of Substance Abuse Treatment,20(2)*, 121-127.

211 *physical abuse and neglect, and other trauma:* Dansky, B. S., Byrne, C.A.,& Brady, K. T.(1999, May). Intimate violence and post-traumatic stress disorder among individuals with cocaine dependence. *American Journal of Drug and Alcohol Abuse, 25(2)*, 257-268; Palacios, W.R., Urmann, C. F., Newel, R.,& Hamilton, N.(1999,July-September). Developing a sociological framework for dually diagnosed women.*Journal of Substance Abuse Treatment, 17(1-2)*,91-102.

211 *show changes during addiction*: Daglish, M. R., Weinstein, A., Malizia, A.L., Wilson, S., Melichar, J. K., Lingford-Hughes, A., Myles, J.S., Grasby, P., & Nutt, D. J.(2003, December). Functional connectivity analysis of the neural circuits of opiate craving:"More" rather than"different"? *Neuroimage, 20(4)*; Carey, P. D., Warwick, J., Niehaus, D. J., van der Linden, G.,van Heerden, B. B., Harvey, B.H., Seedat, S., Stein, D. J.(2004, October 14).Single photon emission computed tomography (SPECT) of anxiety disorders before and after treatment with citalopram. *BMC Psychiatry, 4*,30; Carlezon, W.A. Jr., Duman, R. S.,& Nestler, E. J.(2005, August).The many

faces of CREB. *Trends in Neuroscience, 28(8)*, 436-445; Astur, R.S., St. Germain, S. A., Tolin, D., Ford, J., Russell, D., & Stevens, M.(2006, April). Hippocampus function predicts severity of post-traumatic stress disorder. *Cyberpsychology and Behavior, 9(2)*, 234-240.

211 *found relief in dissociation*: Winchel, R. M.& Stanley, M.(1991,March). Self-injurious behavior: A review of the behavior and biology of self-mutilation. *American Journal of Psychiatry, 148(3)*,306-317.

211 *do not find them overwhelmingly blissful*: Conley, K. M., Toledano, A. Y.,Apfelbaum,J. L., & Zacny, J. P.(1997). The modulating effects of a cold water stimulus on opioid effects in volunteers. *Psychopharmacology, 131*,313-320.

第九章　撒谎的妈妈

232 *Please call the police:* Hanson, E.(2000, April 14). Jurors are asked to terminate parental rights in abuse case. *Houston Chronicle.*

235 *be affected by the environment*: Read, J., Perry, B. D., Moskowitz, A.,& Connolly, J.(2001). The contribution of early traumatic events to schizophrenia in some patients: A traumagenic neurodevelopmental model. *Psychiatry, 64(4)*,319-345; Anda, R. F., Felitti, R. F., Walker, J.,Whitfield, C., Bremner, D. J., Perry, B. D., Dube, S. R.,& Giles, W. G.(2006). The enduring effects of childhood abuse and related experiences: A convergence of evidence from neurobiology and epidemiology. *European Archives of Psychiatric and Clinical Neuroscience, 256(3)*,174-186.

237 *ultimately convicted of the murders*: Talan, J.& Firstman, R.(1998). *The death of innocents: A true story of murder, medicine, and highstake science.* New York: Bantam.

237 *killed eight of the babies*: Southall, D. P., Plunkett, M. C., Banks, M. W., Falkov, A. F.,& Samuels, M. P.(1997, November). Covert video recordings of life-threatening child abuse: Lessons for child protection. *Pediatrics, 100(5)*, 735-760.

237 *murder until proved otherwise*: Dyer, O.(2004,January 3). Meadow faces GMC over evidence given in child death cases. *British Medical Journal, 328(7430)*, 9.

238 *convictions have already been overturned*: UK Health Minister orders review of 285 cot death murders.(2004, January 20). *Medical News Today*; Sally Clark Doctor wins GMC Case.(2006, February17).*BBC News.*

238 *unneeded and painful medical procedures*: Schreier, H.(1993).*Hurting for love: Munchausen by proxy syndrome* (p. 25). New York: Guilford Press.

第十章 孩子们的善意

243 *brain-related functional problems:* Perry, B. D.(2002). Childhood experience and the expression of genetic potential: What childhood neglect tells us about nature and nurture. *Brain and Mind, 3*, 79-100; Perry, B. D.&Pollard, D.(1997). Altered brain development following global neglect in early childhood. *Society For Neuroscience*, [Proceedings from Annual Meeting] New Orleans.

第十一章 治疗团队

262 *the number was just five*: Burguiere, A.& Klapisch-Zuber, C., et. al.(Eds.) (1996). A history of the family, volume I: Distant worlds, ancient worlds and A history of the family, volume II: The impact of modernity. Boston:

Harvard University Press.

262 *26 percent of Americans live alone:* Morrow, J. A (2003, November 1).Place for one. American Demographics.

262 *had an episode of serious depression*: Klerman, G. L.& Weissman,M. M.(1989, April 21). Increasing rates of depression. Journal of the American Medical Association. 261(15), 2229-2235.

263 *factor of ten in recent decades*: Burke, K. C., Burke, J. D. Jr., Rae, D.S.,& Regier, D. A.(1991, September). Comparing age at onset of major depression and other psychiatric disorders by birth cohorts in five US community populations. Archives of General Psychiatry, 48(9),789-795.

266 *from a grandparent, can make*: Else, L.(2006, April 8). Meet the Allo-parents. New Scientist.

270 *by the time she turns eighteen*: American Psychiatric Association.(1998). Psychiatric effects of media violence. APA Online.

第十二章　绘制图谱，而非贴标签

285 *For example, a retrospective study in a representative sample of 9,282 adults*: McLaughlin, K. A., Green, J.G., Gruber, M. J., Sampson, N. A., Zaslavsky, A. M.,& Kessler, R. C.(2010). Childhood adversities and adult psychopathology in the National Comorbidity Survey Replication (NCS-R) III: Associations with functional impairment related to DSM-IV disorders. *Psychological Medicine, 40(5), 847-859.*

286 *As the former head of the National Institute of Mental Health, Tom Insel,once put it:*Szalavitz, M.Mental Health Researchers Reject Psychiatry's New Diagnostic 'Bible.' *TIME* online, May 7, 2013.

286 *As Insel wrote*: Insel, T.R. Transforming Diagnosis. Blog of the National

Institute on Mental Health, April 29, 2013.

章节评注

306　*For every one dollar invested in high quality early childhood programs like preschool and support for new parents* Perry, B.D.& Jackson, A.(2014) Long and winding road: From neuroscience to policy, program and practice Insight: Victorian Council of Social Services Journal 9: 4-8.

310　*Changing the average level of activity in stress systems and their responsiveness or reactivity:*Beeghly,Marjorie, Bruce D.Perry,and Edward Tronick.(2016)"Self-Regulatory Processes in Early Development."Oxford Handbooks Online. 2016-02-11. Oxford University Press.

316　*The first ACE study, which looked at the current health of 17,000:*Felitti, Vincent J et al. Relationship of Childhood Abuse and Household Dysfunction to Many of the Leading Causes of Death in Adults. American Journal of Preventive Medicine, Volume 14,Issue 4, 245-258.

318　*In 1984, there were 102,100 children in"out of home" or substitute care-in other*: Quality Improvement Center for Adoption and Guardianship Support and Preservation."Introduction To The Qic-Ag Permanency Continuum Framework,"p.6.

321　*children in foster care has been so dramatic that the Government Accountability Office has issued*: Kutz, G.D."Testimony Before the Subcommittee on Federal Financial Management, Government Information,Federal Services, and International Security, Committee on Homeland Security and Governmental Affairs, U.S. Senate: Foster Children: HHS Guidance Could Help States Improve Oversight of Psychotropic Prescriptions." December 1, 2011.

321 *an excellent example can be seen in the online series from the Mercury News by Karen de Sa):* De Sa, K."Drugging Our Kids." San Jose Mercury News, August 24, 2014.

321 *As Annette Jackson and I wrote in 2014:* Perry, B.D.& Jackson, A.(2014) Long and winding road: From neuroscience to policy, program and practice Insight: Victorian Council of Social Services Journal 9: 4-8.

323 *became so pervasive that Joseph LeDoux:* LeDoux, J.E."The Amygdala Is NOT the Brain's Fear Center." Psychology Today Blogs,8/10/2015.

324 *In recent landmark cases, including two Supreme Court cases:* Graham V. Florida, 130 Supreme Court. 2011. Miller v. Alabama, 567 U.S. Supreme Court. 2013.

324 *The ChildTrauma Academy has been involved in educating:* Perry,B. D., Grifin, G., Davis, G.,Perry, J.A.& Perry, R.D.(2017) The impact of neglect, trauma and maltreatment on neurodevelopment: Implications for the juvenile justice system in *The Wiley-Blackwell Handbook of Forensic Neuroscience* (Anthony R.Beech, Adam J. Carter, Ruth E. Mann & Pia Rotshtein Eds.) John Wiley & Sons Ltd (London) See also: Griffin, G., E.J. Germain,and R.G. Wilkerson. 2012."Using a Trauma-Informed Approach in Juvenile Justice Institutions." Journal of Child and Adolescent Trauma 5: 271-283.

338 *a remarkably effective organization called A Home Within, founded by Dr. Toni Heineman:* Toni Heineman, June Madsen Clausen, Saralyn C. Ruff, Wendy Von Wiederhold, Psychoanalytic Social Work, 2012. For as long as it takes: Relationship-based play therapy for children in foster care. See also: Ruff, S. C., Aguilar, R.,& Clausen, J. M.(2016). An exploratory study of mental health interventions with infants and young children in foster care. Journal of Family Social Work. doi:10.1080/10522158.2016.1181128

344 *one common example is the"point and level" system often used in residential programs:* Mohr, W. K., A. Martin, J. N. Olson, A. J. Pumariega, and N. Branca. 2009."Beyond Point and Level Systems: Moving Toward Child-centered Programming." American Journal of Orthopsychiatry 79: 8-18. Accessed December 29, 2014. doi: 10.1037/a0015375

346 *CPS has been around for over twenty years and incorporates the key principles we teach in the NMT:* Pollastri, A., Epstein, L., Heath, G., and Ablon, J., 2013. The Collaborative Problem Solving Approach: Outcomes Across Settings. Harvard Review of Psychiatry, v.21, p. 188-195.

图书在版编目（CIP）数据

登天之梯：一个儿童精神科医师的诊疗笔记：原书第3版 /（美）布鲁斯·D.佩里（Bruce D.Perry），（美）迈亚·塞拉维茨（Maia Szalavitz）著；曾早垒译. ——重庆：重庆大学出版社，2021.10（2024.4重印）
（鹿鸣心理·心理自助系列）
书名原文：The boy who was raised as a dog and other stories from a child psychiatrist's notebook
ISBN 978-7-5689-2972-1

Ⅰ.①登… Ⅱ.①布… ②迈… ③曾… Ⅲ.①小儿疾病–精神病–诊疗 Ⅳ.①R749.94

中国版本图书馆CIP数据核字（2021）第189049号

登天之梯：
一个儿童精神科医师的诊疗笔记（原书第3版）
DENGTIAN ZHI TI:
YIGE ERTONG JINGSHENKE YISHI DE ZHENLIAO BIJI （YUANSHU DISANBAN）

［美］布鲁斯·D.佩里（Bruce D.Perry）
迈亚·塞拉维茨（Maia Szalavitz）　著
曾早垒　译

鹿鸣心理策划人：王　斌
策划编辑：敬　京
责任编辑：敬　京
责任校对：谢　芳

重庆大学出版社出版发行
出版人：陈晓阳
社址：（401331）重庆市沙坪坝区大学城西路21号
网址：http://www.cqup.com.cn
印刷：重庆市正前方彩色印刷有限公司

开本：720mm×1020mm　1/16　印张：23　字数：321千
2021年10月第1版　2024年4月第4次印刷
ISBN 978-7-5689-2972-1　定价：56.00元